**国家卫生健康委员会"十四五"**

**全 国 高 等 学 校**

供基础、临床、预防、口腔医学类专业用

# 医学伦理学

## Medical Ethics

### 第 6 版

主　　编｜宫福清

副 主 编｜曹永福　邓　蕊

数 字 主 编｜曹永福

数字副主编｜邓　蕊　董园园

人民卫生出版社

·北 京·

**图书在版编目（CIP）数据**

医学伦理学 / 宫福清主编. -- 6 版. -- 北京：人民卫生出版社，2025. 5. --（全国高等学校五年制本科临床医学专业第十轮规划教材）. -- ISBN 978-7-117-37677-8

I. R-052

中国国家版本馆 CIP 数据核字第 2025WU3898 号

| 人卫智网 | www.ipmph.com | 医学教育、学术、考试、健康，购书智慧智能综合服务平台 |
| --- | --- | --- |
| 人卫官网 | www.pmph.com | 人卫官方资讯发布平台 |

医学伦理学
Yixue Lunlixue
第 6 版

主　　编：宫福清

出版发行：人民卫生出版社（中继线 010-59780011）

地　　址：北京市朝阳区潘家园南里 19 号

邮　　编：100021

E - mail：pmph @ pmph.com

购书热线：010-59787592　010-59787584　010-65264830

印　　刷：人卫印务（北京）有限公司

经　　销：新华书店

开　　本：850×1168　1/16　　印张：14

字　　数：414 千字

版　　次：1999 年 8 月第 1 版　　2025 年 5 月第 6 版

印　　次：2025 年 6 月第 1 次印刷

标准书号：ISBN 978-7-117-37677-8

定　　价：58.00 元

打击盗版举报电话：010-59787491　E-mail：WQ @ pmph.com

质量问题联系电话：010-59787234　E-mail：zhiliang @ pmph.com

数字融合服务电话：4001118166　E-mail：zengzhi @ pmph.com

## 编委名单

# 新形态教材使用说明

　　新形态教材是充分利用多种形式的数字资源及现代信息技术,通过二维码将纸书内容与数字资源进行深度融合的教材。本套教材全部以新形态教材形式出版,每本教材均配有特色的数字资源和电子教材,读者阅读纸书时可以扫描二维码,获取数字资源、电子教材。

　　电子教材是纸质教材的电子阅读版本,其内容及排版与纸质教材保持一致,支持手机、平板及电脑等多终端浏览,具有目录导航、全文检索功能,方便与纸质教材配合使用,进行随时随地阅读。

## 获取数字资源与电子教材的步骤

① 扫描封底红标二维码,获取图书"使用说明"。

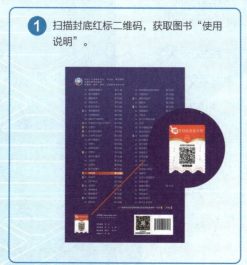

② 揭开红标,扫描绿标激活码,注册/登录人卫账号获取数字资源与电子教材。

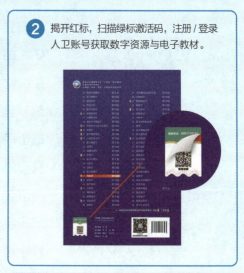

③ 扫描书内二维码或封底绿标激活码,随时查看数字资源和电子教材。

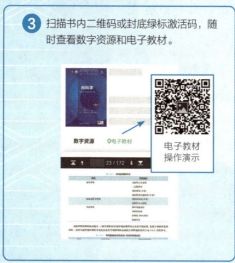

④ 登录 zengzhi.ipmph.com 或下载应用体验更多功能和服务。

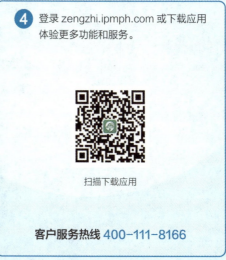

扫描下载应用

客户服务热线 400-111-8166

# 读者信息反馈方式

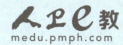

　　欢迎登录"人卫e教"平台官网"medu.pmph.com",在首页注册登录后,即可通过输入书名、书号或主编姓名等关键字,查询我社已出版教材,并可对该教材进行读者反馈、图书纠错、撰写书评以及分享资源等。

# 序言

百年大计，教育为本。教育立德树人，教材培根铸魂。

过去几年，面对突如其来的新冠疫情，以习近平同志为核心的党中央坚持人民至上、生命至上，团结带领全党全国各族人民同心抗疫，取得疫情防控重大决定性胜利。在这场抗疫战中，我国广大医务工作者为最大限度保护人民生命安全和身体健康发挥了至关重要的作用。事实证明，我国的医学教育培养出了一代代优秀的医务工作者，我国的医学教材体系发挥了重要的支撑作用。

党的二十大报告提出到 2035 年建成教育强国、健康中国的奋斗目标。我们必须深刻领会党的二十大精神，深刻理解新时代、新征程赋予医学教育的重大使命，立足基本国情，尊重医学教育规律，不断改革创新，加快建设更高质量的医学教育体系，全面提高医学人才培养质量。

尺寸教材，国家事权，国之大者。面对新时代对医学教育改革和医学人才培养的新要求，第十轮教材的修订工作落实习近平总书记的重要指示精神，用心打造培根铸魂、启智增慧、适应时代需求的精品教材，主要体现了以下特点。

1. 进一步落实立德树人根本任务。遵循《习近平新时代中国特色社会主义思想进课程教材指南》要求，努力发掘专业课程蕴含的思想政治教育资源，将课程思政贯穿于医学人才培养过程之中。注重加强医学人文精神培养，在医学院校普遍开设医学伦理学、卫生法以及医患沟通课程基础上，新增蕴含医学温度的《医学人文导论》，培养情系人民、服务人民、医德高尚、医术精湛的仁心医者。

2. 落实"大健康"理念。将保障人民全生命周期健康体现在医学教材中，聚焦人民健康服务需求，努力实现"以治病为中心"转向"以健康为中心"，推动医学教育创新发展。为弥合临床与预防的裂痕作出积极探索，梳理临床医学教材体系中公共卫生与预防医学相关课程，建立更为系统的预防医学知识结构。进一步优化重组《流行病学》《预防医学》等教材内容，撤销内容重复的《卫生学》，推进医防协同、医防融合。

3. 守正创新。传承我国几代医学教育家探索形成的具有中国特色的高等医学教育教材体系和人才培养模式，准确反映学科新进展，把握跟进医学教育改革新趋势新要求，推进医科与理科、工科、文科等学科交叉融合，有机衔接毕业后教育和继续教育，着力提升医学生实践能力和创新能力。

4. 坚持新形态教材的纸数一体化设计。数字内容建设与教材知识内容契合，有效服务于教学应用，拓展教学内容和学习过程；充分体现"人工智能+"在我国医学教育数字化转型升级、融合发展中的促进和引领作用。打造融合新技术、新形式和优质资源的新形态教材，推动重塑医学教育教学新生态。

5. 积极适应社会发展，增设一批新教材。包括：聚焦老年医疗、健康服务需求，新增《老年医学》，维护老年健康和生命尊严，与原有的《妇产科学》《儿科学》等形成较为完整的重点人群医学教材体系；重视营养的基础与一线治疗作用，新增《临床营养学》，更新营养治疗理念，规范营养治疗路径，提升营养治疗技能和全民营养素养；以满足重大疾病临床需求为导向，新增《重症医学》，强化重症医学人才的规范化培养，推进实现重症管理关口前移，提升应对突发重大公共卫生事件的能力。

我相信，第十轮教材的修订，能够传承老一辈医学教育家、医学科学家胸怀祖国、服务人民的爱国精神，勇攀高峰、敢为人先的创新精神，追求真理、严谨治学的求实精神，淡泊名利、潜心研究的奉献精神，集智攻关、团结协作的协同精神。在人民卫生出版社与全体编者的共同努力下，新修订教材将全面体现教材的思想性、科学性、先进性、启发性和适用性，以全套新形态教材的崭新面貌，以数字赋能医学教育现代化、培养医学领域时代新人的强劲动力，为推动健康中国建设作出积极贡献。

教育部医学教育专家委员会主任委员
教育部原副部长

林蕙青

2024 年 5 月

# 全国高等学校五年制本科临床医学专业
# 第十轮 规划教材修订说明

　　全国高等学校五年制本科临床医学专业国家卫生健康委员会规划教材自 1978 年第一轮出版至今已有 46 年的历史。近半个世纪以来，在教育部、国家卫生健康委员会的领导和支持下，以吴阶平、裘法祖、吴孟超、陈灏珠等院士为代表的几代德高望重、有丰富的临床和教学经验、有高度责任感和敬业精神的国内外著名院士、专家、医学家、教育家参与了本套教材的创建和每一轮教材的修订工作，使我国的五年制本科临床医学教材从无到有、从少到多、从多到精，不断丰富、完善与创新，形成了课程门类齐全、学科系统优化、内容衔接合理、结构体系科学的由纸质教材与数字教材、在线课程、专业题库、虚拟仿真和人工智能等深度融合的立体化教材格局。这套教材为我国千百万医学生的培养和成才提供了根本保障，为我国培养了一代又一代高水平、高素质的合格医学人才，为推动我国医疗卫生事业的改革和发展作出了历史性巨大贡献，并通过教材的创新建设和高质量发展，推动了我国高等医学本科教育的改革和发展，促进了我国医药学相关学科或领域的教材建设和教育发展，走出了一条适合中国医药学教育和卫生事业发展实际的具有中国特色医药学教材建设和发展的道路，创建了中国特色医药学教育教材建设模式。老一辈医学教育家和科学家们亲切地称这套教材是中国医学教育的"干细胞"教材。

　　本套第十轮教材修订启动之时，正是全党上下深入学习贯彻党的二十大精神之际。党的二十大报告首次提出要"加强教材建设和管理"，表明了教材建设是国家事权的重要属性，体现了以习近平同志为核心的党中央对教材工作的高度重视和对"尺寸课本、国之大者"的殷切期望。第十轮教材的修订始终坚持将贯彻落实习近平新时代中国特色社会主义思想和党的二十大精神进教材作为首要任务。同时以高度的政治责任感、使命感和紧迫感，与全体教材编者共同把打造精品落实到每一本教材、每一幅插图、每一个知识点，与全国院校共同将教材审核把关贯穿到编、审、出、修、选、用的每一个环节。

　　本轮教材修订全面贯彻党的教育方针，全面贯彻落实全国高校思想政治工作会议精神、全国医学教育改革发展工作会议精神、首届全国教材工作会议精神，以及《国务院办公厅关于深化医教协同进一步推进医学教育改革与发展的意见》（国办发〔2017〕63 号）与《国务院办公厅关于加快医学教育创新发展的指导意见》（国办发〔2020〕34 号）对深化医学教育机制体制改革的要求。认真贯彻执行《普通高等学校教材管理办法》，加强教材建设和管理，推进教育数字化，通过第十轮规划教材的全面修订，打造新一轮高质量新形态教材，不断拓展新领域、建设新赛道、激发新动能、形成新优势。

其修订和编写特点如下：

1. **坚持教材立德树人课程思政**　认真贯彻落实教育部《高等学校课程思政建设指导纲要》，以教材思政明确培养什么人、怎样培养人、为谁培养人的根本问题，落实立德树人的根本任务，积极推进习近平新时代中国特色社会主义思想进教材进课堂进头脑，坚持不懈用习近平新时代中国特色社会主义思想铸魂育人。在医学教材中注重加强医德医风教育，着力培养学生"敬佑生命、救死扶伤、甘于奉献、大爱无疆"的医者精神，注重加强医者仁心教育，在培养精湛医术的同时，教育引导学生始终把人民群众生命安全和身体健康放在首位，提升综合素养和人文修养，做党和人民信赖的好医生。

2. **坚持教材守正创新提质增效**　为了更好地适应新时代卫生健康改革及人才培养需求，进一步优化、完善教材品种。新增《重症医学》《老年医学》《临床营养学》《医学人文导论》，以顺应人民健康迫切需求，提高医学生积极应对突发重大公共卫生事件及人口老龄化的能力，提升医学生营养治疗技能，培养医学生传承中华优秀传统义化、厚植大医精诚医者仁心的人文素养。同时，不再修订第9版《卫生学》，将其内容有机融入《预防医学》《医学统计学》等教材，减轻学生课程负担。教材品种的调整，凸显了教材建设顺应新时代自我革新精神的要求。

3. **坚持教材精品质量铸就经典**　教材编写修订工作是在教育部、国家卫生健康委员会的领导和支持下，由全国高等医药教材建设学组规划，临床医学专业教材评审委员会审定，院士专家把关，全国各医学院校知名专家教授编写，人民卫生出版社高质量出版。在首届全国教材建设奖评选过程中，五年制本科临床医学专业第九轮规划教材共有13种教材获奖，其中一等奖5种、二等奖8种，先进个人7人，并助力人卫社荣获先进集体。在全国医学教材中获奖数量与比例之高，独树一帜，足以证明本套教材的精品质量，再造了本套教材经典传承的又一重要里程碑。

4. **坚持教材"三基""五性"编写原则**　教材编写立足临床医学专业五年制本科教育，牢牢坚持教材"三基"（基础理论、基本知识、基本技能）和"五性"（思想性、科学性、先进性、启发性、适用性）编写原则。严格控制纸质教材编写字数，主动响应广大师生坚决反对教材"越编越厚"的强烈呼声；提升全套教材印刷质量，在双色印制基础上，全彩教材调整纸张类型，便于书写、不反光。努力为院校提供最优质的内容、最准确的知识、最生动的载体、最满意的体验。

5. **坚持教材数字赋能开辟新赛道**　为了进一步满足教育数字化需求，实现教材系统化、立体化建设，同步建设了与纸质教材配套的电子教材、数字资源及在线课程。数字资源在延续第九轮教材的教学课件、案例、视频、动画、英文索引词读音、AR互动等内容基础上，创新提供基于虚拟现实和人工智能等技术打造的数字人案例和三维模型，并在教材中融入思维导图、目标测试、思考题解题思路，拓展数字切片、DICOM等图像内容。力争以教材的数字化开发与使用，全方位服务院校教学，持续推动教育数字化转型。

第十轮教材共有56种，均为国家卫生健康委员会"十四五"规划教材。全套教材将于2024年秋季出版发行，数字内容和电子教材也将同步上线。希望全国广大院校在使用过程中能够多提供宝贵意见，反馈使用信息，以逐步修改和完善教材内容，提高教材质量，为第十一轮教材的修订工作建言献策。

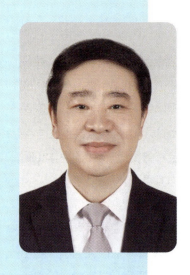

**宫福清**

　　男,1967年3月生于辽宁宽甸。博士,教授,博士研究生导师。曾任中国医科大学党委书记、中国高等教育学会大学文化研究分会副理事长、教育部高等学校医学人文素养与全科医学教学指导委员会委员、中国自然辩证法研究会医学哲学专业委员会常务理事、辽宁省医学会医学伦理学分会主任委员。

　　从事医学伦理学、医学人文学领域的教学研究工作28年。主持国家社会科学基金项目2项,主持全国教育科学"十一五"国家级规划课题、辽宁省高等教育本科教学改革项目等课题20余项。研究成果荣获国家级教学成果奖二等奖2项、辽宁省教学成果奖一等奖3项,获辽宁省哲学社会科学奖·成果奖一等奖、二等奖多项。在国内外SCI、CSSCI等核心期刊发表论文50余篇。担任《医学伦理学》《医学人文导论》《医学人文精神培育导论》等5部教材及专著主编,担任多部教材及专著副主编。

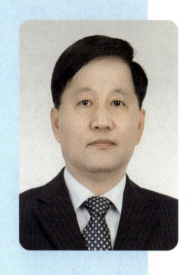

**曹永福**

　　男，1968年4月生于山东诸城。医学博士，山东大学教授。兼任中华医学会医学伦理学分会副主任委员、秘书长，中国自然辩证法研究会医学哲学专业委员会常务委员、生命伦理学专业委员会委员，国家医师资格考试医学人文试题开发专家委员会委员，山东省公共卫生学会医学伦理学分会主任委员，山东省伦理学会常务委员。《中国医学伦理学》杂志副主编、编委，《医学与哲学》杂志编委。

　　主持各类科研、教研课题多项。获国家级精品课程和资源共享课建设立项。主持建设"医学伦理学""生命伦理学：生命医学科技与伦理""临床伦理与科研道德"等线上课程，后两者分别被评为国家线上一流课程和全国医学专业学位研究生在线示范课程。发表学术论文百余篇，多篇被SCI、SSCI、CSSCI和人大复印报刊资料全文收录。出版专著、主编国家规划教材多部，担任多部著作、教材编委。多项研究成果获省部级奖励。

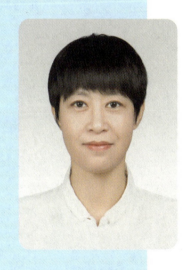

**邓　蕊**

　　女，1978年2月生于山西乡宁。哲学博士，教授，博士研究生导师。现任山西医科大学人文社会科学学院院长。兼任中华医学会医学伦理学分会常务委员、医学伦理教育教学组组长，山西省医学会医学伦理学专业委员会主任委员。山西省宣传文化系统"四个一批"人才，山西省学术技术带头人。

　　从事医学伦理学教学工作21年。主持教育部及山西省科学技术厅、教育厅、宣传部科研课题50余项，发表论文80余篇，荣获山西省社会科学研究优秀成果奖二等奖等20余个奖项。主编国家级规划教材1部，作为副主编参编国家级规划教材3部，作为编委参编国家级规划教材15部。

# 前言

为全面贯彻党的二十大报告提出的"落实立德树人根本任务,培养德智体美劳全面发展的社会主义建设者和接班人"的教育方针,体现教育必须为人民服务的精神,编写适应新时代医学生科学精神和人文精神培养的高质量教材,2023 年 5 月,《医学伦理学》(第 6 版)修订工作正式启动。

《医学伦理学》(第 6 版)修订的总体指导原则如下:一是全面贯彻落实全国高校思想政治工作会议精神、全国医学教育改革发展工作会议精神、首届全国教材工作会议精神,以《国务院办公厅关于深化医教协同进一步推进医学教育改革与发展的意见》(国办发〔2017〕63 号)与《国务院办公厅关于加快医学教育创新发展的指导意见》(国办发〔2020〕34 号)为指导,深化医学教育机制体制改革。二是以医学伦理素质的培育为出发点,以自觉医学伦理意识的形成为落脚点,注重知识、能力、素质协同提高,指导医学生正确认识、处理医疗卫生领域中的伦理问题,达到从认知、认同到践行的目的。三是反映执业医师考试大纲要求并与其相匹配、相协调,基本知识点涵盖国家医师资格考试现行大纲要求。四是准确把握五年制基础、临床、预防、口腔医学类专业的培养目标,坚持"三基""五性"和"三特定"的教材编写原则。

《医学伦理学》(第 6 版)修订工作的总体思路为"强化时代特征、明确育人目标、突出实践特性"。坚持正确方向,以习近平新时代中国特色社会主义思想为指导,培养情系人民、服务人民、医德高尚、医术精湛的仁心医者。围绕医学科学技术发展的实际问题,准确反映医学伦理学的理论与实践,着力提出能够体现中国立场、中国智慧、中国价值的医学伦理学理念、主张、方案,使医学伦理学中国化与国际化、传统性与前沿性相统一。这既是第 6 版《医学伦理学》教材的编写特色,也是重要的更新内容。

《医学伦理学》(第 6 版)具体修订情况为:在原有篇幅的基础上,重新讨论并调整了大纲和编写内容,将上版教材的十八章调整为十七章,将临床特殊科室伦理的内容并入了第八章"临床诊疗伦理",将卫生保健制度及改革伦理并入了第十五章"医院管理与卫生政策伦理",将"医学道德规范"和"医学伦理原则"分为两章详细阐述。各章节也根据学科发展和知识更新相应有所调整,新增包括医社关系伦理、积极生育观、涉及人的生命科学和医学研究、科技伦理治理,以及医用人工智能、医疗大数据伦理等智慧医疗相关内容。

同时,本版教材为纸数融合新形态教材,为方便读者"教"与"学",同步更新了数字资源,包括教学课件、自测题等,扫描二维码即可获得。山东大学曹永福教授负责数字资源的主编工作。

由于编写时间紧迫,编者水平有限,难免有疏漏、不妥之处,请各位读者批评指正!

宫福清

2024 年 12 月

# 目录

## 第十二章　前沿医学技术伦理　　122

## 第十三章　医学科研伦理　　136

# 第一章 | 绪 论

医学伦理学（medical ethics）是指在系统考察医疗卫生健康领域道德现象的基础上，依据伦理学理论，确立医学伦理的基本原则和准则，形成伦理分析框架并用其指导相应的医学道德实践，研究具体医学伦理问题的一门学科。它属于应用伦理学，也是医学人文的重要组成部分。本章首先介绍道德、伦理等基本概念，然后就医学伦理学的含义、研究对象、研究内容等进行简要介绍，讨论医学伦理学与相关学科之间的关系，探讨学习医学伦理学的意义和方法。

## 第一节 | 伦理学概述

伦理学是将道德问题作为研究对象的学科，一般认为，古希腊哲学家苏格拉底（Socrates）是伦理学的奠基人。不同国家和地区的伦理学家们，对伦理思想有不同的见解和认识，这些思想逐渐发展并融入伦理学理论之中，成为伦理学的重要组成部分。

### 一、道德与伦理

#### （一）道德的含义

马克思主义伦理学认为，道德（morality）是人们在社会生活实践中形成并由经济基础决定的，以善恶作为评价标准，以社会舆论、传统习俗和内心信念作为评价方式，调节人与人、人与社会、人与自然之间的关系，并追求自身人格完善的行为规范的总和。

从词源来说，"道"和"德"在古汉语中是分别出现的，是两个不同的词语。"道"的本义为道路，后来引申出反映客观规律性的道理、法则、规范等含义；"德"的本义为"得"，按照《说文解字》"外得于人，内得于己"的说法，"德"专指人们应遵从人伦之道而形成的德行、德性、品德、美德等。"道"与"德"二字连用始于《荀子·劝学》，"故学至乎礼而止矣，夫是之谓道德之极"，指学习做人做事，如果一切行为都符合礼的标准，就达到了道德的最高境界。在西方古代文化史的研究中，英文的"道德"（morality）一词源于拉丁文 mores，统指社会生活中的道德风俗和个体的德性，含有从外在的风俗习惯发展为内在品格的意思。

道德作为一种社会现象，一方面同政治、法律、宗教等上层建筑一样，本质是一定社会经济关系的产物，既受社会存在的制约又具有相对的独立性；另一方面，道德还表现出极强的实践性和内在的规范性，这种内化的规范和实践精神，构成了道德的特殊本质。

#### （二）伦理的含义

同样，古汉语中"伦"与"理"也是分开使用的。"伦"的本义为辈分、人伦，"理"的本义为玉石的纹理。"伦理"一词始见于战国至秦汉时期的《礼记·乐记》："乐者，通伦理者也。"《说文解字》解释说，"伦，从人，辈也，明道也"，意思就是，伦即人伦，是合理的人际关系。伦理即人伦之理，是调整人伦关系的条理、道理、准则。在西方，伦理（ethic）源于古希腊文 ethos，原意为公共场所和驻地，后来指外在的风俗、习惯以及内在的品行、品德。

在日常生活中，"道德"和"伦理"时常被视为同义词，共同表达了"行为应该如何"的含义，但二者存在一定的差别。道德侧重于个体，更强调内在操守方面，指主体对道德规范的内化和实践，即主体的德性和德行；伦理则侧重于社会的伦理关系与秩序，关注的是社会共同价值观的建构和实践。

道德日趋私人化,伦理日趋法律化。但无论道德还是伦理,都是以善为终极目标。

## 二、伦理学

### (一) 伦理学的含义

伦理学(ethics)是研究道德现象的学科,亦称道德哲学。在系统反思人类道德生活的基础上,伦理学逐渐形成了一套关于善恶、义务、权利、价值等范畴和概念的体系,实现了对道德观的理论化和系统化。例如,古希腊亚里士多德(Aristotle)将伦理学视为一门关于人的道德品性的学问,《尼各马可伦理学》系统阐述了"德性在于合乎理性的活动"等观点,被后人认为是伦理学学科建立的标志。当代的伦理学更是致力于建构一套包括原则、准则或规则在内的道德规范体系,并通过分析和评判现实生活中涉及该与不该、正当与否、善与恶以及对与错的社会实践情况,进而指导人们的社会行为,协调人与人、人与自然、人与社会等各种伦理关系。

### (二) 伦理学的类型

一般来说,伦理学按照其研究内容和方法的不同,可分为规范伦理学、元伦理学、描述伦理学、美德伦理学四种类型。

规范伦理学(normative ethics)是指通过对人类行为的善恶价值分析,研究道德的起源、本质和发展规律等,试图从哲学上形成和论证道德原则和规范,以约束和指导人们的道德实践的伦理学。它主要回答下列问题:什么样的行为是善的或恶的? 人们作出该与不该、正当与否之类判断的标准是什么? 如何构建出一套逻辑自洽的指导和评价人的行为的道德规范? 如何论证这些规范的完整性和合理性?

元伦理学(meta-ethics)主要分析伦理学术语、概念以及伦理推理方法。元伦理学对道德话语研究或分析的重点集中于道德的语言分析和逻辑推理。元伦理学研究价值、善、应该、正当、是和事实等概念,以及道德推理和确认等方面的问题。它不制定道德规范和价值标准,对任何道德规范、价值都采取中立立场。

描述伦理学(descriptive ethics)是关于道德行为和信念的事实性研究,侧重于对具体历史文化背景下的社会伦理现象、社会公众日常道德生活进行直观描述。它既不涉及行为的善恶及其标准,也不寻求制定行为的准则或规范,只是对道德现象进行经验性描述和再现。

美德伦理学(virtue ethics)是指研究优良道德如何实现,以道德行为主体及其品德、美德为研究内容的伦理学,认为一个人只要拥有适宜的美德,自然就会作出好的道德判断,即作出合乎伦理的行为决策、评价和辩护。

20世纪60—70年代,当代英美哲学家从单纯的理论构造和规范论证转向道德实践,提出应用伦理学(applied ethics),把它看作与元伦理学和规范伦理学并列的伦理学分支学科。应用伦理学不再集中于逻辑分析和语言分析,转而注重现实问题,研究规范的落实,标志着伦理学研究方法和研究范式的应用转向。一般认为,医学伦理学及生命伦理学是发展得比较完善的应用伦理学学科。此外还包括司法伦理、教育伦理、环境伦理、生态伦理、经济伦理等。

### (三) 伦理学的研究对象

伦理学的研究对象是道德现象,包括处理人际关系的道德规范、指导日常行为的道德品质、社会生活中人的德性和德行,揭示道德现象的本质及其规律等。伦理学一方面研究涉及人生的根本性和总体性问题,包括人的本性和人性、人的价值和尊严、人的目的和追求,终极使命是什么等;另一方面研究如何使人生活得更好,如何使社会秩序更为合理,如何处理个人与他人、个人与社会、人类与自然之间的关系问题等。

### (四) 伦理学的基本理论

人们在进行道德判断时,或依据行为者的动机,或依据行为者可能或实际造成的结果,或根据行为者本身,形成了伦理学的三个基本理论,包括道义论、效果论和美德论。道义论也称"义务论",要求人们的行为必须按照某种道德原则或按照某种正当性去行动的道德理论,强调道德义务和责任的重要性,它与效果论是对立的。效果论又称后果论、目的论或功利论,最有影响的代表人物是英国的边沁(Bentham)和密尔(Mill),以功利和行为所产生的效果来衡量什么是善,什么是最大的善的问题,并依此判断行为的道德性。美德论则以品德、美德和行为者为中心,研究和探讨人应该具有什么样的道德品质,有道德的人是什么样的人,人应该具有什么样的品德或品格。

伦理学基本理论是医学伦理学得以构建的理论基石,中外哲学史上很多优秀的人类思想成果,都为医学伦理学的理论构建和创新发展提供了重要理论来源。中华优秀传统文化以及中国的哲学社会科学理论也影响了中国医学伦理学的发展。

## 第二节 | 医学伦理学概述

医学伦理学涉及医学和伦理学两个学科,是两者交叉融合的结果,是用伦理学的理论、原则来研究、指导医学领域的道德现象、道德关系、道德问题和道德建设的一门科学。医学伦理学属于应用伦理学的范畴,随着越来越多人开始关注医学中的人文问题,作为医学人文重要内容的医学伦理学,也日益被人们关注。

### 一、医学伦理学的含义

医学伦理学(medical ethics)是研究医学道德现象的学科,是医学与伦理学的交叉学科。一方面,医学伦理学是规范伦理学在医疗卫生领域中的具体应用,即运用一般规范伦理学的理论和方法来分析和解决医疗卫生实践和医学科学发展中的多种道德问题,属于应用规范伦理学;另一方面,随着人们对医学认识的不断深入,医学的人文属性日益受到关注。医学人文已经成为医学学科群的一个分支。医学伦理学作为医学人文的重要内容,已经融入医学专业教育之中,成为医学院校的基础课程之一。

### 二、医学伦理学的研究对象

医学伦理学以医疗卫生健康领域和医学科技实践中的道德现象及其道德关系为主要研究对象。

医学道德现象是医疗卫生健康领域和医学科技实践中存在的且能够被人们感知的具有善恶、正邪、荣辱等评价意义的社会现象的统称。它包括医学道德的意识现象、规范现象和实践现象等。医学道德意识现象是指医务人员在处理医学道德关系实践中表现出来的行为态度、伦理思想、道德观念和伦理学说的总和。医学道德规范现象是评价医务人员行为的道德标准,是判断医学道德活动善恶、荣辱、正义与非正义的行为准则。医学道德实践现象是指在医疗卫生领域中,人们按照一定伦理理论和善恶观念而采取的道德行为或行动的总和。医师要有心系患者、爱岗敬业、勇攀高峰的精神风貌,形成无私奉献、救死扶伤的坚定信念,坚守精诚为业、仁爱为医的高尚医德,弘扬精益求精、一丝不苟的敬业精神,践行患者为本、敬畏生命、坚持人道主义的医师准则,努力做全心全意为人民群众健康服务的好医师。

医疗卫生健康领域和医学科技实践中的道德关系至少包括如下方面:①人与人之间的关系,如医患关系、医医关系、医护关系;②人与组织之间的关系,如医务人员与医疗机构及其科室之间的关系;③组织之间的关系,如医联体内部大医院和社区卫生服务中心之间的关系,医疗机构与卫生行政部门的关系;④人、医疗机构与社会之间的关系;⑤人与自然环境之间的关系。这些关系总是受社会历史条件、经济制度和经济条件的制约,受社会风俗习惯的影响,受文化礼仪规则的限制,受民族、职业、宗教、道德乃至性别等因素的约束。医学伦理学通过一系列的道德规范来调节这些道德关系,以及规范医务人员的医疗行为。

### 三、医学伦理学的研究内容

作为医学人文学科群的一门主干学科,医学伦理学的研究内容主要包括:医学伦理学的基本理论、基本原则、基本规范和范畴;预防医学、临床医学、医学科研、医院管理、卫生经济与医疗保健政策等领域具体的伦理问题;医学道德决策、教育、修养及评价监督,医学专业精神等。

### (一) 医学伦理学的理论

医学伦理学的理论包括医学道德的本质属性、发展规律、产生及历史发展、理论基础等,其中理论基础包括两部分。第一部分是三大类基本观点:第一类是生命观,是指人类对生命的道德观点和态度,包括生命神圣论、生命质量论和生命价值论;第二类是死亡观,指人们对于死亡的根本观点和态度,包括传统死亡观和现代科学的死亡观,受传统观念影响,中西方的思想家都对这一问题有着大量的思考成果;第三类是健康观,是指人们对健康的整体看法,《"健康中国 2030"规划纲要》特别强调以预防为主的"全民健康"和"人人健康"理念,这也是全面推进健康中国建设与健康伦理实践的核心和价值主旨。第二部分是三个基本理论,即道义论、效果论和美德论。

### (二) 医学伦理学的基本原则、规范、范畴

医学伦理学作为应用伦理学,无疑更应该注重规范的研究和确定,不仅要研究一般道德规范,借鉴和吸收历史的经验,继承和发扬优良道德,还要研究医学不同学科及医学专业不同分工中的具体规范和要求,以阐明医疗实践中不同行为主体应承担的道德责任,指出从事医疗实践过程中应遵循的道德原则,并将其作为医务人员医疗实践的出发点,作为评价医学行为道德与否的伦理标准。

医学伦理原则并不是对一般伦理学原则的简单应用,它具有自身的特殊性。这种特殊性源于医学实践的特殊性,即直接关系到人的生命健康和安全。1941 年,毛泽东为中国医科大学的毕业生亲笔题词"救死扶伤,实行革命的人道主义",成为贯穿于我国医疗卫生工作方针中的一种鲜明的医学道德精神和原则。2016 年,习近平总书记提出新时代中国卫生与健康工作方针,"敬佑生命、救死扶伤、甘于奉献、大爱无疆"成为新时代医德精神。2020 年 5 月 22 日,习近平总书记在参加第十三届全国人民代表大会第三次会议内蒙古代表团审议时发表重要讲话,提出"人民至上,生命至上",成为卫生健康服务的重要指导原则。这些指导方针和指导原则的提出体现了我国医学伦理原则的基本宗旨,把人民健康作为一切工作的中心和一切工作的最高价值。

面对医学发展带来的一系列问题,西方学者提出了一些较具影响的伦理原则,推进了医学伦理原则的国际探讨,如《贝尔蒙报告》(*The Belmont Report*)的三原则说,即尊重人(respect for persons)、有利(beneficence)、正义(justice)三个伦理原则;美国生命伦理学家恩格尔哈特(Engelhardt)的二原则说,他认为允许(允诺)和行善两个原则,应作为生命伦理的基本原则;得到更多认可,影响比较广泛的是美国学者比彻姆(Beauchamp)和邱卓思(Childress)合著的《生命医学伦理原则》(*Principles of Biomedical Ethics*),该书提出了四原则说,包括尊重原则、不伤害原则、有利原则、公正原则。

医德规范不是随意制定或约定的,也不是从特定社会文化中抽象的伦理原则中演绎推导出来的,而是在对人类社会长期道德实践活动的理性反思基础上概括总结出来的。要形成原则,必须描述分析已有的规范、规则、范畴,根据医学道德的普遍性与特殊性关系,得出其中的伦理原则,然后再确立适应医学伦理学发展和需要的医学道德规范。

### (三) 医学伦理实践

医学伦理实践,主要包括医学伦理决策和辩护、医学道德评价、医德教育和修养、医学职业精神提升等实践活动。社会确定的医学伦理原则、规范等往往是外在的、客观的道德要求,其价值得以体现和实现,必须转化为医务人员内在的、主观的自身信念。这个任务是复杂的、具体的、丰富的,主要通过医学伦理实践完成。医学伦理学的学科知识体系随着新兴科学技术的发展,也在不断演化和完善。

### (四) 医学伦理难题与医学伦理决策

医学和生命科学的长足发展以及社会道德的进步,在医学实践领域引发了一系列利弊难以权衡的困境,又被称为医学伦理难题或者医德两难抉择问题,这些难题是指在特定境遇下医疗行动选择上存在的两个或多个道德理论、原则之间的冲突,迫使道德选择主体必须选择其中一个理论或原则,同

时必须放弃另一个理论或原则。在选择做什么或不做什么的时候,不仅是在相对简单地作出善或恶的选择,还要做更为复杂的价值选择,即进行利与弊、善与恶大小多少的比较,以求正面结果最大化,负面结果最小化,因其往往还没有或难以找到现成的标准答案,从而导致选择者处于左右为难、进退维谷的窘境。

根据医疗卫生健康领域的不同,医学伦理问题可以分为如下几大类:

(1)临床伦理问题:临床诊疗中存在的伦理问题。如医学干预中如何保护患者的自主权;如何贯彻知情同意,使患者和家属更好参与临床决策;如何处理医务人员之间的利益冲突或义务冲突;如何定义过度医疗等。

(2)医学研究伦理问题:涉及人的生命科学和医学研究要保护研究参与者的正当权益,做到知情同意、隐私保护,注意风险-受益比、公平选择等问题,科研人员应该自觉遵守伦理准则,清楚伦理审查的程序和要点。

(3)新兴生物医药技术伦理问题:进入21世纪,基因编辑技术、基因治疗、胚胎干细胞研究、器官移植技术、合成生物学、再生医学引发了诸多新的伦理问题,如基因治疗是否加剧稀缺医疗资源的分配不公?是否应该告知家庭成员重要的基因检测信息?

(4)公共卫生伦理问题:如分级诊疗中是否尊重了患者自主选择就诊医疗机构的意愿;在保护个人、遵守医院规定和保证患者安全之间如何权衡;在突发重大疫情救助现场,如何决定稀缺医疗资源分配的优先次序;重大医疗救护中限定个人自由能否得到伦理辩护等。

这些医学伦理问题呈现出如下特点:第一,复杂性。医学伦理问题往往与社会、法律、宗教、哲学等问题相互交织。第二,客观性。医学伦理问题是客观存在的,植根于社会文化和医疗卫生实践之中。第三,多样性。在常规临床操作、医学科研和高新技术应用中所引发的伦理问题的表现和根源不同。

只有根据现有的伦理基本理论和原则,通过伦理分析或论证,找到问题的本质或根本原因,才能提出可行性决策。基于不同医学道德规范,不同的医务人员可能会形成相互冲突的不同医学伦理行为方案。面对这些医学伦理决策难题,需对不同方案的道德价值进行比较和权衡。伦理权衡的基本原则是:两害相权取其轻,两利相权取其重。临床决策需要充分考虑患者及家属的价值观,鼓励患者参与临床共同决策。为此,医务人员要加强个体道德修养,接受伦理教育,培养医学伦理决策能力,树立正确的医学伦理价值观,弘扬医学职业精神。

## 第三节 | 医学伦理学的学科属性

医学伦理学是一门综合性、交叉性的学科,它融合了医学、伦理学、哲学、法学等多学科的知识,是一门既具有科学性又具有人文性的学科。它不仅是应用伦理学的分支学科,也是人文医学学科的重要组成部分。

### 一、医学伦理学的学科特征

医学伦理学主要有以下几个学科特征。

1. **科学性**　医学伦理学是对医学道德的本质、规律等的普遍性和必然性的研究。医学的科学与道德须臾不可分离。"医乃仁术",善是医学的本质属性。医学伦理学具有系统的思想观点和理论形式,用科学的方法和理念客观地反映事实,直面矛盾,追求真理,经受得住历史和实践检验的规律性认识。人们开展医学科研、临床诊疗等实践活动都必须遵循医学道德原则和准则。

2. **人文性**　医学是为实现减轻人类病痛的最初意愿而诞生的,医学发展史就是人们为消除病痛、重获健康而不断辛勤求索的历史,对生命的关爱、对健康的追求始终是医学的目标和宗旨。东西方的医学体系在漫长的医学实践与科学探索中,达成了高度共识:医者,不仅要技艺精湛,更需有人文精神。医学伦理是医学人文的核心,以关爱患者、敬畏生命为核心的医学人文精神是医学赖以产生、存在和发展的重要精神支柱。

3. **规范性**　医学伦理学不仅研究医学实践中的现象和存在的伦理问题,也对医学实践中应该遵循的道德原则和准则进行系统研究。这些原则和准则是在医学科学尤其是生命科学的发展和实践基础上,经过广泛的讨论和论证而形成的,具有普遍的适用性和约束力。

4. **交叉性**　医学伦理学是一门跨学科的学科,它涉及医学、伦理学、哲学、法学等多个学科的知识和理论,医学伦理学的价值就在于综合运用这些学科的知识和理论,更好地解决医学实践中存在的伦理问题和挑战。

5. **实践性**　医学伦理学是一门实践性很强的学科,它不仅需要理论探索和研究,需要在医学实践中不断得到应用和检验,更好地指导医学实践,而且还需要医务人员不断践行医学道德。

综上所述,医学伦理学是一门具有科学性、人文性、规范性、交叉性和实践性等特征的学科,这些特征使得医学伦理学在医学领域和社会道德体系中都具有重要的地位和作用。

## 二、医学伦理学学科成熟的标志

医学伦理学学科已经日臻成熟,有着丰富的理论资源、公认的伦理原则和规则,各分支学科快速发展。

1. **拥有丰富的伦理学理论资源**　伦理学源远流长,流派众多,影响着每一个时代的道德生活,也成为了医学伦理思想的文化底蕴与深厚根基。德性论、义务论、后果论,以及关怀主义伦理学、责任伦理学为现实的医学道德现象的识别、分析和研判提供了广阔的解释空间和针对性的伦理指导。这些丰富多元的伦理学说与鲜活的医学道德实践相结合,既有助于解决广大医务人员在日常医疗实践中遇到的伦理难题,减少道德沮丧感,也能够为医学伦理学学科建设注入强劲的动力。这些伦理学理论、原则、概念和方法借助规范化的教育培训,也培养了新一代的医学伦理学教学和科研人才,为学科发展提供了人才保障。

2. **形成了一套公认的具有操作指引的伦理原则和规则**　尊重、不伤害、有利、公正等伦理原则得到国际医学伦理学界的普遍认可。这些伦理原则可以细化为某些具体临床、科研的伦理规则或准则,来指导医学人文实践。伦理规则可以分为实质规则和程序规则。实质规则是指讲真话、隐私保密、减少痛苦、提高生命质量、维护生命尊严诸如此类具有实质内容的规范;程序规则是保证实质规则实现的某些过程、步骤、机制等方面的规范。例如,医学伦理审查就是程序规则,涉及人的生命科学和医学研究应该经过伦理审查;在伦理审查中,凡是与项目有利益冲突的委员必须遵循回避制度。

3. **分支学科不断涌现**　进入 21 世纪,医学伦理学衍生出诸如临床伦理学、护理伦理学、医学科研伦理学、公共卫生伦理学等分支学科。历史悠久的临床伦理学在医患关系、临床伦理决策、临床伦理咨询等方面成果丰硕。针对艾滋病/性病防控、突发公共卫生事件、流行病暴发等重大医疗救护的伦理反思和公共卫生伦理学等研究异军突起。21 世纪初,以基因伦理学、辅助生殖伦理学、器官移植伦理学为代表的医学新技术伦理学日渐兴起。围绕着新药、新医疗器械、新疫苗临床试验和革新性疗法的快速发展,以及科研不端行为日趋凸显,医学科研伦理学快速成长。随着人口老龄化和疾病谱系的变化,人们逐渐形成健康养生概念,健康中国建设扎实、有效推进,健康伦理学等学科逐渐分化出来。

## 三、医学伦理学与相关学科的关系

医学伦理学与医学、哲学、法学、社会学、政策科学、心理学、语言学、文学、教育学、美学等学科均有着程度不同的关联。为此,有必要厘清医学伦理学与其他相关学科的关系,划定学科边界,明确各自的适用范围,更好地理解医学伦理学的研究内容、对象和学科地位。

1. **医学伦理学与医学**　医学和伦理学是两门彼此独立的学科。医学以人的生命为研究对象,它是研究人的生命过程以及人类同疾病作斗争、促进人类健康的一门学科;医学伦理学则是揭示人们在探索人类生命运动规律过程中和人类与疾病作斗争过程中相互关系的行为准则和规范的一门学科,两者彼此联系,又相互区别。

医学和医学伦理学有着天然的密切联系,二者的关系突出表现在以下三个方面。

首先,医学的本质是人学。医学目的是要预防疾病、增进健康、解除病痛、提高生命质量,因而医学充满了丰厚的人文情怀。医学是以人的生命为对象的实践活动与知识体系,因而兼有自然科学、工程技术特别是人文社会科学的特性。尤其是临床医学、公共卫生学和护理学均包含了较多的人文社会科学成分,就此而言,医学伦理学属于医学的有机组成部分。

其次,医学伦理思想来源于医疗实践。人类社会早期的医疗实践中就孕育着朴素的伦理思想,经过历史积淀和理性反思,形成道德认知和态度,进而提升为相对稳定的医学道德观念和道德规范。这样一套由多层次的道德原则和准则构成的特殊价值体系,规范着医务人员等的医疗卫生行为,引导着人们选择正当的行为,尽相应的道德义务和肩负专业职责,弘扬医学职业精神。

最后,医学伦理学需要回应医学领域各种新的伦理挑战。例如,新药随机双盲对照试验中如何保障研究参与者的权益问题,需要获得研究参与者的知情同意,公正分担负担和受益等。又如,高新技术的临床应用引发了如何合乎伦理地开展临床决策问题,这就需要探讨和实践医患共同参与临床决策的模式。

**2. 医学伦理学与卫生法学** 法律法规是由国家及其有关部门制定并强制实施的行为规范。道德依靠内心信念、传统习俗、思想教育、社会舆论来调节和规范人的行为。法律依靠强制性的规范来约束人的行为;道德依靠自律性的道德修养来约束人的行为。二者相辅相成,缺一不可。伦理为法律提供正当性辩护,法律又可保障伦理观念、规范的实施。

医学伦理学与卫生法学关系最为相近。卫生法学以医疗卫生领域的法律规范为主要研究对象。医学伦理学以医学道德为研究对象。医德规范与卫生法规互相联系、互相补充。医学道德规范要求的范围广,它规定了医疗卫生领域的道德底线,如:不允许克隆人,不得对人类生殖细胞系开展非医学目的的基因编辑等。医学伦理学又提倡更高的道德境界,例如科研人员和医务人员应该无私利他、自我牺牲等。

**3. 医学伦理学与医学心理学** 医学心理学是研究心理因素在人类疾病预防、诊断、治疗以及康复过程中发挥作用的学科。医务人员除了应具有扎实的医学基础知识和熟练的诊疗技能外,还应该熟悉患者的心理,帮助患者减轻或消除疾病带来的痛苦。医学心理学为推动医患互动和医患沟通提供了重要理论和方法依据,通过帮助医务人员掌握患者的心理特征及其活动规律,来构建和谐的医患关系。医学伦理学更加注重服务对象的身心整体,重视医德责任、医德态度、医德医风建设。医学伦理学与医学心理学是相互促进和补充的关系。大量的临床案例说明,医务人员医德高尚、关爱患者,患者才能更加信任医务人员,才能真正展开心理研究与心理治疗;而医学伦理学的发展也需要医学心理学的支持和补充。

**4. 医学伦理学与医学社会学** 医学社会学运用社会学的一般原理,研究医学社会问题,把医务人员和患者作为不同的社会角色,研究其与医疗卫生保健以及其他社会现象之间的关系,从总体上把握医药卫生人员与社会的关系。它还研究与健康、疾病有关的社会环境的变迁、社会结构与功能、社会对策与措施、社会控制与评价等问题。医学社会学主要运用社会调查法、非社会调查法和统计法等手段深入研究医患关系、临床伦理决策、医师的社会责任等。医学社会学重视医学的社会性质,强调医学与社会因素之间的相互作用,拓宽了医患关系的内涵,把医患关系置于广泛的社会关系网络之中。医学伦理学则运用伦理学的一般原理,着重研究医学活动中的人际关系和行为规范,并以历史与逻辑、批判与继承等方法,通过问题导向法、案例分析法、哲学思辨方法等手段,揭示医学道德的意识现象与活动现象的特点和规律,协调各种医学道德关系。

**5. 医学伦理学与卫生事业管理** 伦理原则或准则通常是专业人员道德职责的细化。医疗专业人员和医学科研人员应遵循的伦理规范,有些来自医疗卫生政策或相应的指导原则。例如,当前的深化医药卫生体制改革要坚持以人为本,把维护人民健康权益放在第一位;坚持公平效率统一,政府主导与发挥市场机制作用相结合。这两个基本原则也是广大医务人员和医疗机构执业中应该遵循的基本伦理规范。

医学伦理学与卫生事业管理之间是一个双向互动过程,一方面需要使用伦理学基本理论去解释、评价具体的公共政策;另一方面伦理理论本身在政策的制定和实施过程中又要不断受到现实的检验。医学道德原则和规则的细化和实施必须考虑到相应卫生政策的可行性和有效性、社会的文化多样性、社会程序和社会公众的可接受性。医学伦理原则和规则为医疗卫生政策的评价提供了道德基础,但是政策的制定、贯彻实施和评价必须同时依靠经验数据、卫生经济学、法学、心理学等方面的知识。

此外,医学伦理学还与医学哲学、医学美学等诸多学科有着内在联系。医学哲学关于医学目的、生死观、医学模式、临床证据、临床决策、医学理论的哲学内容研究开阔了医学伦理学的视野,为学科发展提供了哲学基础。任何具有医学伦理意义的现象,一般都具有美学价值;而医学上一些具有美学意义的现象,也常蕴含医学伦理价值。梳理医学伦理学与其他相关学科之间的关系,不难发现,相关学科都会涉及医学伦理和医学道德,但只有医学伦理学将医学道德作为一个整体,全面、深入、详尽地加以系统研究。

## 第四节 | 学习医学伦理学的意义和方法

医学伦理学是医学与人文的交叉学科,是医学生必须学习的医学人文核心课程,是开展医学实践的基础。学习医学伦理学有助于学生增强伦理意识、维护医学目的、提高自身修养,树立正确的职业观。在学习过程中,也应该适应时代要求,知行合一,准确把握多种学习方法,提高识别和处理伦理问题的能力。

### 一、学习医学伦理学的意义

1. **有助于增强伦理意识,培养高尚医德**　学习医学伦理学有助于医学生形成正确的价值观,增强伦理意识,培养高度的职业责任感和对患者深切的同情心。系统完整地学习医学伦理学理论、原则、规范和准则,有助于医学生自觉践行医学伦理,规范医疗实践行为,养成良好的医德品质。只有认识到持续完善自我的重要性,才能不断追求卓越,对医疗工作保持高度的职业热情,对患者保持真诚的关爱,持有医者仁心,才能不断增进医患信任,努力构建更加和谐的医患关系。

2. **有助于维护医学目的,发展医学科学事业**　医学的目的是护佑生命、减轻痛苦、关爱健康。要实现这一目的,医务人员不仅需要具有精湛的医术,更需要高尚的医德、科学的思维方式和应对挑战处理危机的能力。高新技术在医疗领域的广泛应用,使得传统的医德关系、医德意识和医德规范受到了冲击,这些冲击带来了许多医学伦理问题,其中很多涉及伦理价值判断,医务人员需要掌握科学的思维方式,作出正确的道德抉择。学习医学伦理学有助于医学生在医疗实践中识别医学伦理困境,提高逻辑思辨能力,培养临床伦理决策和科研伦理审查能力,解决科学技术高速发展带来的诸多伦理难题,促进医学科学健康发展。

3. **有助于建设健康中国,提高群体健康水平**　习近平总书记针对建设健康中国明确提出,要完善国民健康政策,为人民群众提供全方位全周期健康服务。医学不仅要增进患者的健康,还要为促进社会群体的健康与和谐发展服务。医学生学习医学伦理学,有利于保障良好的医疗秩序,在公正原则指导下合理分配有限的医疗资源,减轻人民群众的疾病经济负担,从而体现人人平等,减少社会矛盾,为社会的良性发展提供有力保障。医学生要不忘初心、牢记使命,坚持人民至上、生命至上,努力实现医术和医德的良性互动,忠诚于医疗卫生事业,积极投身于健康中国建设,争做人民群众健康的倡导者和守护者。

## 二、学习医学伦理学的方法

1. 以问题为导向,从实际出发进行伦理分析　学习医学伦理学最重要的是要善于发现和识别医学实践中的各种伦理问题,运用医学伦理学的基本理论、原则和具体规范,结合实际和发展动态,针对现实中的各种医学伦理问题作出科学的说明和清晰的分析,从而提出相对合理、适宜的解决办法,确定医学伦理行为方案。

2. 以案例为基础,学习理性思辨的逻辑方法　通过典型案例分析,可以模拟具体医学境遇,了解不同道德判断和道德推理的正确和失误,有助于医学生系统地理解和把握医学伦理规范体系;案例分析具有灵活、生动等特点,有利于激发学生的学习兴趣,增强其对伦理问题的敏感性;通过对话和讨论,也能碰撞出更多的思想火花。掌握并灵活运用分析与综合、归纳与演绎等逻辑思维方法,可以使医学生透过纷繁复杂的医学道德现象,由此及彼、由表及里、去粗取精、去伪存真,引导学生从正确的前提出发,发现现象背后的本质和规律。哲学的理性思辨、反思平衡等方法是学习医学伦理学的重要逻辑方法。

3. 以践行为目的,培养伦理决策能力　医疗工作具有高风险性,医学上也还有许多未知数,医师面临着前所未有的挑战,这些挑战因临床、政治、法律和市场力量的不断变化而加剧。世界医学会《国际医学伦理准则》(*International Code of Medical Ethics*,*ICoME*)(2022 年)指出,医师必须凭良心、诚实、正直和责任心执业,同时始终行使独立的专业判断并保持最高标准的职业行为。医师行医不得以牺牲环境为代价,应可持续发展,以最大限度地减少当代及后代的环境健康风险。《中国本科医学教育标准——临床医学专业(2022 版)》中关于职业精神与素养领域部分,也要求学生能够掌握医学伦理学的主要原理,并将其应用于医疗服务中。学生能够了解并遵守医疗行业的基本法律法规和职业道德。所以,医学生在学习医学伦理规范、卫生法律法规和卫生政策的同时,也要学习如何进行医学伦理决策。世界医学会的《日内瓦宣言》《赫尔辛基宣言》《国际医学伦理准则》等行为规范,可以帮助医学生不断培养自身的职业道德素养,从容应对临床实践、医学科研、高新技术应用中的棘手问题,学会做一名医德高尚、自觉遵循伦理原则的人。

---

**思考题**

1. 辨析"伦理"和"道德"的区别和联系。
2. 医学伦理学的研究内容是什么?
3. 医学伦理学的基本观点包括什么?
4. 为什么要学习医学伦理学?

（宫福清）

# 第二章 | 医学伦理思想的产生与发展

医学伦理思想的形成可以追溯到古代文明时期,但其现代形式的发展主要始于20世纪中期。随着医疗技术的进步,医学实践中的道德难题日益显现,医学伦理思想的研究也日益深入,成为当代医学不可或缺的一部分。本章结合医学道德与伦理方面的人物、文献、思想、典故等,对医学伦理思想的产生与发展进行探析,以期更好地研判和应对当代医学伦理学面临的挑战。

## 第一节 | 古代医学伦理思想

人类社会早期,人们对生老病死等现象无法解释更无法掌控,常感到恐惧和疑惑,但解除病痛、恢复健康的人本精神与执着追求却是根深蒂固的,这种关爱患者、消除病痛的人文情怀孕育和催生了医学和医学科学。从医学的特征和发展史看,医学是仁术,具备科学和人文的显著特征,其中医学伦理思想也伴随医学的出现而不断演化。

### 一、古代医学伦理思想概况

远古原始的医学被称为神灵医学。人们通过祈求上天或者拜物,期盼在神灵的庇佑下战胜病魔。随着社会文明的发展进步,逐渐出现经验医学、生物医学、生物-心理-社会医学等不同医学模式,在人类历史发展的不同阶段医学伦理思想也随之呈现鲜明的时代特征。

#### (一)中国古代医学伦理思想概况

中国古代医学伦理思想是中国传统文化的重要组成部分,也在中国医学发展史上占有重要地位。学习、研究中国医学伦理思想的历史可以了解不同时代背景下医学伦理发展面临的问题和应对方式。历史上的医学伦理思想成果也为解决当代医学伦理难题提供了宝贵的经验和思路。中国古代医学伦理思想的形成和发展过程主要可分为以下几个时期。

1. **萌发期** 远古至殷商西周时期。中国古代医德思想在远古时代已经萌生,《帝王世纪·路史》中记载伏羲"乃尝味百药而制九针,以拯夭枉矣"。《淮南子·修务训》记载神农"尝百草之滋味,水泉之甘苦,令民知所避就。当此之时,一日而遇七十毒"。这些传说,反映了古代先祖为了"拯夭枉""令民知所避就",不惜拿自己的生命做试验,以寻求治疗疾病的方法,蕴含着朴素的"仁爱救人"的医学伦理思想。

夏商西周时期产生了专门从事医疗工作的医师——巫医。现今发现的殷商时期的甲骨文中就有巫医及医疗活动的记载。西周时期建立了一套医政组织和医疗考核制度。对医师的考核不仅限于技术,还包括思想道德、作风、态度等方面,要求医师"忠于医业",这些对医学科学的发展和医学伦理道德水平的提高起到了促进作用。

2. **形成期** 春秋战国和秦汉三国时期。春秋战国时期,我国思想领域出现百家争鸣的局面,诸子百家代表不同阶层利益提出了各种观点学说,为古代医德思想体系的形成提供了理论支撑。儒家以"仁"为核心,提出"医乃仁术",提倡"济世救人""爱人、行善、慎独";墨家提倡"兼爱互利",令医学融入了"济群生"的思想;杨朱提出的"贵生"思想成为医学道德的核心内容,这些都为"博施济众"的医道原则提供理论依据和思想基础。《黄帝内经》不仅是我国现存最早的医学经典著作,还是我国第一部有专门论述医学伦理道德内容的医书,它标志着我国传统医学伦理思想初步形成。

在《黄帝内经》中,《灵枢·师传》篇专门讲了医师的责任和良心,以获得患者的配合,达到治病救人的目的。《素问·征四失论》篇专门讲述医师在临床诊疗中易犯的四种失误,明确提出医家失误的原因,除了与技术水平的高低有关,还取决于工作态度,并把"精神不专,志意不理"列为失误的首要原因,强调医德的重要性。《素问·疏五过论》篇告诫医者应当避五过,从四德,只有这样才能对病者作出正确的诊断与治疗。

秦汉三国时期不仅进一步积累了许多优秀的医学伦理思想传统和道德观念,还出现许多美好的医学道德形象,例如被称为"建安三神医"之一的董奉,长期隐居庐山,为贫民治病,不取报酬,并尽力赈济贫困者,留下"杏林春暖"的佳话。这些美好医生形象的出现,代表着我国传统医学对美好品德和伦理思想的追求。

3. **发展期**　魏晋南北朝至隋唐五代时期。魏晋南北朝时期,出现了王叔和、皇甫谧、葛洪、陶弘景等崇尚医德、深究医术、精勤不倦、济世救人的名医大家,他们在医术精进的同时,还践行了宽和端正的优良职业操守。

隋唐五代时期名医辈出,以孙思邈为代表的隋唐医家,融儒、释、道三家文化为一体,以尊重人和爱护人的生命为崇高的医学伦理目标,构建起中国传统医学伦理思想体系。孙思邈著有《备急千金要方》和《千金翼方》,其中的"大医精诚"和"大医习业"等篇章是医学伦理道德的专论。孙思邈认为:"人命至重,有贵千金,一方济之,德逾于此",要求医者具有仁爱的"大慈恻隐之心"和"好生之德",对患者要"普同一等""一心赴救"。孙思邈继承和发展了我国古代传统医学,同时重视医德修养和医学伦理实践,体现了朴素的人道主义精神。

4. **完善期**　两宋、金元、明代和清朝早中期。宋明时期的程朱理学和陆王心学发展了中国的儒、释、道文化。在这种文化指引下,中国传统医学进一步发展,并涌现了一大批医学大家,如"金元四大家"、李时珍等。明朝时期,我国传统的医德规范、医德教育、医德理论发展日趋完善。明代著名医家陈实功在《外科正宗》中对我国古代医学道德思想做了系统总结,归纳出"医家五戒十要"。明朝另外一位著名医家龚廷贤在著作《万病回春》中还开创性地提出了"病家十要",对患者也提出了道德要求,进一步丰富发展了传统医德思想。

清代医学家喻昌在《医门法律》中,将临床四诊、八纲辨证论治的法则作为医门的"法",以临床治病时易犯的错误作为医门的"律",两者结合称为"医门法律"。《医门法律》提出了对临床医师的医疗行为进行评价的客观标准,开创了临床医德评价的先河,被后人称为"临床伦理学",是对传统医德理论的突破,在中国古代医学伦理思想发展史上具有重要意义。

**(二)国外古代医学伦理思想概况**

远古时代,人们认为世间的一切是由超自然的神灵主宰,疾病乃是神灵的惩罚或者是妖魔鬼怪附身,故把患病称为"得"病,对待疾病则依赖巫术驱凶祛邪,而死亡是"归天",是灵魂与躯体分离,被神灵召唤去了。这种把人类的健康与疾病、生与死都归之于无所不在的神灵的观念,就是人类早期的健康与疾病观,即神灵主义医学模式(spiritualism medical model)。巫医模式就是这种盛行于远古时代的,把病因归咎于某种超自然的神秘因素的医学理论以及以占卜、祭祀、祈祷等为主要医学手段的医学实践方式。

当时人们对自然的认知水平低下,对医学伦理思想的探究更多处于天、神、人、巫相互呼应的原始状态。随着人类认知水平的提高,人们开始以自然哲学理论解释健康与疾病,逐渐形成自然哲学医学模式(natural philosophical medical model)。公元前6世纪后,西医鼻祖希波克拉底的"四体液说"破除了"巫医同源"的思想,开始形成具有科学雏形的整体医学观。同时,希波克拉底在实践中身体力行,其行医格言与人文智慧作为道德准则教导后世医者规范行医。

1. **古希腊医学伦理思想**　西方医学教育起源于古希腊。大约在公元前6世纪至公元前4世纪,古希腊医学形成,当时的医学教育注重医者文化素养和探索欲望的培养,有序合理地安排了德育、智能、体能、美育等不同课程。西方医德思想最早、最著名的代表人物,是被称为"西医之父"的希波克拉底(约公元前 460—前 377 年)。他提出了医师应当具备的美德和优良品质,建立了医师行医的行为伦理准则。

《希波克拉底誓言》(以下简称《誓言》)成为西方医学道德的典范,对后世产生了极为深远的影响。《誓言》主要内容包括:第一,阐明为患者谋利益的医学宗旨,"我愿尽余之能力与判断力所及,遵守为病家谋利益之信条";第二,强调尊师重教,"凡授我艺者,敬之如父母,作为终身同业伴侣,彼有急需,我接济之。视彼儿女,犹我兄弟,如欲受业,当免费并无条件传授之";第三,强调医师的品行修养,"无论至于何处,遇男或女,贵人及贫贱者,我之唯一目的,为病家谋幸福,并检点吾身,不做各种害人及恶劣行为,尤不做诱奸之事";第四,强调保守医学秘密,"凡我所见所闻,无论有无业务关系,我认为应守秘密者,我愿保守秘密"。

《誓言》是希波克拉底学派在长期医学实践中总结出来的道德行为准则,是历史上倡导医学道德最早、最系统、最重要的文献之一,对后来医学道德的发展起到了不可磨灭的奠基作用。1948 年,世界医学会在《誓言》基础上制定了《日内瓦宣言》,并作为国际医德规范。

**2. 古罗马医学伦理思想**　古罗马时期著名的医学家及医学伦理思想家盖伦(Galen)继承了希波克拉底的体液学说,发展了机体的解剖结构和器官生理概念,创立了医学和生物学的知识体系。

**3. 古印度医学伦理思想**　古印度是人类文明的发源地之一,其医学伦理思想是世界东方伦理思想的重要组成部分。成书于公元前 600 年的医学经典《阿育吠陀经》就包含着不少医学伦理思想。例如,阿育吠陀医学的代表人物阇罗迦(Charaka)反对医学商品化,他曾说:"医师治病既不为己,亦不为任何利欲,纯为谋人类幸福,所以医业高于一切;凡以治病谋利者,有如专注于沙砾,而忽视金子之人。"

**4. 古阿拉伯医学伦理思想**　阿拉伯医学产生和发展于公元 6—13 世纪,主要继承了西方古希腊以来的医学,同时吸收了中国、波斯和古印度的医学。古阿拉伯医学伦理思想中有突出建树的代表人物是迈蒙尼提斯(Maimonides),他所著《迈蒙尼提斯祷文》是医德史上重要医学道德文献,强调医师应该以患者为中心,不计较金钱和地位,全心全意地为患者服务,医师应该尊重患者的权利和隐私,不泄露患者的隐私信息。同时,医师还应该尽力挽救患者的生命,即使失败了也要勇于承认错误。

## 二、古代医学伦理思想特征

古代医学伦理思想强调美德,要求医师应以患者为中心,注重医患关系的和谐。同时,医师应该具备高尚的道德品质,如诚实、守信、慈悲等,承担起医德责任,不以谋取个人利益为目的。古代医学伦理思想特征具有朴素性,关注医患关系。这些特征贯穿于古代不同文化和国家的医学实践和思想,反映了人们对于医学伦理的普遍关注和重视,对于现代医学伦理的研究和实践也有重要的启示作用。

### (一)中国古代医学伦理的优良传统和思想特征

中国古代医学伦理思想在历史发展过程中汲取了中国传统文化的精髓,形成以"医乃仁术"为核心特征的优良传统,具体可以概括为如下几个方面。

**1. 仁爱救人,普同一等**　"仁"是儒家思想的基本概念,是儒家推崇的最高的道德范畴,基本含义是人与人相互亲爱,即仁者爱人。我国历代医家把"仁爱救人"作为行医的基本准则,以儒家文化为主导,强调医学是"以人为本""济世活人"的"仁术"。晋代名医杨泉在《物理论·论医》中提出:"夫医者,非仁爱之士不可托也。"唐代名医孙思邈强调,医者应先发大慈恻隐之心,誓愿普救含灵之苦,不计得失,无畏艰险,全力救死扶伤。宋代林逋在《省心录·论医》中指出:"无恒德者,不可以作医,人命死生之系。"这些观点无不强调仁爱精神的重要性,只有具备济世救人的仁爱精神才能从事医疗工作。

古代医家从朴素的医学人道主义出发,将"普同一等"当作行医的道德信条,这需要相当大的道德勇气,也是难能可贵的医德品质。

2. **博极医源,精勤不倦**　《清代名医医案精华》序文提出:"医非学养深者不足以鸣世"。医学的根本任务在于以术济人,良好的医学道德必须以精湛的医术为载体。孙思邈在《备急千金要方·大医精诚》中指出:"学者必须博极医源,精勤不倦,不得道听途说,而言医道已了,深自误哉。"《黄帝内经》指出:医者必须"上知天文,下知地理,中知人事"。只有知识广博,将医学理论融会贯通者,才能达到更高的医学境界。

3. **重义轻利,廉洁正直**　重义轻利是孟子"性善论"所倡导的一种价值观,是儒家的经典思想之一,要求医者必须具备和保持廉洁正直的品行,不可借医技而贪图名利。孙思邈在《备急千金要方·大医精诚》中指出:"医人不得恃己所长,专心经略财物,但作救苦之心"。

4. **小心谨慎,尽职尽责**　医界历来就有"临病胜临敌""用药如用兵""用药如用刑"之说。历代医家在医疗实践中都着重强调严谨的工作作风。古代医书《本草类方》中提出:"盖人命一死,不可复生,故须如此详谨"。张仲景在《伤寒论》中严厉批评那些不负责任、粗心大意、医疗作风草率的庸医。孙思邈指出,一个好的医师应该"省病诊疾,至意深心。详察形候,纤毫勿失。处判针药,无得参差",强调医者必须保持严谨细致的作风。在临诊时,应充分考虑疾病的复杂性,谨慎地选择治疗方案和药物。

5. **尊重同道,行为端庄**　尊重同道,谦虚谨慎,相互学习,取长补短,自古就是医者的优良传统。孙思邈在《备急千金要方·大医精诚》中指出:"不得于性命之上,率尔自逞俊快,邀射名誉。"不可"訾毁诸医,自矜己德"。医者的言行举止关系到其能否获得患者的信任。我国古代医学伦理强调,医者应言谈文雅,仪态端庄,在诊治中尊重乡土风俗和病家,做到举止有度,彬彬有礼。早在《黄帝内经》中就提出,医家不可"谬言为道,更名自功",要"入国问俗,入家问讳,上堂问礼"。

### (二)国外古代医学伦理思想特征

国外古代传统医学伦理思想以古希腊、古罗马、古印度和古阿拉伯的医学伦理思想最有代表性,具有以下思想特征。

1. **突出道德及精神生活的价值**　古希腊最杰出的医家希波克拉底非常重视医师的品行和道德水平,他在《希波克拉底誓言》中全面而生动地论述了医师与患者、医师与患者家属、师徒之间应有的准则规范。《誓言》提倡的不伤害原则、为患者利益着想原则、保密原则、尊重同道原则,成为西方医学伦理的价值核心思想。盖伦也强调医师的行为在治疗中的价值,认为适当的治疗行为包括道德上的"善"和医疗上的"有效"。

古印度内科书《阇罗迦集》提出为人类谋幸福的行医目的和一系列医德标准:医师治病既不为己,亦不为任何利欲,纯为谋人类幸福,所以医业高于一切。医师在开始接受行医培养的时候就要学习这些准则。阇罗迦认为,在白天和夜晚,无论你给谁看病,你应全身心地为患者的利益而努力,不应因自己的生活或生命的缘故而舍弃或伤害你的患者。

2. **重视医患关系,主张医患平等**　古罗马时期,盖伦对医学中的医患关系十分重视。他认为获得患者的合作和信任是十分重要的,这种合作与信任能通过实践交往以适当方式建立。尽管理解患者、了解疾病是不容易的,但医师只有严密地观察和认真地思考,才能将不确定性减到最小。《迈蒙尼提斯祷文》中也有类似论述,"愿绝名利心,尽力为患者""无分爱与憎,不问富与贫""凡诸疾病者,一视如同仁"。

3. **讲求医疗诚信,反对浮夸、虚荣**　盖伦在《最好的医师也是哲学家》一文中提出:"作为医师不可能一方面赚钱,一方面从事伟大的艺术——医学。""我研究医学,抛弃了娱乐,不求身外之物。"此外,《迈蒙尼提斯祷文》也提出了为了人类生命与健康,医师要时刻有医德之心,不应为贪欲、虚荣、名利所干扰,而忘却为人类谋幸福的崇高目标。

## 三、古代医学伦理思想的局限性

古代医学伦理思想反映古代医学实践与道德观念的交融,但由于科技水平和医学认知水平所限,古代医学伦理思想也存在局限性。

### （一）中国古代医学伦理思想的局限性

中国古代传统医学伦理思想带有历史和阶级的局限性，主要表现在以下几个方面。

第一，部分内容受封建宗法思想、等级观念及某些封建迷信思想的影响。例如："三纲五常""三从四德"等封建道德观念，使妇女看病受到"男女授受不亲"等封建礼教的限制。

第二，受传统儒家文化"忠""孝""仁""义""礼"等伦理观念影响，尸体解剖被视为不孝、不仁、不义行为而被禁止，阻碍了我国尸体解剖研究的进展，一定程度上制约了医学的发展。

此外，还有一些受封建宗法等级观念影响的表现，比如基于宗教的因果报应、天道承负的疾病观等。

### （二）国外古代医学伦理思想的局限性

一是有时将当时无法解释的现象简单归因于神灵的力量。如古罗马时期，盖伦医学体系认为，造物主创造的每个结构都是为了满足一定的功能需要，通过解剖学研究可以发现和证实造物主的智慧、力量和完美。

二是一度将宗教教义直接灌输到医学伦理思想中。如古代印度的医学伦理思想就有明显的宗教伦理成分。古印度的医学甚至被称为"佛教医学"。人们认为"佛"是世界的最高主宰，关系人类生存与发展的医学也是佛赐予人的最大恩惠。

## 第二节 │ 近代医学伦理思想

随着近代医学的快速发展，医学伦理问题逐渐成为人们关注的焦点。近代医学伦理思想强调，医师应以患者为中心，注重医疗过程中的道德、法律、人权等方面的问题。同时，新技术带来的医学伦理问题日益凸显，也反映出社会对于医学道德和伦理规范的需求和呼唤。在这样的背景下，近代医学伦理思想逐渐形成并走向成熟，为医学实践和医学教育提供了重要的参考和借鉴。

### 一、近代医学伦理思想概况

近代医学伦理思想是在科技与医疗制度不断发展的背景下逐步形成的，旨在规范医疗实践、保障患者权益。在近代医学伦理思想的指导下，医疗实践和医学研究逐渐向着更加公正、科学、人性化的方向发展。

#### （一）中国近代医学伦理思想概况

1840年鸦片战争后，在"西学东渐"大环境下，西方近代医学作为一种新的医学知识体系传入中国，给中国传统医学体系带来空前的冲击。中国近代医学领域出现中西医融合、中西医汇通、改良中医、废止中医和中医科学化等医学西化思潮。中医的生存和发展空间一步步被挤占，逐渐失去其原有的主体地位，甚至关乎存废。到民国初期，西医取代中医的地位成为我国医学的主体。民国时期，随着西方医学在我国的传播和发展，在如何对待中西医学问题上产生了三种态度和主张：全盘西化、完全尊古和中西汇通。中西汇通的主张最为大多数人接受，中国古代医学伦理思想也因此得到了延续、传承和发展。最终，我国逐步形成了中医、西医、中西医结合并存，共同造福人类健康的新局面，中国近代医德思想也步入新阶段。1932年6月，我国知名医学教育家和医学伦理学奠基人宋国宾撰写出版了第一部医学伦理学专著《医业伦理学》。同时，一些国际医务工作者来到中国，也带来了国外的医学伦理思想，促进了中国医学伦理思想和国外医学伦理思想的融合和发展。

新民主主义革命时期，在马克思主义及其中国化理论的指导下，在中国共产党的领导下，我国医务工作者继承我国古代医家优良道德传统，发扬救死扶伤的革命人道主义精神，建立了革命性的同志式医患关系，使中国医学道德步入一个新的历史阶段，中国医学伦理思想发生了革命性的新变化。

1941年,毛泽东同志为当时在延安办学的中国医科大学题词"救死扶伤,实行革命的人道主义",是对这个时期医学道德思想的集中概括。在这些思想指导下,医务人员和患者共同参与到医疗活动中,建立了平等的同志式新型医患关系。当时,红军医院的制度不仅使人与人之间形成了互相关心、互相爱护、互相帮助的关系,而且使广大医务人员精神上得到解放,世界观、人生观和价值观发生了变化。这也为深入开展医护道德教育营造了有利的环境。

抗日战争时期,很多国际友人投入中国的医疗救护工作,如白求恩、马海德、罗生特、傅莱等,他们的事迹闪耀着革命人道主义和国际主义精神的光辉,他们的医德也是这一时期中国医学伦理思想的重要组成部分。加拿大国际主义战士诺尔曼·白求恩(Norman Bethune)1938年辗转来到延安开展医疗救治工作。1939年,毛泽东在《纪念白求恩》一文中,号召学习"毫不利己,专门利人""对工作的极端的负责任""对同志对人民的极端的热忱"的白求恩精神。

### (二) 国外近代医学伦理思想概况

西方近代医学伦理学发端于14—16世纪的文艺复兴。欧洲中世纪,基督教和经院哲学思想渗透到医学领域,医学的发展被引向引证、注释权威著作的道路,变成了经院医学,医学伦理思想也同样受到宗教的影响。文艺复兴运动冲破中世纪封建宗教统治的黑暗,代表新兴资产阶级生产力和生产关系的思想家提出人道主义的口号,批判以神道为中心的传统观念,倡导以人文主义为中心的新思想,赞颂人的智慧和才能,提倡人性、个性解放和个性自由,肯定人是现实生活的创造者。文艺复兴运动培育了自由研究的精神,引导人们去观察和研究自然和现实社会,为近代自然科学的产生,特别是为医学摆脱宗教的束缚,创造了良好的思想文化条件。资产阶级人道主义思想唤起了良知、自由、平等、博爱的思想潮流,使它们不断渗透到医学领域,促进了以实验医学为基础的近代医学科学的迅速发展,也促进了近代医学伦理思想的发展。

随着近代实验科学的迅速发展,医学逐渐从传统医学向实验医学转变。近代医学科学的发展推动了医疗卫生事业的社会化,医院等专门的医疗机构陆续出现,医疗活动的形式也从个人行医发展到以集体行医为主,医学道德由对医师个人的规范迈向对集体行医中群体的道德要求,医学道德更加规范化、系统化。

医学伦理学作为一门独立学科诞生于18世纪的英国。1772年,英国学者格里高利(Gregory)出版《关于医师的职责和资格的演讲》,指出过于烦琐的陈规可能导致浮夸和不真诚,对于医师的美德是有害的,医师的仁慈应来自其道德感。在疾病的治疗过程中,医师对患者的理解与医术的作用同样重要。因此,格里高利被认为是近代西方医学伦理学的奠基人,是现代生命伦理学的先驱者。18世纪,德国著名医学家胡弗兰德(Hufeland)发表《医德十二篇》,提出救死扶伤、治病救人等具有人道主义思想的医德要求,《医德十二篇》是对《希波克拉底誓言》的发展,它使医德规范更加条理化。

英国医学家、医学伦理学家帕茨瓦尔(Percival)于1791年为英国曼彻斯特医院起草《医院及医务人员行动守则》,并在此基础上于19世纪初出版了世界上第一部《医学伦理学》(*Medical Ethics*)著作,该书全称是《医学伦理学:或适用于内科医师和外科医师的职业行为的机构准则和箴言》(*Medical Ethics: or, A Code of Institutes and Precepts, Adapted to the Professional Conduct of Physicians and Surgeons*)。该书首次使用"医学伦理学"的概念,认为应由基于古代医德规范重视行医者个人德性、医患关系,转换为强调医师群体执业行为的标准化和医方内部关系的和谐;应将古代医德规范过分强调医师的道德义务与责任转换为法律对医疗活动的调节作用。他认为职业伦理学是"人性的知识"与"广泛的道德责任"之间的综合,医学伦理行为受文雅和正直原则指导。这些观点在19世纪被广泛接受。1847年,新成立的美国医学会(American Medical Association, AMA)制定的伦理准则,其主要内容也是直接引自帕茨瓦尔的《医学伦理学》,从中可见其影响之广泛。1803年,帕茨瓦尔的《医学伦理学》的出版,标志着医学伦理学学科的诞生。随后的几个事件,如1863年在日内瓦成立红十字国际委员会、1864年订立《万国红十字会公约》等,使医学伦理学科走向成熟,趋向系统化、规范化、理论化。

## 二、近代医学伦理思想特征

近代科学进步推动了医学发展,同时也更关注人的需求。在理性与人道之间寻求平衡,是近代医学伦理的主要特征。

### (一)中国近代医学伦理思想特征

1. 西方伦理思想融入中国医疗行业　中医是中国传统文化的重要组成部分,在中国古代医疗卫生模式中占据主导地位,形成从理论到临床的独特格局。近代以来,因西医的传入彻底打破了这种格局,对其构成多方面的挑战,中国社会医疗卫生结构也因此而发生本质改变。在与西医的论争中,中医也开始从个体行医模式转变,不断加快行业化建制和社会化进程,改变"一对多"医患关系形态,形成与临床西医学"多对多"和"多对一"同样的形态。

2. 救国救民,关注国家存亡　中国近代医学伦理学思想是伴随着反帝、反封建的革命斗争形成与发展的,是以民族主义、爱国主义和人道主义为特征,孕育形成民族主义和人道主义相结合的旧民主主义医德,更孕育了革命人道主义的新民主主义医德。近代医学伦理思想表现出救国救民的特点,许多具有爱国情怀和民族主义思想的医师,例如孙中山、鲁迅,开始探索救国救民的道路,从关注医学临床伦理转变为关注救亡图存,从医人转为医国,从重医德进而转为重政德。

3. 诞生了革命人道主义精神　新民主主义革命时期,在中国共产党的领导下,以马克思主义世界观和历史观为基础,继承中外历史上优良的医德传统,把爱国主义和国际主义结合起来,大力倡导救死扶伤的革命人道主义精神,建立同志式的新型医患关系,我国医学道德跨入了一个新的历史阶段。坚持"救死扶伤,实行革命的人道主义",坚持全心全意"为人民服务",坚持"预防为主、防治结合"等重要指导原则的提出,形成了我军医德原则的基本框架,也成为我军我党领导的抗日根据地的整个医疗卫生工作的医德指导思想。这是一种不同于以往的医学道德,是社会主义医学道德的雏形。

### (二)国外近代医学伦理思想特征

1. 崇尚科学理性,形成医德的理论体系　近代医学是摆脱宗教和封建约束,将科学方法和理性分析引入医学,建立在科学基础上的生物医学模式。但在强调科学理性的同时,近代医学伦理也开始重视医患关系在医疗中的重要性。传统医德往往只是零散体现在医家的言行及著述中,大都只是对医德某一方面的规范要求而不成体系,近代医德是建立在对医疗实践活动和对古代医德总结的基础上,用医德法典、规范的形式固定下来,形成较为完整的理论体系。

2. 强调健康权利和人道主义　医学人道主义影响的扩大,从尊重人的生命权利出发,以人道反对神道,冲破了封建神学的束缚。近代医学伦理不仅强调治疗责任,也提出人人享有获得医疗和保健的基本权利。人道主义的理想被引入医学实践,形成医学人道主义思想。

3. 关注社会责任,注重医医关系　医学成为一种社会化的事业,医师与医院之间、医师与医师之间、医师与患者之间建立多层次关系,促使医院管理和医学道德内容扩展和深化,许多国家性、国际性的成文的医学道德守则陆续出现。近代医学伦理不再将道德责任仅限于个体医患关系,而把它扩展到整个社会层面,重视医师和医疗系统对公共健康的社会责任;并开始关注预防医学道德责任,开始重视采取预防措施改善公共卫生环境,预防疾病,而不仅仅是治疗患者。

## 三、近代医学伦理思想的局限性

近代医学伦理思想为医学实践与医学伦理的发展提供了指导和借鉴。但也存在一些局限性,这里主要尝试论述国外近代医学伦理思想的局限性。

1. 拜金主义思潮兴起,冲击传统医德　近代资本主义社会发展引发的一系列思想变革产生了一些不道德的社会行为。例如,法国神学家弗里兹对当时社会上的不道德行为予以严厉谴责,他在1684年出版的《论王子、大臣、律师、会计、医师和商人等的各种罪行》一书中,列举了医师的23项过错,如未学医而行医、使用未经检验的药物、为获利而拖延治疗、受金钱诱惑毒死患者等。

2. **医学模式机械化,医学人道主义淡化**　近代医学伦理强调制定专业规范,提高医疗效率,建立标准化的操作流程,形成机械化的医学模式。但近代以来,由于不完善的城市卫生设施致使瘟疫几次在城市大流行,疫情下医学人道主义淡化,庸医在多地涌现。在近代欧洲,瘟疫暴发严重期间许多城市医师在束手无策又害怕的情况下逃到乡下。

3. **文艺复兴的抽象人性论的影响**　文艺复兴以后,人道主义唤醒了良知,自由、平等、博爱的思想渗透到医学的各个领域,人类伦理思想包括医学伦理思想发展到一个重要时期。一方面突出表现为医学人道主义影响的扩大,从尊重人的生命权利出发,冲破了封建神学的束缚;但是另一方面,过于抽象的人性论试图避开人的社会性和阶级性、离开人的社会发展,抽象地解释人的共同本质。受其影响,近代医学伦理侧重强调理性、自主、个体权利等普遍原则,谋划建立一套抽象的共性伦理规范。但这种抽象人性理论忽视了不同文化背景和社会阶层的区别,将特权阶层的价值观当成普世人性,忽视脆弱群体的需要。

# 第三节 ｜ 现代医学伦理思想

现代医学伦理思想倡导以患者为中心的医疗实践,重视患者的人格尊严和自主权,强调医师和患者之间的互动与合作。同时,也要求医师在治疗过程中遵循科学、公正、透明的原则,保护患者的知情同意权、隐私权和个人信息安全。现代医学伦理思想在维护医疗公正、提高医疗质量和保障患者权益等方面发挥了重要作用。

## 一、现代医学伦理思想概况

随着现代医学科学和生物技术的迅猛发展和广泛应用,一系列复杂的伦理问题出现,以人道论和义务论作为理论基础的传统医学伦理学已很难应对新局面,在这种背景下,生命伦理学应运而生。生命伦理学是运用伦理学的理论和方法,对生命科学、生物技术及医疗保健等方面的伦理问题进行系统研究,主要以功利论、人权论及公益论等作为理论基础,是对传统医学伦理学的继承和发展。

### (一)我国的现代医学伦理思想概况

中华人民共和国成立以来,在大力弘扬优秀传统医德的基础上,大力倡导集体主义道德价值观,在全社会逐步树立和确立了社会主义医德观,为中国现代医学伦理思想奠定了基础。中国现代医学伦理学的形成经历了三个发展阶段。

1. **第一阶段(1949—1978年)**　1949年中国人民政治协商会议通过的《中国人民政治协商会议共同纲领》第四十八条,把"提倡国民体育,推广医药卫生事业,并注意保护母亲、婴儿和儿童的健康"列为建国初期纲领的重要内容。1950年召开的第一届全国卫生会议把"面向工农兵""预防为主""团结中西医"作为卫生工作的三大基本方针。1952年中央人民政府政务院通过决议,成立"中央防疫委员会",1953年改名"中央爱国卫生运动委员会",正式提出卫生工作的四大方针:面向工农兵,预防为主,团结中西医,卫生工作与群众运动相结合。1954年第一部《中华人民共和国宪法》(以下简称《宪法》)明确规定保护人民群众的健康权利,确立劳动者有享受休息、休养、治疗和福利设施的权利。1965年,毛泽东进一步提出"把医疗卫生工作重点放到农村去"的号召,农村卫生工作队伍迅速壮大,这支遍布城乡工厂企业、覆盖偏远乡村的群众性卫生队伍,活跃在基层,有力地保障和维护了最广大人民的身体健康。这一时期,卫生政策伦理思想得到广泛传播。公平、公正、公益的卫生政策伦理基本思想在当时得到了具体体现。

2. **第二阶段(1979—1999年)**　党的十一届三中全会以后,党和政府十分重视社会主义精神文明建设,在医疗领域加强医学道德理论、医学道德规范建设,强调医学道德实践研究,积极开展与国外同行的学术交流。中国医学道德的研究向科学化、系统化、理论化发展,医学伦理学逐渐成为一门较为完整的学科。

1981 年,第一次全国医学伦理道德学术讨论会在上海召开,会议提出我国的医德原则是:全心全意为人民服务,救死扶伤,防病治病,实行革命的人道主义。同年,卫生部、各高等医学院校、各省(自治区、直辖市)科协开始加强医学伦理的宣传教育,全国高等医学院校普遍开设了医学伦理学(医德学)课程。1987 年,邱仁宗编著的《生命伦理学》出版,该书首次全面系统地向国人介绍生命伦理学,使中国现代医学伦理学研究步入新阶段。

1988 年,卫生部颁布《医务人员医德规范及实施办法》,明确医疗卫生服务的道德要求和标准,内容可概括为:救死扶伤,人道待人;尊重患者,一视同仁;文明礼貌,关心体贴;谨言慎行,保守医密;互学互尊,奋发进取;廉洁奉公,遵纪守法。同年,我国第一本医学伦理学研究专刊《中国医学伦理学》杂志在西安医科大学创刊,随后许多省市也成立了医学伦理学学术组织。

1992 年,党的十四大决定中国经济体制改革的目标是建立社会主义市场经济体制。与此同时,进行了医疗卫生体制改革,新的形势意味着需要探讨市场经济条件下的医学伦理道德建设问题。

1999 年,为了保障医师的合法权益,提高医师的职业素养和职业道德,《中华人民共和国执业医师法》正式实施。

3. **第三阶段(2000 年至今)**　2005 年,中国医师协会加入推行《新世纪的医师职业精神——医师宣言》,并于 2011 年发布了《中国医师宣言》,郑重承诺六条医学守则:平等仁爱、患者至上、真诚守信、精进审慎、廉洁公正、终生学习。这些医学伦理规范的制定,旨在提高医务人员道德水平,推动医学伦理学的发展。医疗保健、卫生政策制定、医学研究、生命科学、环境保护、动物保护等领域都需要伦理考量,尤其是随着高新医学技术的发展和应用,价值论、公益论、人道论、义务论的冲突融合,人工辅助生殖、器官移植、行为控制及卫生资源的合理分配等人类普遍关注的敏感伦理问题层出不穷,医学伦理学逐渐发展到生命伦理学的新阶段。

2016 年 8 月,全国卫生与健康大会召开,同年 10 月中共中央、国务院印发《"健康中国 2030"规划纲要》,对推进健康中国建设作出了系统部署。习近平总书记指出,没有全民健康就没有全面小康,要把人民健康放在优先发展战略地位,坚持中国特色卫生与健康发展道路,努力全方位全周期保障人民健康。长期以来,我国制定了正确的卫生与健康工作方针,以保障人民健康为中心,以"促健康、转模式、强基层、重保障"为着力点,注重预防为主和健康促进,实现发展方式由以治病为中心向以健康为中心转变。我国卫生与健康事业取得长足发展,显著提高了人民群众健康水平,居民主要健康指标总体上优于中高收入国家平均水平。

### (二)国外的现代医学伦理思想概况

20 世纪中期以来,生物医学技术发展十分迅速,不仅开启了医学临床实践的新阶段,还带来复杂的伦理问题。例如,克隆人、胚胎干细胞、人工授精、器官移植、基因医学、人类基因组计划、变性手术、严重遗传性疾病、严重缺陷新生儿处置、安乐死及卫生资源分配等领域的伦理问题,引发了人们对新的科学技术是否会被滥用问题的伦理关注与担忧。生命伦理学开始兴起。

生命支持疗法的发展应用,提升了人类对抗病痛和死亡的生存能力,同时也使人类获得更大的自由去维持和控制生命的终结。通过医学技术的进步,人们可以推迟死亡、避免痛苦和减轻残疾,但高新技术在延续人的生命的同时,也导致大量患者的生命质量极其低下,这引发了关于"死亡标准"和"死亡权利"的讨论。

生物医学技术的研发特别是临床医学人体试验引发受试者权益如何保护等伦理问题,冲击着人们的传统道德观。20 世纪 50 年代,美国成立国立卫生研究院支持临床科研,参加临床试验的患者和健康受试者数量急剧增多,各类侵害受试者权益的人体试验时有发生。20 世纪 70 年代,美国"患者权利运动"成为民事权利诉求的一部分,最终促成美国医院联合会通过《患者权利法案》,尊重患者的"医疗、护理、康复、转院、知情、同意、资料、保密、试验、查账"等权利。

生命伦理学的兴起还与特定的社会、经济、文化背景息息相关。20 世纪 60—70 年代是美国历史上重要的文化和社会变革时期,以人权为核心的各种社会文化运动和伦理思潮风起云涌,公民权利运动兴起。在这样的社会文化背景下,人们开始对现有的伦理命题进行研究和分析,生命伦理学获得了发展的内在动力。随着社会经济的发展,人们对卫生保健的需求越来越高,不仅要求拥有良好的身体素质,还要有良好的心理状态、社会活动能力和较高的生活质量。越来越多的人开始反思和审视自己的生存状态,把医学作为人的文化哲学看待并加以研究成为社会发展的必然趋势。与此同时,医学模式由生物医学模式转向生物-心理-社会医学模式,更加强调关心患者、关注社会、注重技术与服务的共同提高,人类保护健康和防治疾病成为社会性活动。

1971 年美国学者波特在其著作《生命伦理学:通向未来的桥梁》中,首先使用"生命伦理学"一词。在日本、美国和欧洲等国家和地区,生命伦理学已成为医学院校和生命科学院系的必修课程,并设立了博士硕士学位点和专门的研究机构,成立了国家级的生命伦理委员会,医疗卫生机构、医学科研机构、医学院校等设立机构伦理委员会,一些国际性生命伦理学研究机构也相继成立。为了统一规范生命伦理学方面的共识,国际组织先后召开多次会议,拟定宣言和公约。生命伦理学作为一门新兴交叉学科,正逐步发展成为具有重要理论意义和社会现实意义的全球性学科。

## 二、现代医学伦理思想特征

随着医学科技进步和医疗制度的不断完善,现代医学伦理思想对医师和患者的权利、义务和责任进行了全方位的规范和倡导,涉及医疗实践、医学研究、医学伦理教育、医疗法律等多个方面。这些特征反映了现代医学伦理思想的多样性和发展趋势,为医学实践与医学伦理的进一步发展提供重要借鉴和指导。

### (一)医学科研和技术应用带来新的伦理问题

20 世纪以来,自然科学和社会科学发展突飞猛进,伴随医学科技发展出现的社会伦理问题,引起社会各界的重视。第二次世界大战以来,社会各界开始意识到仅靠伦理道德的教化不足以实现伦理学的主张,伦理道德必须得到法律法规的保障,因此诞生了《纽伦堡法典》《赫尔辛基宣言》等,世界各国也通过出台一系列医学伦理法律法规,有效解决了医学发展衍生出来的诸多医学伦理难题。

### (二)生命医学伦理学的概念

《生命医学伦理学原则》一书首次提出生命医学伦理学的概念,认为"生命医学伦理学作为一门应用伦理学,是一般道德理论、原则、规范在医疗实践与卫生保健实施以及医学和生命科学中的应用"。随着现代医学的发展和医疗技术、手段、设备的更新,在与人的生命活动各阶段密切相关的医疗实践中,伦理、社会、法律等问题层出不穷。例如,"试管胚胎"养育的婴儿长大后寻找生父的权利问题;由其他人工生殖技术诞生的后代是否享有各种相关权利的问题;人体器官、精子、卵子等的出售与商业化倾向问题;器官移植受者的身份认定问题;寻求胎儿优生、流产与胎儿性别鉴定问题;脑死亡条例的制定及实施问题;安乐死与安宁疗护问题;基因技术与基因歧视、克隆人问题等,单纯依靠美德已经无法约束医疗技术的发展和应用,世界各国开始制定相应的医学伦理规范准则,以期应对可能产生的伦理风险和问题。

### (三)新的医学伦理思想和理论

生物医学技术发展本身及其所带来的伦理观念的变化,焦点集中在生死两端,如生殖技术、生育控制、严重缺陷新生儿处置和脑死亡、安乐死等伦理问题,这些争论不休的问题有待进一步深入探索与研究。

在传统医学伦理中,医德的核心思想是义务论,强调把患者的利益放在第一位,专注于个体患者的生命价值,往往忽视了社会价值、社会责任和社会后果。生物医学伦理学的基本原则体现了新的伦理思想,如公益公正论、权利论、生命质量论、生命价值论等。新的思想理论更加综合考虑个人与社会的关系,医务人员不仅要对患者负责,还要对社会负责。此外,医德的发展和实践是涉及人们普遍利益的系统工程。如科学技术发展带来的医疗费用高涨,谁应该成为新药或新技术的受试者,是否应该大力发展人工智能技术等,都需要重新审视,才能促进医疗卫生事业持续、稳定、协调发展。

### 三、现代医学伦理思想的争鸣与发展趋势

现代医学伦理思想的发展极大地提高了公众及医学专业对医学伦理问题的敏感性,推动现代医学伦理思想向前发展,同时也伴随着许多新挑战和争议,包括以下几个方面。

首先,医患关系的市场化和商业化,导致了医患关系的变质。个别医师为了追逐经济利益,忽视了传统的医德观念。患者也常有"我付钱了,医师就必须满足我所有的要求"的心态。这对医患关系造成了伤害,带来商业化与医疗人文精神之间的矛盾。

其次,医学技术的进步反而加大医学伦理决策难度。比如基因编辑技术的出现,能否进行人类胚胎基因编辑?这关乎人类进化的方向。还有各种人工智能技术在医疗中的应用,如何确保算法公平公正?大数据时代如何保护隐私?现行医学伦理体系如何与新技术相适应?这些都是亟待讨论的新问题。

再次,当前医学伦理教育不够系统,不够深入和全面。医学伦理教育应该贯穿医学院校的整个教学体系,而不是仅仅停留在几节孤立的医学伦理课上,需要建立系统的医学伦理教育与职业前和职业后培训机制。

最后,"尊重生命"与"尊重选择权"之间的价值冲突,医疗资源配置效率与公平性的平衡,不同文化间医疗伦理规范的碰撞,医疗伦理规范与具体实践之间的鸿沟,医学伦理监管体系建设仍不完善,医疗伦理思想亟须与时俱进发展等问题都有待进一步梳理。

现代医学伦理学思想的争鸣,本质上就是由医学伦理学思想分化而形成的各类相关伦理思想在医疗卫生领域的应用,以及学界对不同细化思想进行研究时,碰撞与再融合的思辨过程。

**思考题**
1. 现代医学伦理学形成的基础是什么?
2. 如何理解社会主义医德是在传统医德基础上发展起来的?
3. 医学伦理学的基本特征是什么?

(陈　旻)

# 第三章 | 医学伦理学的理论基础

医学伦理学作为一门学科,在认识与解决具体的医学伦理问题的实践中,自身学理逐步形成、不断完善并走向成熟。医学伦理学所具有的实践价值,在于通过确定医学领域的道德原则和行为规范,约束和引导医学职业主体恪守原则、遵循规范,践行医学职业精神。原则的确立和规范的形成,虽然源自实践过程中对伦理公理的发现、探索、总结和概括,但是这个过程需要学理分析的参与才可能完成。这一过程是理论与实践相结合的过程,也是逻辑与历史相统一的过程。哲学、道德哲学等人类思想史上的优秀成果,都是医学伦理学的观念、思想、理论和认识的来源。医学伦理学将理论运用于对现实医学伦理问题的认识和解释,在批判和继承中发展与创新着伦理学理论,并同时建构起医学伦理学自身的理论基础。

## 第一节 | 生命伦理观

生命观(view of life)是对人的生命的根本观点和态度,是将生命作为认识对象并形成系统的观念,又被称为关于生命的哲学观。这种观念无形地统摄和支配人对待生命的态度、情感、意志和行为选择。当这种观念引领人去尊重和热爱生命,说明这种观念本质上是道德的、"善"的生命观,在这样的意义上,生命观转化为伦理层面的道德哲学观念。但是生命是一个复杂的系统构成,如何认识生命和看待生命,一方面要看认识主体站在什么样的哲学立场上、基于什么目的看待和认识生命;另一方面要看生命是以何种结构、形态、性质等与人类认识构成对象性关系。人类的伦理思想史是一部在对生命本质的认识和揭示中反思人与人、人与社会关系的历史。生命神圣论、生命质量论和生命价值论这三种不同的人类生命观,也体现了生命伦理观的不同发展阶段,且相互联系、共同发展。

### 一、生命神圣论

生命神圣论(theory of sanctity of life)认为人的生命是神圣的,是极其宝贵的,旨在引导人们在道德上关爱人的生命、尊重人的生命、维护人的生命,提倡患者的生命利益和健康利益高于一切。纵观人类道德的发展史,生命神圣论是传统医学道德乃至社会一般道德的基础。"医者,生人之术也","医道,古称仙道也,原为活人",医学自诞生伊始就以救人活命作为根本任务。在医学所走过的历程中,生命神圣论的伦理观在指导医务人员的医学道德实践中曾经发挥了巨大的作用。它一方面驱使着医务人员的医疗行为向着有利于增进和维护人的生命和健康的道德方向发展;另一方面,又保证了医学科学沿着人道主义的轨迹健康发展。为人道行医、为患者谋利益仍是现代医务人员奉行的根本道德信条。

传统医疗条件下的生命神圣伦理观,在医疗服务仅局限于个体治疗、医学道德的考察仅限于医患关系的背景下,它得到了最大限度的奉行和应用。但是,生命神圣论单纯强调"生命至上"和"生命存在"的绝对价值,决定了其思维方式的内在缺陷,即在看到"生命存在"绝对意义的同时,没有认识到"生命存在"的相对性和有条件性。生命神圣论作为一种生命的哲学观念是值得肯定的,只是应该看到,尽管可以认为每一个生命都是神圣的,但是个体生命的有限性和生命存在的境遇不同,生命神圣会呈现出相对性,再神圣的生命也会因疾病、衰老而丧失质量,尤其是在生命支持技术高度发展的条件下,我们不得不重新审视生命的神圣性。例如,在临床诊疗工作中,对于诸如有严重先天性缺陷几乎没有生命质量可言的新生儿、濒死状态的绝症患者等,按照生命神圣论的观念,医务人员应当选择不惜一切代价进行救治,才可能被认为是道德的,哪怕是在患者以及患者家属强烈要求下的放弃治疗和放弃抢救都会被认为是对生命的不尊重,从而亵渎了生命的神圣性。然而在当下很多的医疗现实中,临终阶段的生命支持技术只是在非理性延长着患者的生物学生命,患者被动承受巨大的痛苦和折磨,同时"不惜一切代价"的生命支持也在"无意义"耗费卫生资源,增加了家庭和社会的额外负担。传统生命神圣论作为唯一的生命伦理观面临着不容忽视的挑战。

## 二、生命质量论

生命质量论(theory of quality of life)在认同生命神圣的基础上,将注意力集中在对生命质量的考察,主张医学不仅要保全人的性命,更要努力提高人的生存质量。生命质量,就是生命自然素质(包括体力和智力)的状况,通常用"健康程度、治愈希望、预期寿命、智力状况"等来体现。生命质量论是自遗传学和优生学等学科兴起而出现的以人的自然素质的高低、优劣(如器官功能、全身状态等)为依据,衡量应该如何对待生命的一种伦理观念。它强调不仅应该重视生命存在本身,更应该重视生命的质量,人们不应单纯追求生命的数量,更应关注生命的质量,增强和发挥人的潜能。人不仅要活着,更重要的是要活得幸福、美满。

生命质量论的一个基本道德信条是:尊重人的生命,接受人的死亡。这里,"尊重人的生命"强调的是尊重有质量的人的生命;同时,"接受人的死亡"是尊重人的生命的基本内容。

生命质量论的产生,标志着人类生命观发生历史性转变,是人类历史上自我认识和自我控制的发展。生命质量论的形成和发展为人们认识和处理生命问题提供了重要的理论依据,对长期以来困扰人们的生与死的权利及生与死的选择问题,提供了新的参考标准。

但同时,生命质量论也具有自身的局限性。在理论上,生命质量论更侧重从人的自然素质来看待生命,对于生命整体的认识不足;在实践中,由于生命质量高低的判断标准难以达成共识,存在缺乏操作性、实用性的问题。

## 三、生命价值论

生命价值论(theory of value of life)是在敬畏生命神圣与重视生命质量的基础上,专注人的生命满足人的需要的效用性,认为人的生命价值即对待生命的尺度,以及对其进行相应的动态评价的生命伦理观。该观点伴随着近代各种价值理论的兴起和影响应运而生。生命价值论是生命神圣与生命质量相统一的新的生命伦理观。生命价值论是当代医学道德的主导思想,并作为当代医学实践中对人的生命干预的主要依据。

人的生命是一个渐进、持久并逐渐衰亡的过程,生命价值融于这一过程之中。生命价值包括两个方面:一是生命所具有的满足这个人自身的效用,即生命的内在价值(自我价值),它是由生命质量来决定的;二是生命具有的满足这个人之外的社会和他人的效用,即外在价值(社会价值)。生命的内在价值与外在价值的统一,构成了一个人的生命价值。用生命价值观去指导我们的医疗实践,要求我们既要看到人的生命的内在价值,也要看到生命的外在价值,既要重视生物学生命的存在,又要重视人格生命的社会意义,这是生命价值论的核心所在。

生命价值论为全面认识人的生命的意义提供了依据,同时为解决临床难题提供了理论依据。生命价值论是在生命神圣论和生命质量论的基础上对生命伦理意义的进一步探索。但是,由于人类社会的复杂性和人的社会价值的多样性,在实际的医疗活动中,在选择治疗对象时,如果过多强调生物学的意义以及对社会的贡献大小,可能会造成漠视生命的现象。所以,在以生命价值论主导生命伦理观的同时,应当坚持将多种生命伦理观的精华辩证综合,形成生命神圣、生命质量与生命价值相统一的生命伦理观。

## 第二节 | 死亡伦理观

死亡观（view of death）是人们对于死亡的根本观点和态度。死亡被认为代表着生命的终结，在走向死亡的历程中，无论人们是否情愿，都将面对死亡以及死亡带来的伦理问题。死亡不是单纯的生物学问题，死亡界限更不是单纯的技术问题。科学认识死亡本质，思考死亡价值，正确对待死亡，领悟死亡真谛从中感悟生命的价值与意义，进而形成死亡伦理观，如此的死亡伦理观便将生命观转化为伦理层面的道德哲学观念。死亡伦理观是关于死亡本质、死亡意义以及如何对待死亡的伦理观点。

### 一、中西方死亡文化

在中国文化史上，儒家推崇积极入世的理性主义死亡观，主张"生则重生，死则安死""乐天知命，故不忧"；道家信奉超然物外的自然主义死亡观，主张"生死齐一，死而不亡"；墨家推崇实用的经验主义死亡观，主张"生则见爱，死则见哀"；法家提倡务实主义的死亡观，主张"定理有存亡"；佛家宣扬逃避现实的出世主义死亡观，主张"轮回六趣，具受生死"。

其中，影响最大的是儒家的死亡观。在儒家看来，人们不应过多地考虑"死"本身及死后的事，在儒家文化里没有宗教那种对死后世界追根究底的精神，也没有西方思想及文化中那种冥思死亡、赞美死亡的思维方式。

儒家的死亡观，一方面体现在以什么样的态度对待死亡，另一方面体现在如何"生"的问题，而后者是儒家死亡观的重点。在儒家看来，人生最重要的是专注于现实的感受。既要积极入世，鼓励人们形成积极入世的人生观；又要重生与乐生，重视在世生活，要探索人如何活着、如何活得更有意义，希望人们务本求实，积极努力地追求人生价值。

西方从古到今，在对待死亡问题上更多是关注死后的世界。毕达哥拉斯（Pythagoras）首次明确提出"灵魂永恒不死"的观点，苏格拉底对"灵魂不死"作了进一步阐述，他认为由于灵魂高贵且永恒不死，人的生命便可以不断地轮回。柏拉图（Plato）通过哲学论证灵魂不像肉体或物质的东西那样可以分解成许多部分，它是绝对单一的，所以，"灵魂是不朽的"。笛卡尔（Descartes）作了进一步的论断："我们的灵魂在本质上完全独立于身体，因而绝不会与身体同死；我们既然找不到毁灭灵魂的原因，自然会因此断定灵魂是不死的了。"

总之，西方死亡文化认为人的生命是有限的和充满诸多不确定因素的，而死亡归宿是永恒的和确定的。

### 二、科学的死亡伦理观

科学的死亡观认为生和死是一体两面，既相对立又相统一，尽管有生必有死，但是人类在关注躯体死亡的同时，更加重视精神、思想的终结。活着却没有思想，可谓"活而如亡"；已经死亡却在精神上影响着人们，可谓"死而不朽"。因此人生哲学更看重死与生的互动关系。人因为意识到终有一死，意识到死随时可以降临，所以便要思考人生的意义，追求生命的价值，期望实现对于死亡的超越。也正因为如此，死亡就可以成为生命教育的一个缘由。

死亡的本质是个体生命的终结，是自我意识（self-consciousness）的消失。面对死亡的不可逆性以及医学的有限性，我们应当正视死亡，珍惜生命，持有科学的死亡伦理观：死亡是一个复杂的过程，是人的本质特征的消失；树立自然归宿信念；积极追求人生价值；坦然面对死亡。科学的死亡观需要正确的生命教育，生命教育具有重要的意义。

死亡的伦理价值是在正确认识死亡本质的基础上，更加敬畏生命与珍爱生命，从而更好地追求人生价值。

德国存在主义哲学家海德格尔（Heidegger）认为，只有认真面对死亡，把死亡当作自己本己存在的可能性,才能把握自己本真存在的方式,以自己本真存在的可能性展开和选择自己的生存方式。中国传统文化虽然有忌讳死亡的一面,但儒家伦理认为:"未知生,焉知死",并且崇尚积极乐观地对待生命过程。"由死观生",是生命哲学的一种深化、延续和扩展。

个体的生命体验是丰富的,不仅有愉悦、幸福等正性的人生体验,也有重要丧失、重大挫折、苦难、失败甚至死亡的威胁。负性体验并不都是有害的,人类往往在面对过苦难和死亡、体验生活的失意后,才能更好地体会到生命的宝贵和不可逆转,进而更加敬畏生命。奥地利心理学家弗兰克(Frankl)认为:"对于人生的绝大多数时光而言,生命是平淡的,这种平淡往往掩盖了生命意义的真实显现。对于一个一帆风顺的人而言,只有当他(她)面临死亡时,才会从内心深处真正领悟生命对自己的意义。所以启迪人的经验或发现生命的意义,常常是在生命受到威胁之时,或者是在经历极不平常的事件之时。"可见,由"死"可以反观出"生"的真正意义所在。海德格尔认为死亡即"向死而在"。他认为,死是此"在"的不可超越不可避免的可能,对本真的死的领会或者说畏死能使人由非本真的"在"通向本真的"在"。死亡概念是海德格尔建立以此"在"的本真的"在"为核心的基本本体论的先决条件,因为"本真的存在之本体论结构,须待把先行到死中去之具体结构找出来了才弄得明白。"所谓找出先行到死中去之具体结构,指的不是从生理、心理或经验上来揭示人的死的结构,而是揭示死的本体论的意义,即只有意识到死亡这一最终极的宿命,才能拥有理解并开启"此生之终极意义"的可能。"向死而生"的意义即:由于面对死亡而珍惜自己的生命,进而活出自己的价值,这时的人才是"本真的"存在者。

由死观生,才能更好地敬畏生命与珍爱生命。敬畏生命观是指人们对生命(一切生命,尤其是人的生命)尊重、关爱、敬仰、维护的系统认识和价值判断,是指人们在处理一切与生命相关联的关系,即人与人、人与社会、人与自然关系的过程中持有的以敬重生命、珍惜生命、关爱生命为价值评判原则的基本立场、观点和方法。死亡的伦理价值就是通过正确认识死亡,让人们敬畏生命,从而爱自己、爱他人、爱生命;促使人们深切省思自己与他人、社会、自然,乃至宇宙的关系,展现人性光辉,更好地追求人生价值,活出生命的意义。

## 第三节 ｜ 健康伦理观

健康观(view of health)是对人类个体以及群体健康的根本看法和观点。健康伦理观是关于健康问题"应当"或"应该"的学问,是对健康主体责任的伦理规范和道德要求。从个体健康向公共健康的拓展形成了在特定伦理立场上认识和看待健康问题所形成的基本观念或根本观点,与此相伴的道德认知与道德实践则推动健康伦理观的形成。党的二十大报告中对于健康中国战略的相关论述表明,全面推进健康中国建设与健康伦理观具有价值统一性。健康伦理观的形成是健康中国战略的重要目标,更是其发展中的价值保障。在全面推进健康中国战略进程中,应当树立正确的健康伦理观。

### 一、健康与大健康

健康,是人的良好的生命状态,是一个社会共同体内的个体健康与群体健康的统一。西方文化语境中的"public health"一词所表达的内涵正是这样,它既有个体健康的意识,也有公众健康的内涵。

从事物普遍联系的角度认识健康,人是社会中的人,人的健康观是在认识个体健康交互重合的基础上所形成的价值观和规范意识。世界卫生组织将健康定义为身体上、精神上和社会适应上的完好状态,而不仅仅是没有疾病和虚弱。健康是一个人在生理、精神和社会意义上达到完整和平衡的状态,这种状态使人体的功能性能力最大限度地实现。

人类社会工业化、城镇化、人口老龄化,以及疾病谱、生态环境及生活方式的不断变化等,为维护和促进人类健康带来一系列新的挑战。为了积极应对健康风险的威胁,现代医学从个体到群体、从微观到宏观、从局部到整体的特征不断彰显,医学教育、医学研究、医疗服务不断强化整合理念,以应对日益紧迫的现实挑战,由此,"大健康""全健康"等理念逐步深入人心。

大健康是在"以治病为中心"转变为"以人民健康为中心"的背景下,注重不同群体、不同个体的健康水平、状态及所处环境与健康关系的总和。2016年10月,中共中央、国务院印发的《"健康中国2030"规划纲要》确立了"以促进健康为中心"的大健康观和大卫生观。健康中国战略要求树立大卫生、大健康观念,旨在建立健全健康教育体系,提升全民健康素养,推动全民健身和全民健康深度融合,其中特别强调包含公共健康在内的以预防为主的"全民健康"和"人人健康"理念。面对"服务生命全周期、健康全过程"的变化,医务人员应树立大健康理念,强化全过程健康思维、全人群健康思维、全方位健康思维的培养。

## 二、健康权利

健康权利是个体作为道德主体享有的与健康相关的道德权利。健康权作为一项人权,在第二次世界大战之后经由国际法的途径得到发展。联合国1946年通过的《世界卫生组织组织法》首次提出人的基本权利之一便是"享受最高而能获得的健康标准";1948年的《世界人权宣言》为健康权奠定国际法律框架,但表述较为保守。健康权第一次以具有法律约束力的公约形式出现是在1966年的《经济、社会及文化权利国际公约》,该公约将健康权表述为"人人所能够达到且享有的最高体质和心理健康"。随后,区域性多边条约也对健康权作出表述,如《欧洲社会宪章》和《美洲人权公约关于经济、社会和文化权利领域的附加议定书》等。受此影响,越来越多的国家将健康权纳入本国宪法规定中。2008年联合国人权委员会的一项统计表明,至少有115个国家的宪法规定了健康权或者健康照顾权,6部以上的宪法规定了与健康权有关的责任。

在《中华人民共和国宪法》(以下简称《宪法》)中,健康权属于一项隐含权利,第三十三条人权条款和第三十八条人格条款是健康权立法的权利根基和价值指引。从《宪法》的第二十一条、第二十六条、第三十三条、第三十六条和第四十五条等规定可以得出健康权的内容兼具自由权和社会权的属性:"公民健康不受侵犯",这是国家以消极义务的方式防止公民受到伤害,是自由权的范畴。"国家发展医疗卫生事业,发展现代医药和我国传统医药,鼓励和支持农村集体经济组织、国家企业事业组织和街道组织举办各种医疗卫生设施,开展群众性的卫生活动,保护人民健康"以及"中华人民共和国公民在年老、疾病或者丧失劳动能力的情况下,有从国家和社会获得物质帮助的权利。国家发展为公民享受这些权利所需要的社会保险、社会救济和医疗卫生事业",这是国家履行义务保障公民健康的权利,是社会权的范畴。从《宪法》规定来看,虽然健康权兼具自由权和社会权属性,但更多是一种靠国家积极履行义务来保障的社会权。我国的民事法律体系将健康权视为一种私法权利,是消极权利,2021年实施的《中华人民共和国民法典》将健康权作为自然人的一项重要人格权予以规定。《中华人民共和国基本医疗卫生与健康促进法》(2019年颁布,2020年实施)明确提出"国家和社会尊重、保护公民的健康权",并详细规定了公民与基本医疗服务、药品供应和健康促进有关的健康权益,这是首次将健康权以法律的形式确定下来,推动健康中国战略的实施,而《中华人民共和国基本医疗卫生与健康促进法》的核心就是明确国家有义务为公民提供基本医疗卫生服务,以此来保障公民健康权得以实现。

健康伦理视野下的健康权利,是"人人享有可能达到最高标准的、维持身体的生理功能正常运转以及心理良好状态的权利"(《世界人权宣言》),它"至少包括通常的、无限制的健康维护权、医疗保障权、基本医疗需求权、医疗保险权及其他内容"。健康权利作为一种人人都应享有的普遍权利,本质特点是主体平等,即不论人们的社会地位如何,每个人都应该享有平等的健康权利;政府应该为每个人健康权利的实现提供平等保障。应该说,世界卫生组织提出的"人人享有健康权"、我国施行的"人人享有卫生保健"政策都充分体现了健康权利的普遍性和平等性。中国特色社会主义进入新时代,我国社会主要矛盾已经转化为人民日益增长的美好生活需要和不平衡不充分的发展之间的矛盾。全面推进健康中国建设,就是要通过相应法律制度和政策措施的设计与实施,为公民提供公平可及的健康服务和健康保障,从而为最终实现每一位公民的健康权利在事实上的平等创造条件。

### 三、健康责任

健康责任是道德主体所应承担的与健康相关的伦理责任。"健康为人人、人人为健康"是形成健康责任的伦理基础。健康责任的道德主体不仅包括健康专业人员,还包括所有相关者——政府、媒体、企业以及公民个人等,前者承担公共健康职业责任,后者与健康专业人员一起承担公共健康共同责任。维护健康是一项社会系统工程,既要靠经济社会的发展和医疗科技的进步,也要靠健康生活习惯的普及和社会环境的改善;既要靠公平正义的法律制度和理性的政策设计,也要靠各健康主体高度的责任意识和道德自律。

健康伦理有赖于健康权利的实现,而健康权利的实现,主要在于各类健康责任的落实,即"健康共建共享"。"共建共享,全民健康"是建设健康中国的战略主题,其核心思想是"以人民健康为中心"。在 2016 年的全国卫生与健康大会上,习近平总书记明确指出,"健康是促进人的全面发展的必然要求,是经济社会发展的基础条件,是民族昌盛和国家富强的重要标志,也是广大人民群众的共同追求""要坚持正确的卫生与健康工作方针,以基层为重点,以改革创新为动力,预防为主,中西医并重,把健康融入所有政策,人民共建共享"。

"共建共享,全民健康"需要不断扩展健康责任的限度和范围,正如德国思想家约纳斯(Jonas)所言:"道德责任不只包括对属于人类范围之内的事物的责任(如对个人、家庭、社会、国家和全人类的责任),而且已增加了对整个大自然生物圈的责任。"因此,健康责任不仅要求健康主体对自身角色及其行为后果自觉承担相应的责任,而且要求主体有对家庭、社会和自然环境等的高度责任感。对于健康责任的重视与深化研究有利于人类个体的生存和发展,有利于整个人类社会的生存和发展。

"共建共享,全民健康"需要"人人健康,人人参与"。所以,应当尊重和保障每一位公民的健康权利,同时,应当强化每一个公民的健康责任,充分激发每一位公民作为健康建设的参与者、支持者的主动性和创造性,同时进一步完善政府、企业以及相关社会组织的健康责任,这不仅是实现全民健康的题中之义,也是全面推进健康中国建设的内在动力和健康伦理的基本价值目标。

## 第四节 | 道义论

道义亦称义务。道义指道德与义理,与功利相对。强调道德义务的伦理思想被称作道义论(theory of duty)。道义论又被称为义务论(deontology),或非目的论(non-teleology)等,道义论是指人的行为必须遵照某种道德原则或按照某种正当性去行为的道德理论,与功利主义相对。道义论主张社会确立道德的目的在于道德自身,在于完善每个人的品德;道义论强调人们应当遵循一定的道德义务和原则,以承担起道德责任,而不是基于行为的后果来评判一个行为是否正确。

### 一、道义论的内涵与特点

#### (一) 道义论的内涵

道义论源自希腊词"deon",意为"那适当的""那应当的"或"职责"。中国古代道义观念的源头可以追溯到商末周初。

中国古代的儒家思想认为,尽管人们天生就有求义或欲利或两者兼有的本性,但在处理义利关系时的正确态度应当是重义轻利、先义而后利,甚至尚义反利。一方面,完善每个人的品德是为了实现"人之所以异于禽兽、人之所以为人"。孟子曰:"人之有道也,饱食、暖衣、逸居而无教,则近于禽兽。"另一方面,凡事当前,我们选择行为时,首先必须考虑的是道义要求,一旦道义原则被履行了,则行为主体的个人利益与好处也将随之而来。只有以义为本,才能统一义利,也就是要先义后利。西汉儒学大师董仲舒将这一思想概括为："正其义不谋其利,明其道不计其功。"

作为一种完整的理论,道义论是由 18 世纪德国哲学家康德(Kant)提出来的,他是道义论的典型代表。康德认为,人的道德义务来源于先验的善良意志,是善良意志发出的所谓的"道德律令",即"头顶上的星空"和"心中的道德律"。所谓善良意志,是指意志本身的善,是在宇宙间唯一不加任何条件的善。它是一切善的根源,善良意志是康德义务论体系的首要命题。他从"善良意志"出发提出"为义务而义务"的主张。因为义务是善良意志的指令,所以义务内在地包含了善良意志,因此康德得出"只有出于义务心而作出的行为才是善的,出于其他偏好而作出的行为,由于不是出于善良意志因而不可能是善的"。康德所强调的这种义务论是主张遵照某种既定的原则或者某种东西本身所固有的正当性去行为,而不去考虑行为对人对己带来的结果如何。其实质在于强调义务的绝对性、至高无上性、命令性和无条件性。

在西方现代伦理学中,人们行为或活动的道德性质和意义,最基本的不在于其所达成的目的(或者其所体现的内在价值),而首先在于它们所具有的伦理正当性。

### (二) 道义论的特点

首先,道义论在道德评价中注重行为本身是否符合道德规定,强调行为的动机,而不是以结果为评价善恶的依据,因此也有人将道义论称为动机论,认为只要行为的动机是善的,不论结果如何,这个行为都是道德的。

其次,道义论认为道德规范具有普遍性,甚至是绝对的普遍性。道义论的这种道德普遍主义的规范主张或绝对化的道义诉求,源于它对道德判断的形式化条件的前提性依赖:行为在道德上是否正当合理,不能由其所产生的具体效果来确定,而应当首先看它是否与确定的道德原则或道德规范相符。由于道德原则或道德规范是行为是否符合道义的基本判断和评价标准,因此伦理道义论者往往把制定具有普遍有效性的道德原则(规范)当作伦理学的第一要务,视为建立伦理理论体系的首要之事。

## 二、道义论在医学实践中的运用

道义论侧重考量道德行为的动机,不注重行为的后果,而诉诸一定的行为规则、规范及标准,其理论的核心是义务和责任。道义论认为,行为的正确与否,并不是由行为的后果来决定的,而是由这个行为的动机和标准来决定的,注重判断行为的动机是否是"善"的,是否体现了预设的道德标准,这样就突出了道义理性的地位,把道义行为的内在本质认定为是预设的和普遍的。

道义论强调履行义务的行为动机,这种观念在医学实践中有着悠久的历史传统。古巴比伦的《汉谟拉比法典》、古希腊的《希波克拉底誓言》、中国传统的医学经典《黄帝内经》《千金要方》等都包含了对医者的道德义务和行医动机的强调。

## 三、道义论的评价

道义论伦理学是伦理学历史发展中的重要理论流派,作为一种主要的理论流派,道义论的理论内涵十分丰富,其显著的特征是强调道德行为的动机,将义务和责任看成其理论的核心概念,强调道德理性的基础性地位,把道德理性看作道德行为的内在本质。在进行道德评价和道德决策时,道义论主张强调履行"义务"和"责任",强调"善"的动机,主张人与人之间的平等。这些对于整个人类社会的稳定与发展起到重要的维系作用。传统的医学伦理学是以道义论为轴心的理论体系。围绕道德义务的根本信念而建立起来的对医学主体的各种美德要求与美德规劝,体现道德义务与美德的各种规范与应尽的责任要求等,都是传统医学伦理学的重要内容。在当代生物医学的发展所带来的医学伦理学转型的过程中,道义论在医学伦理学发展中和医德实践中仍发挥着重要的历史作用。

在实践中,道义论也体现出明显的片面性。首先,"善良意志""道德原则"或"绝对命令"从何而来并没有得到根本性的解答。不同学派会有不同回答,道德的多元性意味着不易形成普世伦理。

其次,由于对道德行为全过程的把握不够全面和彻底,它有可能忽视人的需要、目标和派生价值而走向极端。再次,科学和技术的发展带来的一系列道德难题和医学道德的时代性困境,仅仅以道义论作为理论基础和方法手段同样是十分软弱和无力的。

# 第五节 | 后果论

后果论(consequentialism),又称效果论、效用主义或功利主义(utilitarianism)、目的论(teleology)或价值论(theory of value)等。后果论是一种把强调行为的功利后果和对他人、对社会的普遍功用作为对人的行为道德价值判断和评价根据的伦理学理论。该理论主张,社会确立道德的目的,在于道德自身,在于完善每个人的品德;行为是否道德,其终极的标准只能看它对行为者的品德、道义的效用如何。

## 一、后果论的内涵与特点

### (一) 后果论的内涵

功利主义的"最大多数人的最大幸福"是代表和反映这种伦理思想本质的核心原则。后果论的内涵具体体现在古典功利主义与现代功利主义两种思想体系中。

1. **古典功利主义** 17世纪,英国经验主义哲学家培根(Bacon)、英国哲学家霍布斯(Hobbes)就已经阐述了他们的功利主义伦理思想,进入18世纪后,功利主义伦理思想又在英国哲学家洛克(Locke)、荷兰哲学家曼德维尔(Mandeville)以及苏格兰哲学家哈奇森(Hutcheson)、休谟(Hume)和英国经济学家、哲学家斯密(Smith)的哲学、伦理学著作中得到了进一步的运用和发挥。但是,作为一种系统的、完整的伦理学说,古典功利主义还是在18世纪末、19世纪初由英国哲学家边沁(Bentham)和密尔(Mill)完成的。

边沁和密尔是古典功利主义理论的主要代表。边沁和密尔都把快乐主义作为其功利主义的基础,把趋乐避苦作为其论证功利主义原理的根据。按照他们的理解,趋乐避苦是人所共有的自然本性,是伦理道德建立的根据。边沁说:"自然把人类置于两个至上的主人'苦'与'乐'的统治之下,只有它们两个才能指出我们应该做些什么,以及决定我们将怎样做。"快乐和痛苦是决定人们行为应该如何的标准,趋乐避苦是人行为的指南,那些能给人带来快乐的,是人应该做的,或值得去做的,而那些会给人带来痛苦的,则是人不应该去做的,或是不值得去做的。快乐和痛苦不仅是人的行为应该如何的标准,还是人的行为善恶的道德判断标准。在边沁、密尔看来,能够给人带来快乐的行为就是善的、道德的,否则就是恶的、不道德的;如果一种行为带来的快乐超过其带来的痛苦,那它就是善的、道德的,一种行为带来的快乐减除其痛苦的余额超过另一行为带来的快乐减除其痛苦的余额,那它就比另一行为更善;而在一切可能的行为中,包含的快乐超过痛苦的盈余最大的行为,就是最大的善。在快乐主义基础上,边沁、密尔都得出了功利主义伦理原则,即最大多数人的最大幸福。如果一种行为带来的快乐的成分占优势,其就是道德的行为;如果一种行为带来的完全是快乐而没有痛苦则是最大的幸福,当最大多数人都争得这种最大幸福,也就达到了最大多数人的最大幸福。

总体而言,古典功利主义伦理思想的基本观点主要包括五个方面。①个体道德理论:这种理论强调对人的理解不应当是从道德哲学反思的角度,而必须建立在对人的实际经验的基础上。"苦乐原理"是这一理论的基石。②社会功用理论:在"苦乐原理"的基础上,功利主义伦理学建立了功用原则和最大幸福的原则,从而将个体道德理论扩展到社会伦理领域。所谓功用原则,是对任何一种行为的评价,要以这种行为增加或减少当事者的幸福为根据。当事者不仅仅是指个人主体,还包括政府部门和社会组织。最大幸福原则是对功用原则的发展,这一原则克服了功用原则中"功用"概念与幸福、快乐等观念联系不够明确的缺陷。③法律调节理论:在古典功利主义思想家看来,法律调节理论是建立在"苦乐原理"基础上的,道德上衡量善恶的幸福和快乐的增加或减少,在政治上就是优越,在法律上就是权利。④个人的自由权和自我发展:在功利主义幸福概念的内涵中,个人自由权和自我发展是两个重要的内容。任何人的幸福都是与其精神和个性的自由发展相联系的。⑤作为人们内心情感的良心:功利主义认为只有人的良心才能够为功用原则提供其义务性的根本来源,提供其准则性的最终动力。

**2. 现代功利主义**　行为功利主义和准则功利主义是现代功利主义具有代表性的两大派别。行为功利主义伦理学强调根据具体情况下的具体行为所产生的效果来确证一个行为的正当性,准则功利主义则强调人的行为的道德价值要根据这一行为与某类能够带来好的效果的具有普遍意义的规则相比是否具有一致性来加以确证。

行为功利主义以澳大利亚哲学家斯马特(Smart)为代表。斯马特指出:"功利主义是这样一种观点,它认为一种行为的正当性或不当性仅依赖于其结果的总体善性或恶性,即依赖于该行为对所有人类(或许是所有有感觉能力的存在)的福利之影响效果。"斯马特认为行为功利主义把行为之善恶建立在行为之后果上。从总体上看,行为功利主义是对边沁、密尔古典功利主义的"最大多数人的最大幸福"这一功利主义原则的复述与维护。

准则功利主义以美国伦理学家布兰特(Brandt)等人为代表。准则功利主义在坚持效用原则的同时,认为人们行为的正当性与行为的结果没有直接的联系,主张评价人们行为的正当性要看行为是否符合据以实现好的效果的道德规则,而遵守一般的道德规则会使人获得最大的好处。布兰特把社会的道德规则称为"道德法典",认为道德法典构成了对群体道德行为的限制与调控系统,体现为确定的社会准则。布兰特指出:"一种具有多条道德规则并经过合理选择的系统才是可能的,它是最大限度地实现福利,因而是完全有理性的人可能支持的那种道德体系。"这种道德体系是由多种道德规则组成的法典系统,它的目标是"最大限度地实现福利",它强调的不是功利本身,而是达到功利目的的行为规则系统。布兰特所主张的准则功利主义,对于克服行为功利主义只顾特殊行为、不顾人类行为的一般特征,对于克服只讲效果价值、忽略动机与义务,只注意行为的最终状态而轻视行为过程等功利主义的极端性方面,有着积极意义。

### (二) 后果论的特点

1. 强调行为的结果,不重视行为的动机。判断某个行为是否善,后果论主张看这个行为是否带来好处,而不论行为者出于什么动机,只要产生更大的快乐和幸福,就是善的,是应该被鼓励和赞赏的。

2. 以个体经验为基础,以经验生活中的苦乐感受为标准。与道义论的超验性不同,功利主义者在行为前会进行利益的权衡,通过计算利弊得失来决定是否采取行为,采取何种行为。

## 二、后果论在医学实践中的运用

随着医学实践的发展,以功利主义伦理学为代表的后果论,作为基本的伦理理论成为生命伦理学的一种必然诉求。功利主义伦理理论为世人提供了一种基本的道德思考模式,主张从行为后果对人的幸福和快乐的影响程度来判定行为的正当与否。功利主义不是单纯从原则出发,而是主张具体地分析和比较可供选择的不同的行为后果。后果论思路,对个人和社会幸福的注重,对个人利益和社会利益关系的调和以及对道德制裁力的研究,为伦理学的研究和应用提供了理论上的有益启示。事实上,对于促进现代生命伦理学理论的建立和成熟,功利主义伦理学理论扮演了重要的角色。因为无论是生命质量的确定、生命价值的判断、死亡方式的选择,还是有限卫生资源的合理分配、医疗卫生事业的宏观决策等,都存在依据什么样的标准进行价值判断和道德选择的问题,在这种选择中,功利主义伦理学的理论在方法和原则上具有不可替代的理论功用。

## 三、后果论的评价

后果论在推动社会发展包括医学发展方面起到了重大的作用。

第一,后果论从人的本性而不是从神的目的去说明价值和道德的起源和目的,强调道德是为了人而不是神、道德是使人幸福,提倡尊重人性、人的尊严、人的价值和人的主体性,进而在思想领域产生巨大的影响。

第二,后果论强调行为的效用是其是否道德的基础,有效地防止了因空谈道德和义务所导致的道德至上论和教条主义。只有明确了道德的目的、道德的价值所在,才能为道德提供最终的标准,才能说明人类行为的正确所在。

第三,后果论把个人对幸福的追求同利他和公益事业结合起来,以克服极端利己主义的片面性,力图兼顾个人利益、集体利益与社会利益,兼顾短期利益和长远利益,这对人类社会的发展具有积极的推动意义。

但是后果论侧重于行为的效果,在理论上也存在缺陷。

首先,如果只是专注于效果而不考虑动机,就势必造成把出于善良愿望,并尽了最大努力,只是因为预料不到的(即责任范围之外的)原因,不能达到应有的效果的行为,看作不道德的行为。动机与效果的统一要求我们对于行为的善恶,必须既看动机,又看效果,联系动机看效果,透过效果看动机。医学后果论强调把医学行为的效用作为制定医学道德规范的依据和判断具体医学行为道德与否的标准。医学后果论同样存在后果论的共性问题:在医疗实践中如何去计算和衡量一个行为可能产生的不同效果? 有些后果可以定量,有些难以甚至不能定量。而且医患之间的文化水平和价值认知有时候存在差异,每一后果给予的权重是不同的,因此,不应仅仅考虑后果而不考虑动机。

其次,功利主义的出发点和落脚点最终是利益。虽然功利主义并非利己主义那样主张利己优先,现代功利主义也主张兼顾他人和社会利益,但是,功利主义无法改变以利益(快乐、幸福)确立道德目的的基本立场,就不可能真正从道德要求的角度兼顾好个人利益和社会利益的关系,理所当然,它也就不可能保证最大多数人的最大幸福的功利原则真正实现。因此无论功利主义者怎样谈论最大多数人的最大幸福,只要他们把利益(幸福)建立在个体是否快乐的基础上,这种功利仍然是个体功利,而不是社会功利,容易走向利己主义。

## 第六节 ｜ 美德论

美德是指在一定的社会历史条件下经过长期的道德实践而逐渐形成的、受到普遍尊崇、具有普遍和永恒价值的优秀道德品质。美德论主要以行为者为中心,研究和探讨人应该具有什么样的美德和品格、什么是有意义的生活。美德论(theory of virtue),又被称为德性论、德行论。美德论主张,德性概念所标识的是道德主体自身完善的一种人格境界,一个人只要拥有适宜的美德,自然就会作出好的道德判断,即作出合乎伦理的行为决策、评价和辩护。

### 一、美德论的内涵与特点

#### (一) 美德论的内涵

伦理学认为,德性是指个体所具有的理解、内化与践履伦理原则和道德规范的秉性、气质和能力,中西方传统都崇尚德性。德性既是化"德"为"性"从而达到"从心所欲不逾矩"的境界,又是"一种获得性人类品质"。

中国儒家德性论的核心是建构了一个内容涉及人们生活各个领域的德性系统,同时构成了人们生活的行为准则和修养的理想目标。在这个系统中,以"仁"为核心的"仁、义、礼、智、信"是其中最重要的内容。"仁爱"体现"生"的精神与理念,它不仅是一种慈爱、宽厚与同情,更是促生、利生的具体行动。儒家德性伦理的实践价值是"推己及人、修身养性",其实践理性原则是"己所不欲,勿施于人"和"中庸"或"中道"。中庸的核心是作为道德规范的"诚"。"诚"在中国传统的道德认识中广泛地作用于自然、社会和思维各个领域,是具有"正人正己""成己成物"功用的重要道德信条,其理想的人格载体是"君子",其最高的境界则是"致广大而尽精微,极高明而道中庸"。

由古希腊开始的西方德性伦理也有自身的历史谱系。古希腊数学家、哲学家毕达哥拉斯（Pythagoras）认为"美德乃是一种和谐"，古希腊哲学家苏格拉底（Socrates）的"知识即德性"的命题把真与善、知识理性与价值理性内在地统一起来。在西方，对德性伦理进行系统而深刻分析并为西方德性伦理学奠定系统理论根基的是古希腊哲学家亚里士多德（Aristotle）。首先，他批判了前人的德性观，认同人的本性在于理性，但也看到非理性因素的作用，德性是指灵魂方面的优秀而不是肉体方面的优秀。其次，亚里士多德分析了德性的具体形式和内容。再次，他认为德性生成自实践行为。最后，亚里士多德论述了德性的目的。他明确提出德性的目的在于达到幸福，而善和幸福就是合乎德性的实现活动。

在东西方德性伦理历史谱系的对比分析中，我们可以看到两种不同的基本生存图式和伦理路径："修身—躬行—生活—成人"为东方儒家德性伦理的自我生存图式；"传统—实践—共同体—幸福生活"为西方美德伦理的基本生存图式。两种生存图式启示我们：伦理学包括医学伦理学或生命伦理学的作用都不仅仅在于成就个体的某种美德，还要认同并参与作为一种生命存在的人的幸福生活的实现活动或促进一种"可能生活"乃至"好生活"，这无疑需要把个体的德性状态与社会结构、制度德性的伦理精神结合起来。对于医学伦理学和生命伦理学来说，不但要塑造具有热爱生命、尊重生命、维护生命尊严的人文情怀与生命精神的医务工作者，而且需要对卫生医疗体制进行伦理设计以优化卫生资源的配置，这是建构医疗卫生秩序的重要制度保障。

医疗卫生领域中的伦理关系是最丰富的人际关系之一，它对人的德性具有更高的要求。医学美德论主要讨论行医者的职业美德，如仁慈、诚挚、严谨、公正和节操等，并在医疗行业中提倡这些美德。

### （二）美德论的特点

1. 强调个人行为的稳定性。对于个人美德的评价，并非根据一时一事的行为表现，而是根据个人一贯性、长期性的行为表现。医学实践中也是如此，医务人员只有在医学实践中将具体美德始终如一地坚持下去，才能被称为有美德的医者。

2. 强调个人行为的自律性。美德论强调个人自律和自我控制。医学美德论强调医务人员自觉自愿地保持和提升个人的职业道德修养，全心全意地为患者服务。不论在什么情况下，都要自觉地履行医学道德义务，而这正是医学美德修养所必需的。

## 二、美德论在医学实践中的运用

美德论以品德、美德和行为者为中心，研究和探讨人应该具有什么样的道德品质，有道德的人是什么样的人，人应该具有什么样的品德或品格。不同的时代、不同的国家、不同的民族对美德的理解和概括有所不同，要求也不同。中国传统德性在医学实践中提倡医者的奉献精神和医德规范，如仁爱救人、清廉正直、医术精湛、不畏艰难、勇于创新、谦虚好学和献身精神等。西方传统德性伦理在西方医学的实践中，始终是行医者恪守的职业信条。从《希波克拉底誓言》开始，就强调医务人员对于医学的奉献精神和牺牲精神，追崇医德的至善境界。18世纪后期，格里高利在《关于医师的职责和资格的演讲》中指出，同情应当作为医师的首要美德。他认为，医师对于患者有基本的道德责任，这种责任包括仁慈、耐心、关怀、谨慎、保密、道义、公正和同情。美德论及其包含的具体美德要求无疑对医学伦理学的理论和实践产生了重要的影响。

## 三、医学美德论的评价

医学美德论在医学伦理学的理论体系中具有重要的地位，对医务人员塑造完美人格具有重要的理论指导意义。

首先，医学美德论是医学伦理学理论体系的重要组成部分。美德论是医学伦理学早期的理论基础，历代医学道德都很强调美德，无论是以希波克拉底为代表的西方医德思想，还是以孙思邈为集大成者的我国医德传统，对医者都有较高的美德要求。而在当下的医学伦理实践中，我们所倡导的热爱医学、忠于医学、献身医学，具有医德节操，救死扶伤、防病治病、全心全意为患者服务，主持正义、廉洁正直等道德要求，依然是医学美德在医务人员职业道德上的基本体现。医学伦理学是关于医学道德的理论体系，医学美德论无疑是医学伦理学理论体系不可或缺的组成部分。

其次，医学美德论有利于医务人员塑造完美人格。医学美德论以医学品德、医学美德和医务人员为中心，研究和探讨医务人员应具有怎样的品德或品格。医学职业自产生以来，正是由于无数的从医者具备"大医精诚""医乃仁术"，救死扶伤、实行人道主义的医学精神，体现出高尚的医学道德品质，保证了医学的仁学性质和人道的特点。随着时代的变化和发展，医学家和医学伦理学家又不断提出新的美德要求，使医务人员所具备的美德得以不断完善和发展。

当然，随着医学实践的不断发展，医学美德论也不可避免地显现出了局限性。

首先，医学美德论仅从直观层面上、从医学职业本身对医务人员提出了"应该具备什么样的美德"的要求，还未能在某种特定情景下对医务人员应该如何做提供具体建议。医学美德现象的背后还有更深刻的理论基础，需要我们对医学美德背后的医学道德进行进一步的揭示和研究，进一步明确医学道德规范的内容，并使之发挥作用。

其次，当下的医疗行为由个体面向集体和社会，医疗实践不但关涉医治疾病而且已上升为一种社会责任，美德论仅仅停留于主观品性、人格等精神形态的存在方式之中，缺乏制度化，只能有赖于个人的道德修养，不能更有效地提高整体的宏观的行业道德。

再次，当下价值观多元化，每个人对美德的理解或者侧重点不统一，在医患关系的处理中，由于价值观的不同，单独通过美德论指导医务人员的行为往往不能达到预期的效果。

当代医学伦理学的理论基础不可能只采用单一的理论构成，必然是综合了道义论、后果论、美德论以及其他理论形态中的合理成分，积极汲取西方医学伦理学理论中的有益成分，大力继承传统优秀医学伦理思想并进行现代化转型，扬长避短，形成理论上的互补和整合，才能发挥指导医学道德实践的重要作用。

**思考题**
1. 如何理解生命观与死亡观的关系？
2. 如何从伦理的角度理解健康权利与健康责任？
3. 比较中国的德性论与西方的德性论。
4. 分析道义论、后果论与美德论各自的理论优势和不足。

（郭玉宇）

# 第四章 医学道德规范

伴随社会的变迁,医学道德经历了从美德到规范的演进。古代医德学阶段更多凸显医者的德性,现代伦理学阶段更倾向于以规范的形态来表达医学道德。我们要理解作为一种社会实践的医学道德规范,既要明晰道德规范性的意蕴,明确其与其他规范性的联系和区别;还要明晰医学道德为何具有这种规范。其中,医学道德的来源涉及医学道德规范实践这一根本性问题。本章在阐释医学道德规范概念的基础上,介绍国际国内重要的医学道德规范文件及其内容。

## 第一节 | 医学道德规范的概念及分类

医学道德规范是依据一定的医学道德理论和原则制定的以调整医疗人际关系、评价医疗行为的准则和规则。在传统的个体行医实践中,医学道德规范主要基于医者个人自律而形成。中国历朝历代许多医家在行医过程中,逐渐认识到行医的道德属性和道德要求,并体现在自己的行医实践中,有的医家便在自己的医学著述中加以阐述,当时的医学道德规范往往由名医大家提出。随着医学和医疗实践的发展和进步,医疗卫生实践的社会化程度不断提高,医学道德规范逐渐变为基于医学行业自律而形成。为平衡医疗行为与社会的关系,国际国内各类医学行业组织先后成立,并制定行业道德规范,规范医学行业中的执业行为。例如,世界医学会制定的《国际医学伦理准则》《赫尔辛基宣言》等。

从医务人员视角看,医学道德规范意味着他们在医疗实践中的行为是"非任意性的",而且是义务性的,这为医疗实践行为提供了"压倒性的理由"。在形式上,早期的医学道德规范更多以"戒律""宣言""誓言""法典"等形式存在。医学伦理的产生,很大程度上推进了医学会等社会组织和政府制定守则、办法或宣言,其中包含了医学道德规范的内容。为更好理解医学道德的规范性,我们需要厘清几组相关性范畴。

### 一、有义务做某事和强迫做某事

本质上说,规范性概念在形式上表现为具有规范性的内容或命题,而某种具有约束性的力量也意味着某种程度的义务。英国功利主义代表人物密尔(Mill)在更清晰的意义上表明了道德的义务性质。他认为,"无论是何种形式的义务,义务这一概念总是包含着,我们可以正当地强迫一个人去履行它。义务这种东西是可以强行索要的,就像债务可以强行索要一样。任何事情,除非我们认为可以强制他履行,否则就不能称为他的义务。"有义务做某事要求医务人员只有遵循相应的规范性要求,才能顺利达到医学的目标。如果违背了相关义务规范,造成了伤害,则会受到道德惩罚。可以说,义务包含了影响人们行为的"断然性意向",具有某种程度的"命令"性质和强迫性。当然,以强迫和命令来理解义务,会片面理解道德义务的性质,强迫和命令并不能代表"义务"的存在。为此,我们必须进一步厘清义务的具体类型及相关要求。

### 二、道德义务与法律义务的异同

根据规范性的强弱,即保障履行的制裁力的性质和强弱上的不同,义务通常划分为法律义务和道德义务。法律义务以统治者或国家法律提供的明确而有力的制裁力为依托,履行法律义务受到国家机器的强制约束。道德义务的规范性则诉诸社会舆论、个人良心以及风俗习惯等。总体上说,道德义务具有如下性质:①道德义务是对"应当做什么"的最终判断,故具有推翻其他义务包括法律义务的根本性;②道德判断需要通盘考虑与行动相关的理由,如行动本身的性质或后果,所以道德判断是慎思的。只有在综合考虑后确定做某事是正当的,才能为应当行为提供具有约束力的答案。因此,道德正当性与规范性之间存在可传递性,道德规范的约束力依赖于对规范要求的实质正当性的一般论证。

尽管道德义务具有根本性,但我们也不能用道德义务取代法律义务,不能取消法律规范的独立价值。由于人们个体道德观念的差异和社会文化的不同,法律需要在诸多问题中作出裁决。虽然法律义务并不具有道德判断的最终地位,但却能排除相当范围内的冲突。可以说,法律规范具有其相应的独立性。当然,由于法律的强制性特质,现代的道德规范也更多依托于法律来实施。在医学道德规范中,既有基于医学组织自身建构的道德规范,也有政府以法律法规形式颁布的道德规范。

### 三、医学道德规范的分类

医学道德规范根据不同的划分标准,可以有不同分类。为此,有必要介绍相关的分类情况以帮助大家理解医学道德规范的相关形态。

1. 共同医学道德规范和特定医学道德规范　共同医学道德规范适用于古今中外整个人类社会与整个医学领域,如"医学人道主义""有利于患者""重生""仁爱患者""礼遇患者"等,是古今中外人类社会所有医务人员都应该遵循的医学道德规范。特定医学道德规范适用于特定历史时期和特定的医学领域,是一定范围的医务人员应该遵守而另外范围的医务人员则无须遵守的医学道德规范;是医学界的一部分人应该遵守而另一部分人则不应该遵循的医学道德规范。根据社会发展的不同历史阶段,可以分为古代医学道德规范、近代医学道德规范和现代医学道德规范;根据不同领域,可以分为诊疗医学道德规范、护理医学道德规范、预防医学道德规范、科研医学道德规范;此外在医学的一些特殊领域,如辅助生殖、器官移植、安宁疗护、人体试验、基因技术等,则各有特定的医学道德规范。

2. 绝对医学道德规范和相对医学道德规范　绝对医学道德规范,即终极医学道德规范,是产生、决定、支配其他一切医学道德规范的标准,即医学道德目的。绝对医学道德规范只能是唯一的,因为如果是两条或两条以上,那么在它们之间发生冲突的情况下,只能遵循一条而违背另一条,永远不能违背的一条是绝对医学道德规范。相对医学道德规范是绝对医学道德规范之外的全部医学道德规范,是在某一条件下应该遵守,而在其他条件可以不遵守的医学道德规范,即只有当相对医学道德规范与绝对医学道德规范相一致时,才应该遵循;而与绝对医学道德规范相冲突时,则只能遵循绝对医学道德规范。

3. 优良医学道德规范和恶劣医学道德规范　优良医学道德规范是在一定的医学和社会背景下,具有客观必然性的医学道德规范。恶劣医学道德规范是在一定的医学和社会背景下,具有主观随意性的医学道德规范。

优良的道德规范绝非可以随意制定,而是只能通过社会明确道德目的,从人的行为事实如何的客观本性中推导、制定出来。换句话说,能否制定出优良医学道德规范,一方面取决于对医学伦理行为事实如何的客观规律的认识,另一方面取决于对医学道德目的的认识。

## 第二节 | 国际代表性的医学道德规范文件

自古希腊医学至今,医学道德规范经历了时代的变迁。从《希波克拉底誓言》到《新世纪的医师职业精神——医师宣言》,跨越两千余年。医学实践从区域化走向全球化,医学组织的治理机制经历了从无到有、从弱到强的进化。为应对医学实践中面临的挑战,医学道德规范也在不断修订完善。

## 一、《希波克拉底誓言》

约 2 500 年前,古希腊医师希波克拉底在其医疗实践中总结出来的医师职业道德规范,具有非常丰富的医学伦理思想。《希波克拉底誓言》(Hippocratic Oath)通常被认为是希波克拉底所作,他是医师、教师,被认为是医学之父。长久以来,"我愿尽余之能力与判断力所及,遵守为病家谋利益之信条"被广大医师反复诵读,成为宣誓者遵循的医学标准。随着医学实践的变化,誓言几经易稿,最著名的版本是 1948 年世界医学会的《日内瓦宣言》。第二次世界大战后,世界医学会肩负起为全世界设立伦理指导指南的责任。该誓言最突出的一点是强调公平对待患者:我绝不容许有年龄、疾病或残疾、信仰、种族、性别、国籍、政治立场、民族、性取向、社会地位或任何其他因素干扰我对患者的责任。20 世纪 60 年代,初始的《希波克拉底誓言》由美国塔夫茨大学医学院的勒扎纳(Lasagna)修改成现实主义版本。

世界范围内也有多种《希波克拉底誓言》的修改版本。美国采用的是 20 世纪 60 年代的改良版本,而巴基斯坦则采用原版。医师们对于毕业典礼上宣誓的回忆也各有不同,有些虽然不记得具体宣誓的内容,但仍清晰记得宣誓仪式带来的感受。宣誓对医师来说是一个非常有价值的体验。宣誓代表了医学生进入一个新阶段和职业领域,也代表了即将担负责任和他人的期望。对于原版誓言来说,最大的问题是医学在不断发展,与此同时,人们的价值观和信仰也在变化,原有的一些中心思想可能已不适用于现在。修改过的《希波克拉底誓言》依旧充满价值,如维护患者健康、尊重患者隐私等。

## 二、《日内瓦宣言》

《日内瓦宣言》(Declaration of Geneva)是在 1948 年于瑞士日内瓦举行的世界医学会(WMA)大会上被采用作为医师毕业时的宣誓誓言。此宣言为医师关于医学人道主义目标的宣誓,在第二次世界大战德国占领欧洲犯下无数医学罪行的背景下显得尤为重要。《日内瓦宣言》同样也作为《希波克拉底誓言》的现代版,将后者所包含的道德标准用现代人可以理解、适用的方式展现出来。其内容大意为告诫医师应保持良好的专业操守及向患者履行应有的责任与义务。

世界医学会成立之初就对全世界的医学伦理表示出担忧,决定撰写全世界通用的医师伦理标准。为此,世界医学会成立了一个研究委员会,负责撰写"医学职业章程",作为全世界的医学生在获得学位时宣誓使用。经过两年的研究,委员会在 1948 年于日内瓦举行的第二次 WMA 大会上提交了一份现代"希波克拉底誓言"。经过大会批准,这份誓言被命名为《日内瓦宣言》。该宣言在世界医学会 1968 年第 22 届大会、1983 年第 35 届大会、1994 年第 46 届大会、2005 年第 170 次理事会、2006 年第 173 次理事会、2017 年第 68 届大会上进行了文字修订。相对于以往版本,2017 年修订的《日内瓦宣言》突出强调了维护患者的自主权。为突出患者自主决策在医学伦理学中的重要性,世界医学会将《日内瓦宣言》中关于患者权利的条款统一移至文件开头,而把职业责任条款放在后面。在结构上,《日内瓦宣言》增加了对医师自身的关注,在内容上对部分语句进行了增删和修改,并在细节上对部分用词进行了修改。2017 年《日内瓦宣言》的修订改进了宣言的架构,完善了宣言的内容;提高了对医师的职业要求,强调了人文关怀。

## 三、《国际医学伦理准则》

《国际医学伦理准则》(International Code of Medical Ethics,ICoME)也是世界医学会的代表性伦理规范。该规范于 1949 年 10 月经世界医学会第三次会议审议通过,1968 年、1983 年、2006 年和 2022 年进行过四次修订。此准则以《日内瓦宣言》为基础,根据医师对患者和同事的一般职责,确定了全世界医师的道德职责。《日内瓦宣言》与《国际医学伦理准则》均属于 WMA 体系中的规范,但也有所不同:前者属于表达承诺的公开誓言,更为严肃和庄重;后者属于准则,体现行业内部规范,凸显道德义务。1949 年版的《国际医学伦理准则》共 13 款,主要涵盖医师的一般义务、对患者的义务和对同行的义务。由于社会的发展变迁和外部环境的新变化,医患关系日益复杂,世界医学会也在不断完善其形式,丰富其内容。如 1983 年版,首次出现了"尊重患者权利"的表述。2006 年版则首次提出"尊重人类尊严",提出医师应该承担合理分配医疗资源的义务。随着《日内瓦宣言》于 2017 年修订更新,*ICoME* 的修订工作提上日程。2018 年,WMA 理事会成立由 19 个国家的成员和观察员组成的工作组。组长帕斯(Parsi)表示:"医师面临前所未有的挑战,它们因临床、政治、法律和市场力量的变化而不断加剧。同时,医学界在全球范围内变得越来越有活力,因此重申《国际医学伦理准则》反映的医学伦理的基础性和普遍性原则日益重要。"2022 年,世界医学会在德国柏林举行第 73 届大会,将篇幅拓展到 40 款,涵盖六部分:序言,总则,对患者的义务,对其他医师、卫生专业人员、学生和其他人员的义务,对社会的义务以及作为医疗行业成员的义务。其主要内容如下。

### (一)总则方面,聚焦医师的行医要求

1. 医师的首要职责是依据良好的医疗实践和专业精神,为增进患者健康福祉提供可胜任、及时和富有人文关怀的医疗护理;在提供医疗护理时最大限度地尊重患者的生命和尊严,尊重患者的自主和权利。

2. 医师必须公平公正、凭良心、诚实正直和负责任地行医,基于患者的健康需求提供医疗护理,始终进行独立的专业判断并保持最高的专业水准。为此,医师必须为其个人的医疗决策负责,不得基于违反医疗考量的指令而改变合理的专业医学判断。

3. 医师必须尽力以最有利于患者的方式利用卫生资源。

4. 在医学上适当的情况下,医师必须参与患者或其他医师和专业人员的合作,且必须遵守保守患者秘密的义务。

5. 医师必须在职业生涯中不断学习,保持和发展专业知识技能;医师应该努力以环境可持续的方式行医,尽量减少对当代和后代的环境健康风险。

### (二)对患者的义务

1. 医师必须将患者的健康和福祉放在第一位,以患者的最大利益为出发点提供医疗护理,尊重患者的尊严、自主和权利;在医疗阶段尊重患者的知情同意权。为此,医师为患者决策提供的信息应是患者理解且独立决策所需要的,医师提出的方案应获得患者自愿的同意。必须尊重具有完全民事行为能力的患者任何时候以任何理由拒绝或撤销同意的决策。

2. 即便患者决策能力受限,医师也必须让患者尽可能参与医疗决策;当无法确定患者偏好时,医师必须根据相关伦理要求基于患者最大利益作决策。

3. 紧急情况下,若患者不能决策,也无关系人在场,医师可以在没有取得知情同意的情况下,为了患者最大利益而采取干预措施。

4. 医师必须尊重患者隐私并保密,即便患者已去世。特殊情况下,当为了维护更大和压倒性的伦理义务必须披露保密信息时,医师可以披露有限必要的信息,且明确期限和接收人。

5. 医师不得让商业、经济或其他利益冲突影响其专业判断,必须保持适当的专业界限。为了提供最高标准的医疗护理,医师必须关注自己的健康、福祉和能力。

6. 采取远程医疗时,医师必须确保这种沟通形式在医学上是合理的,并提供必要的医疗护理。必须告知患者接受远程医疗的益处和局限性,征得患者的同意,并为患者保密。

### (三)对同行、学生和社会的义务

1. 给予老师和学生应有的尊重。以尊重合作的态度与其他医师、同事、同行交往,遵守团队合作的伦理准则。

2. 医师在健康、健康教育和健康素养普及方面发挥着重要作用。在履行这一职责时,医师在非专业的公共场合(包括社交媒体),讨论新发现、新技术或新疗法时必须谨慎,且应确保自己的陈述在科学上是准确的、可理解的。如果医师自己的意见与循证科学信息相反,必须明确指出。

3. 医师应该避免任何削弱公众对医学界信任的行为。为了维护这种信任,医师自己和同行必须

持有最高的专业行为标准,并准备向上级报告与本准则的原则相冲突的行为。为了患者的利益和医疗卫生事业的进步,为了公共和全球健康,医师应该分享医学知识和专长。

### 四、《新世纪的医师职业精神——医师宣言》

医师职业精神是医学界与社会达成承诺的基础,这种承诺本质上是公众对医师个人和行业的信任。它要求将患者利益置于医师利益之上,要求制定并维护关于能力和正直的标准,并就健康问题向社会提供专业意见。医学界和社会必须清楚了解医师职业精神的原则和责任。

随着社会的发展,医学界面临着科技爆炸、市场力量介入医疗体系、全球化等挑战。医师发现越来越难以承担他们对患者和社会所肩负的责任。针对这种情况,2002 年,美国内科学委员会、美国医师学院和欧洲内科医学联盟共同发起和倡议实施《新世纪的医师职业精神——医师宣言》(*Medical Professionalism in the New Millennium:a Physician Charter*),以重申和强化医学职业精神的根本价值与普遍原则。该宣言明确提出了医学职业精神三项基本原则和十项职业责任。三项基本原则为:将患者利益置于首位;患者自主;社会公正。十项职业责任为:致力于提高专业水准;对患者诚实;为患者保密;与患者保持适当关系;不断提高医疗服务的品质;推动医疗服务的普及;对有限的资源进行公平分配;进行科学知识的创新;保证知识的可靠性;解决利益冲突而维护信任;承担本专业内部的责任。

中国医师协会于 2005 年正式签署该宣言,加入推行《新世纪的医师职业精神——医师宣言》的活动。随后,我国医学伦理学界对医学职业精神进行了系统的、卓有成效的理论研究和实践探索。

## 第三节 ｜ 中国医学道德规范

我国的医学道德规范既借鉴国际伦理道德规范,又立足我国国情和社会发展的实际,体现了社会主义国家医学实践的特点。自 1988 年我国首次公布《医务人员医德规范及实施办法》后,国家教育委员会 1991 年公布了《医学生誓言(试行)》,中国科学院和中国工程院的 28 名医学界院士联名在 1996 年提出了《临床医师公约》,中国医师协会则在 2014 年颁布了《中国医师道德准则》。制定和发布这些规范的机构不同,决定了规范约束力和对象也有差别。国家教育委员会公布的《中国医学生誓言》以中国医学生即未来医师为对象,以誓言为形式。院士联名的《临床医师公约》表达的是顶尖临床医师的自律和期待,以临床医师为对象。中国医师协会的行业组织性质决定了其规范对象为所有中国医师,具有普遍代表性和权威性,体现医师行业的规范性。最具有权威性和约束力的是卫生部、国家食品药品监督管理局、国家中医药管理局于 2012 年联合印发的《医疗机构从业人员行为规范》。结合教学需要和医师未来执业需要,重点介绍如下三个规范性文件。

### 一、《中国医学生誓言》

医学宣誓仪式又叫“白大褂授予仪式”(the White Coat Ceremony)。医学誓言表达了医学生献身医学的价值观和事业信念,通过这个仪式传达“自勉与制约”的职业道德与行为规范,让医学生从穿上白大褂的第一天起,就牢记自己的义务与责任。1991 年,国家教育委员会颁布了《中国医学生誓言》,这是由中国官方颁布实施的针对医学生的习医行为规范。《中国医学生誓言》实际上吸收了《希波克拉底誓言》《日内瓦宣言》等医师誓言中的主要精神。具体内容为:

“健康所系,性命相托。当我步入神圣医学学府的时刻,谨庄严宣誓:我志愿献身医学,热爱祖国,忠于人民,恪守医德,尊师守纪,刻苦钻研,孜孜不倦,精益求精,全面发展。我决心竭尽全力除人类之病痛,助健康之完美,维护医术的圣洁和荣誉,救死扶伤,不辞艰辛,执着追求,为祖国医药卫生事业的发展和人类身心健康奋斗终生。”

誓言揭示了医学的本质和医德基本理念,概括地提出了学医和行医的基本要求,成为广大医学新生入学宣誓、树立职业理想的重要信条,点燃了医学生的职业信仰之光。

## 二、《中国医师道德准则》

2014 年 6 月 25 日,中国医师协会公布了《中国医师道德准则》(以下简称《准则》)。该《准则》明确要求医师应该处理好与患者、同行、社会及企业的关系,提出 40 条准则,为医师划出了道德底线。要求医师遵从行业自律,把职业谋生手段升华为职业信仰,赢得社会的尊重。它为医学职业素养培养提供了指导性价值。在最新公布的《中国本科医学教育标准——临床医学专业(2022 版)》中,明确提出医师的职业精神与素养——"能够根据《中国医师道德准则》,为所有患者提供人道主义的医疗服务。"其主要内容概括如下。

1. **在总则方面**　《准则》提出医师的道德要求。医师应坚持患者至上,给予患者充分尊重;敬畏生命,以悲悯之心给予患者恰当的关怀与照顾;不因任何因素影响自己的职业行为,拒绝参与或支持违背人道主义的行为;在临床实践、教学、研究、管理或宣传倡导中,承担符合公众利益的社会责任;终身学习,不断提高专业知识和技能;以公平、公正的原则分配医疗资源,使其发挥最大效益;维护职业荣耀与尊严,保持良好执业状态。

2. **在医师与患者关系方面**　《准则》提出了具体规范。要求医师不因任何原因拒绝收治或歧视患者;耐心倾听患者陈述,建立相互尊重的合作式医患关系;以患者可以理解的语言或方式与之进行交流,并尽可能回答患者提出的问题;不以不实的宣传或不正当的手段误导、吸引患者;不以所学的医学知识和专业技术危害患者或置患者于不必要的风险处境;不应将手术、特殊检查和治疗前的知情同意视为免责或自我保护的举措,更不应流于形式或视为负担,而应重视与患者的沟通和宣教;医师应选择适宜的医疗措施,对于经济困难的患者尽量给予医疗帮助或协助其寻找救助途径;慎重对待患者对于维持生命治疗的选择;尊重丧失能力患者在其丧失能力之前所表达的意愿,最大限度地保护患者的权益。

3. **在医师与同行关系方面**　《准则》提出了尊重、信任等要求。医师应彼此尊重,相互信任和支持;正确对待中医、西医各自的理论与实践;公正、客观评价同行医师的品格和能力,不包庇和不袒护同行,积极参与医疗技术鉴定和出庭作证等法律程序;不应相互诋毁,更不得以不正当方法妨碍患者对其他同行的信赖;应与同行相互学习与交流,并将自己的技术和知识无私地传授给年轻或下级医师。

4. **在医师与社会关系方面**　《准则》提出了医师应承担的社会责任。应为急需医疗帮助的人提供适当的医疗帮助并负有专业责任;应成为公众健康的倡导者、健康知识的传播者和公众健康危险的警示者;要意识到团体、社会和环境是影响患者个人健康的重要因素。要在公共健康、健康教育、环境保护、生态平衡、社会福利以及相关立法等方面发挥积极作用;应确保所参与的项目研究符合科学和伦理道德要求。

5. **在处理医师与企业的关系方面**　医师不得因医药企业的资助而进行违背科学和伦理的研究,不能为个人利益推销任何医疗产品或进行学术推广;不得参与或接受影响医疗公正性的宴请、礼品、旅游、学习、考察或其他休闲社交活动,对于企业的公益资助、临床研究或学术推广应按规定申报和说明;应当抵制医药企业假借各种名义向医师推介的处方药品搭售、附赠等促销活动。

## 三、《医疗机构从业人员行为规范》

《医疗机构从业人员行为规范》由卫生部、国家食品药品监督管理局和国家中医药管理局,针对医疗机构从业人员医疗服务中存在的问题而制定。其基础性文件是 1988 年卫生部发布的《医务人员医德规范及实施办法》,这是我国最主要的医学道德规范文件,它是医务人员医德规范的依据。《医务人员医德规范及实施办法》制定的医德规范具体内容包含七条,涉及医务人员的三个方面:前五条针对服务对象,第六条是医务人员之间的规范,第七条是医务人员的自我要求。在医患关系方面,强调医务人员救死扶伤的职责,实行社会主义人道主义,尊重患者和保护患者隐私、文明礼貌服务,廉洁奉公;在同事关系方面,强调互相尊重、团结协作;在自我要求方面,强调应该钻研医术,精益求精。制定医德规范是为了加强社会主义精神文明,提升医务人员的道德素质,提高服务质量。由于制定主体是行政机构,它具有部门规章的约束力。

随着医药领域涉及面日益广泛,包含了食品、药品以及中医药等领域,卫生部的职能也发生改变。随着医药卫生体制改革的深化,医疗机构的规范化和制度建设工作亟须完善。2012 年,卫生部、国家食品药品监督管理局和国家中医药管理局组织制定了《医疗机构从业人员行为规范》(以下简称《行为规范》)。《行为规范》共十章,六十条,主要包含三个方面内容。

一是适用范围。《行为规范》适用于各级各类医疗机构内所有从业人员,包括:管理人员、医师、护士、药学技术人员、医技人员及在医疗机构从业的其他人员。此外,经注册在村级医疗卫生机构从业的乡村医生也适用于《行为规范》;医疗机构内的实习人员、进修人员、签订劳动合同但未进行执业注册的人员和外包服务人员等,根据其在医疗机构内从事的工作性质和职业类别,参照相应人员分类执行本规范。

二是实施与监督。为了保证《行为规范》的有效执行,按照 "谁主管、谁负责" 原则,《行为规范》明确由医疗机构行政领导班子负责贯彻实施,医疗机构相关职能部门协助行政领导班子抓好规范落实,纪检监察纠风部门负责对实施情况进行监督检查。

三是规范内容。《行为规范》在内容上设定了基本行为规范和每类人员的分类行为规范。以下是医疗机构所有从业人员都应当遵守的基本行为规范。

1. **以人为本、救死扶伤** 坚持救死扶伤、防病治病的宗旨,秉持 "大医精诚" 理念,弘扬人道主义精神,以患者为中心,全心全意为人民健康服务。以人为本就是要在医疗活动中尊重人的价值,强调患者的中心地位;救死扶伤是医学服务的最高宗旨,是医务人员应该承担的基本职责。

2. **严谨求实、精益求精** 严谨求实、精益求精是医务人员在学风方面应该遵循的医德规范。医学发展日新月异,社会公众的健康需求不断提高,医学模式正在由生物医学模式向 "生物 - 心理 - 社会" 医学模式转变。这些都需要医务人员终身学习,培养全面、高超的业务素质。

3. **平等交往、一视同仁** 平等交往、一视同仁是医务人员处理医患关系时应该遵守的重要准则。平等交往是指医患双方平等相处;一视同仁是指医务人员对所有患者同等对待。这一准则可简称为 "平等待患",是对患者的权利、尊严的普遍尊重和关心,体现的是人际交往中社会地位和人格尊严的平等。

4. **举止端庄、语言文明** 医务人员举止端庄、语言文明,不仅是自身良好素质和修养境界的体现,也是赢得患方信赖与合作的重要条件,有助于患者的救治和康复。希波克拉底曾提出世界上有三种东西能够治病:一是对症的药物,二是外科的手术刀,三是良好的语言。

举止端庄首先要讲究行为文明,做到态度和蔼可亲,行为稳重,动作轻盈敏捷、潇洒大方,遇到紧急情况沉着冷静、有条不紊。举止端庄还要讲究装束文明,医务人员在着装、服饰上应与职业相适应,即规范、整洁、朴素、大方,既不主观随意,又不刻意 "包装"。

语言文明是指使用文明语言进行沟通。语言是人们交流思想和情感的基本工具,是体现文明修养的基本要素。医务人员良好的愿望、热情的态度、诚挚的关心,都需要通过语言来表达。因此,医务人员不仅应当规范地运用礼貌语言,还应当突出其医学特点,甚至要讲究语言的艺术性。

5. **廉洁行医、遵纪守法** 医务人员在医疗活动中必须清正廉洁、奉公守法。廉洁行医、遵纪守法是古今中外优秀医家十分重视和始终坚持的医德操守。在改革开放、发展社会主义市场经济的背景下,尤其是在新旧体制交替、利益格局调整和思想观念变化的情况下,医务人员更应恪守廉洁行医、遵纪守法这一准则。

6. **诚实守信、保守医密** 诚实守信是医务人员对待患者的一条普遍要求。唐代名医孙思邈在《备急千金要方·大医精诚》中,用一个 "诚" 字来概括和诠释 "大医风范"。毛泽东在《纪念白求恩》中也曾用 "诚" 的精神来概括和诠释白求恩的医德境界。他说白求恩精神 "表现在他对工作的极端的负责任,对同志对人民的极端的热忱"。诚实守信首先要求医者心诚,即忠诚于患者和医学事业;其次要求言行一致,做实事、守信用。倡导和践行诚实守信准则,必须摒弃弄虚作假、背信弃义、欺诈取巧等不良医风。

保守医密是诚实守信的一个重要体现,也是西方医学的古老传统。早在2 500多年前,希波克拉底就说过:"凡我所见所闻,无论有无业务关系,我认为应守秘密者,我愿保守秘密。"《日内瓦宣言》提出:"我要保守一切告知我的秘密,即使患者死后也这样。"《中华人民共和国医师法》规定:"尊重、关心、爱护患者,依法保护患者隐私和个人信息。"保守医疗秘密已成为我国保护性医疗的重要措施。

7. **互尊互学、团结协作**　互尊互学、团结协作是正确处理同事、同行之间关系的重要准则。这一准则要求医务人员彼此平等,互相尊重;彼此独立,互相支持和帮助;彼此信任,互相协作和监督;互相学习,共同提高和发挥优势。共同维护患者利益和社会公益。

8. **乐于奉献、热心公益**　随着社会的进步,人们期望医学不仅仅能治疗疾病,更能成为社会文明和人类幸福的重要支柱。乐于奉献、热心公益要求医务人员在认真完成本职工作的前提下,积极参加政府安排的抗灾救灾、应对突发公共卫生事件等医疗任务和扶贫、义诊、助残、支农、援外等社会公益性医疗活动,主动开展公众健康教育及社区保健服务,促进和改善公众的健康状况。

综上,医学道德规范是对医学实践中不同主体行为规范的抽象性概括。医学实践主体的具体性和领域的微观性,决定了它们需要将道德规范与具体实践相结合。不论是在临床诊断、治疗的一般语境下,还是急危重症患者的临床处置,抑或是针对具体的患者,都需要将抽象规范与具体语境、真实对象有机融合。

**?**

**思考题**

1. 医学道德规范的本质是什么?
2. 不同国际医学道德规范的核心内容有哪些?
3. 《医疗机构从业人员行为规范》的具体内容包含哪些?

(陈　化)

医学伦理原则的提出和形成,源于医学实践及其发展过程。这些原则一旦确立,又对医学实践起到引导、评价、辩护和修正作用,以指导医学实践向符合医学道德要求、体现医学伦理精神的方向发展。医学伦理原则是对医学伦理规范、准则进行抽象和概括的产物,是医务人员在医疗实践中进行价值判断和行为选择的依据,也是评价医务人员行为善恶的标准。

## 第一节 | 医学伦理原则概述

无论是中国医学伦理指导原则还是国际医学伦理基本原则,都对医疗实践具有重要的指导意义,并且形成于医疗和社会历史实践活动中,既是医学科学技术发展的产物,也与社会文化发展密不可分。而取得人类共识的医学伦理原则一旦形成,就具有了相对的稳定性,并对医疗实践活动产生不可替代的指导作用。由于医学具有人文属性,医学伦理原则进而成为彰显人类文明进程,影响人类文明方向的重要力量。

### 一、医学伦理原则的含义

医学伦理原则是指医学实践活动中指导医务人员医疗行为,调节医务人员人际关系及医务人员、医疗卫生保健机构与社会关系的根本性准则,是评估医疗行为的基本原则,也是医务人员进行医疗行为选择的道德依据。

医学伦理原则可分为指导原则、基本原则和具体原则。指导原则是调节医学领域各种道德关系的根本原则,是基于医疗实践并对其具有指导意义的原则。基本原则是医疗实践活动中调节医务人员人际关系以及医务人员、医疗卫生保健机构与社会关系的基本出发点,也是衡量医务人员职业道德水平的基本尺度。具体原则是基本原则在医疗实践中的具体体现和细化。

医学伦理原则并不是对一般伦理学原则在医疗领域的简单应用,它具有自身的特殊性。这种特殊性源于医学实践的特殊性,即直接关系到人的生命健康和安全。因此,医学伦理原则首先体现医学的人道主义属性,它是在人道主义医学实践活动的基础上,不同文化传统中伦理学理论和道德原则的应用。

### 二、医学伦理原则产生的背景

随着医学技术的进步,引发了一系列新的伦理问题,如基因编辑、器官移植、试管婴儿等高新技术应用中的伦理难题,一些不道德的科学研究,给研究参与者造成了重大伤害,这些都促进了国际和国内医学界,开始重视医学伦理原则的制定,进而推动了医学伦理观念的发展和进步。

#### (一)中国医学伦理原则的提出及其历史背景

医学道德学(简称"医德学")是医学伦理学在中国的早期学科形态。20世纪70年代末期,我国医学伦理学界主要使用"医学道德"这一概念,并逐步形成了医德学的一些早期理论和思想,具有鲜明的中国特色。医德学的形成和基本理论的建构,是基于中国不同历史时期传统医学伦理文化的继承和发展,是对当时中国医学科学和技术的整体水平以及医疗卫生事业发展的总体状况的一种反映。这一阶段医德学研究和学科理论雏形的建构,为其后中国医学伦理学学科全面系统发展奠定了良好的基础。这一阶段医德学形成的多方面认识和提出的医德基本原则以及在此基础上确立的一系列医德规范和准则等,都成为中国医学伦理学的宝贵财富。

如果从历史脉络来看,我国医学伦理原则的发端可以追溯到 20 世纪 40 年代。1941 年,毛泽东同志为中国医科大学的毕业生亲笔题词:"救死扶伤,实行革命的人道主义",成为革命战争年代党领导的军队卫生人员秉持的医德精神。在此精神的感召下,卫生人员在残酷的战争环境中千方百计救治伤病员,在缺医少药的艰苦条件下想方设法诊治百姓疾患,在革命根据地创造性地开展了群众卫生运动,卓有成效地保护了人民军队的有生力量。毛泽东同志的题词也成为特定历史条件下对医学道德基本原则的精辟表述和阐释。

1949 年中华人民共和国成立后,党和国家极其重视医疗卫生事业建设,医疗卫生工作的目标和方针更加明确,救死扶伤的人道主义精神在中国社会主义卫生事业建设的进程中不断彰显。1950 年 8 月 7 日至 19 日,第一届全国卫生会议在北京举行,会议提出将"面向工农兵""预防为主""团结中西医"作为新中国卫生工作的三大方针。1952 年,根据毛泽东主席"动员起来,讲究卫生"的指示,第二届全国卫生会议确立了"卫生工作与群众运动相结合"的方针。从此,"面向工农兵,预防为主,团结中西医,卫生工作与群众运动相结合"这四大方针,为新中国卫生事业的发展指明了方向。"救死扶伤,实行革命的人道主义"成为贯穿于医疗卫生工作方针中的一种鲜明的医学道德精神和原则。

1981 年,全国第一次医学伦理道德学术讨论会在上海举行,会上首次明确提出了我国的"社会主义医德基本原则"。这一医学道德原则的形成反映了走上改革开放道路不久的中国社会对自身道德文化的自信。对医学人道主义原则所作的社会主义制度意义上的规定,也反映了政治伦理意识和优良医德传统在医学道德原则上的延伸和渗透,这是医学伦理学在中国发展初期所呈现出的特点。虽然与后来基于医学科学和技术的巨大进步驱使医学伦理学向生命伦理学转化的学科发展趋势有所不同,但是医德学及医德基本原则的确立,符合中国社会特定历史发展时期对医学伦理精神的需要,在中国医学伦理学发展史上的地位和价值是非常重要的。

### (二)国际医学伦理基本原则诞生的历史背景

古希腊时期的《希波克拉底誓言》,12—13 世纪的阿拉伯名医迈蒙尼提斯留下的祷文以及 18 世纪德国柏林大学教授、医师胡弗兰德的《医德十二箴》都对医师的诊疗行为提出了一系列原则性要求。随着规范伦理学的强劲发展,医疗卫生保健领域和生命科学研究领域出现了越来越多的约束医界从业人员、科研工作者的原则和规范体系。20 世纪中叶以后,一系列国际医德文献相继出现,如 1947 年的《纽伦堡法典》确定了关于人体试验的原则;1948 年的《日内瓦宣言》提出了医务人员共同遵守的行为准则;1949 年的《国际医学伦理准则》明确了医师对患者和对自己的职责;1964 年的《赫尔辛基宣言》提出了涉及人类受试者医学研究必须遵守的若干原则。这些伦理文献为国际医学伦理基本原则的产生奠定了重要的思想基础。

现代国际医学伦理基本原则诞生在美国和欧洲,一方面是由于医学实践以及医学科学技术发展本身对医学伦理原则的具体内容和要求产生了影响。20 世纪 70 年代以来技术对人性的挑战尤为明显,一系列生命医学科技的发展及其所引发的道德难题促进了现代伦理学的自我变革,例如安乐死、克隆人等问题引发人们对生命、人性、权利以及社会公益等问题领域中传统道德观念的质疑和深刻反思。另一方面,在催生西方现代医学伦理学的背景中,社会发展状况是最重要的因素之一。美国学者瑞奇(Reich)提出现代伦理学是 20 世纪 60 年代变幻莫测的世界和社会运动的独特产物,是传统伦理学的新启航。他认为,需要关注催生现代伦理学的社会力量,如美国的民权运动使得患者的权利意识极大提升,世界范围的患者权利运动形成了一种建设性对话的需要。他认为,如果将现代医学伦理学的诞生归结为技术催生的结果,反而可能会导致过度运用医学方法去解决新的医学道德问题的危险,比如器官移植技术发展导致器官来源的不足引发很多伦理问题,那么生命科学界就会想方设法沿着生命科学技术路线去寻求解决问题的办法,比如开发人造器官、开展治疗性克隆的研究等。沿着医学技术的方向和专业思维方式去解决种种生命伦理问题的结果是,技术的发展可能导致新的医学道德问题不断地产生,可能会形成一种技术支配下的技术与道德间的循环。而这种过度运用的另外一个结果,则是更加缺乏对很多由于技术发展带来的对患者或者对诸如人工流产、安乐死等临床问题的深度道德关怀。医学伦理原则的确立,与现代医学伦理学孕育和产生的社会背景有着密切关联。

1978年4月18日,美国国家保护生物医学和行为研究受试者委员会发布了《贝尔蒙报告》(*The Belmont Report*),报告主要涉及人类受试者研究当中的保护问题,提出了尊重人(respect for persons)、有利(beneficence)、正义(justice)三个伦理原则,这被认为是西方医学伦理学界对当代医学伦理原则的最早阐释。

美国生命伦理学家恩格尔哈特(Engelhardt)首次提出二原则说,主要体现在他的《生命伦理学的基础》(*The Foundations of Bioethics*)、《生命伦理学与世俗人文主义:寻求共同的道德》(*Bioethics and Secular Humanism:The Search for a Common Morality*)等著作中。他认为允许(允诺)和行善两个原则应作为生命伦理的基本原则。

美国伦理学家蒂洛(Thiroux)在其所著的被西方称为社会伦理决策指南的《伦理学:理论与实践》(*Ethics:Theory and Practice*)一书中提出五原则说,认为生命价值原则、善良原则、公正原则、讲真话(或称为诚实)原则、个人自由原则是基本的伦理原则。虽然此学说并未直接以生命伦理学名义出现,但因其在西方具有重要地位和广泛影响,所以经常被有效地应用于解决生命医学科技伦理实践问题的决策过程之中。

1989年,美国学者比彻姆(Beauchamp)和邱卓思(Childress)在合著的《生命医学伦理原则》(*Principles of Biomedical Ethics*)一书中提出了四原则说。他们认为,尊重原则、不伤害原则、有利原则、公正原则是生命伦理的基本原则。这一提法得到普遍认可,并被欧美等国家和地区的医学组织视为医师执业的行为依据。在与欧美不同文化背景的国家中,尽管仍对其存在争议,但还是被越来越多的国家所接受或借鉴。

## 第二节 ｜ 我国医学道德基本原则

我国医学道德基本原则基于中国社会主义制度,结合医学的属性和基本目标而确定,是指导我国医疗实践的纲领性原则,并体现在我国卫生工作方针之中。

### 一、社会主义医德基本原则的内容

"社会主义医德基本原则",高度概括为"防病治病,救死扶伤,实行社会主义人道主义,全心全意为人民身心健康服务。"

社会主义医德基本原则的内容,可以从相互联系的四个层次给予阐释:"防病治病"体现了"防治结合"的医疗理念,是实现社会主义人道主义的基本手段,从宏观层面指明了医学服务必须承担完整的医德责任,既要重视对患者的救治,也要重视疾病的预防工作。要求医务人员树立全面的健康观,正确认识和处理与患者个体、社会公众、生态环境的关系,承担多重责任。既要对个体生命负责,也要对社会公众负责,尤其要充分认识自身的社会责任。"救死扶伤"是临床医疗服务的首要道德职责,即所有临床医务人员都应把患者的生命和健康放在第一位,为患者谋利益。"人道主义"是医学道德的根本要求。敬畏生命、追求健康,维护生命的尊严,理解患者的痛苦,尊重患者的权利,对患者的身心健康给予极大的同情和关爱。"全心全意为人民身心健康服务"是医学道德的价值目标,医学的终极价值是为患者的身心健康服务,而实现这一价值的前提条件是从医者的全心全意。医德基本原则的这四个层次相互支撑、相互作用,是对中国古代"医乃仁术"的传统医学道德思想和现代的"白求恩精神"的一种时代性诠释。

### 二、社会主义医德基本原则在新时代卫生工作方针中的新体现

#### (一)新时代卫生工作方针的发展历程
1991年4月,第七届全国人民代表大会第四次会议通过的《中华人民共和国国民经济和社会发

展十年规划和第八个五年计划纲要》中提到卫生工作基本方针为:预防为主、依靠科技进步、动员全社会参与、中西医并重、为人民健康服务,从而确定了我国卫生工作方针的基本框架。1997年1月,《中共中央、国务院关于卫生改革与发展的决定》出台,明确提出了新时期的卫生工作方针:以农村为重点,预防为主,中西医并重,依靠科技与教育,动员全社会参与,为人民健康服务,为社会主义现代化建设服务。

党的十八届五中全会从维护全民健康和实现长远发展出发,提出"推进健康中国建设"的新目标。为适应新形势新任务,2016年8月19日至20日在北京召开的全国卫生与健康大会上,习近平总书记提出新时代中国卫生与健康工作方针:以基层为重点,以改革创新为动力,预防为主,中西医并重,将健康融入所有政策,人民共建共享。这一工作方针既与党在不同历史时期的卫生工作方针一脉相承,又体现了新发展理念的科学内涵,具有鲜明的时代特征,是对新形势下卫生与健康工作的总要求,是推进健康中国建设和制定相关政策的基本遵循。会上,习近平总书记肯定了中国广大卫生与健康工作者弘扬"敬佑生命、救死扶伤、甘于奉献、大爱无疆"的精神及在维护全民健康中作出的巨大贡献,从而确立了新时代的医德精神。

在新时代中国卫生与健康工作方针的指导下,为进一步完成"推进健康中国建设"的目标,2016年10月,中共中央、国务院印发《"健康中国2030"规划纲要》,提出以提高人民健康水平为核心,以普及健康生活、优化健康服务、完善健康保障、建设健康环境、发展健康产业为重点,把健康融入所有政策,全方位、全周期维护和保障人民健康,大幅提高健康水平,显著改善健康公平的指导思想,确定"共建共享、全民健康"的战略主题,通过共建共享这一建设健康中国的基本路径,实现全民健康的根本目标。

2017年10月,党的十九大报告提出实施健康中国战略,将人民健康作为民族昌盛和国家富强的重要标志。提出要完善国民健康政策,为人民群众提供全方位全周期健康服务;倡导健康文明生活方式,预防控制重大疾病。2020年5月22日,习近平总书记在参加十三届全国人大三次会议内蒙古代表团审议时发表重要讲话,提出"人民至上,生命至上",成为卫生健康服务的重要指导原则。2022年10月,党的二十大报告提出推进健康中国建设;把保障人民健康放在优先发展的战略位置,完善人民健康促进政策;坚持预防为主,提高基层防病治病和健康管理能力,重视心理健康和精神卫生,健全公共卫生体系,加强重大疫情防控救治体系和应急能力建设。2023年3月,中共中央办公厅、国务院办公厅印发了《关于进一步完善医疗卫生服务体系的意见》,提出把保障人民健康放在优先发展的战略位置,坚持以人民健康为中心,坚持预防为主,坚持医疗卫生事业公益性,不断增强人民群众获得感、幸福感、安全感。

### (二) 我国医学伦理指导原则的基本宗旨

随着国家和社会的发展,卫生工作方针在调整中不断完善,以适应卫生工作面临的新形势和新挑战。无论哪一时期的卫生工作方针,都体现了我国医学伦理指导原则的基本宗旨,即:①注重防治结合,以防病治病、救死扶伤为主要目标,通过改革创新、中西医并重、优化调整政策等手段,不断提升防病治病、救死扶伤的能力;②以弘扬医学人道主义为基本要求,坚持人民至上、生命至上的基本理念,将人民健康作为民族昌盛和国家富强的重要标志,把保障人民健康放在优先发展的战略位置,不断增强人民群众获得感、幸福感、安全感,体现了重视人的尊严和价值的人道主义精神;③以全心全意为人民的健康服务为价值目标,卫生健康方针的确立、健康中国战略的实施、健康中国建设的推进以及具体政策措施的制定实施,主要目标是为人民的健康服务,人民健康成为一切工作的中心和一切工作的最高价值。

## 第三节 │ 国际医学伦理基本原则

临床医学具有普适性的专业特点,国与国之间的医学合作以及国际医学组织所推动的共同遵守的国际伦理准则和规范的广泛应用,助推了临床医学的国际化程度,也使医学伦理基本原则的确立成为广泛的国际性探索。尊重原则、不伤害原则、有利原则和公正原则被较为广泛的国家和地区的医学组织视为医师执业的行为依据,成为相对成熟的国际医学伦理基本原则。

## 一、尊重原则

### (一)尊重原则的含义

尊重原则(principle of respect)是指医务人员尊重患者的伦理原则,要求尊重患者的道德权利,允许具有民事行为能力的患者自主选择医疗方案。自主是尊重原则的重要部分,欧美一般称尊重原则为自主原则,即对自主的人及其自主性的尊重。知情同意、要求保守秘密和保护隐私等均是患者自主性的体现。广义上的尊重原则还包括医务人员尊重患者及其家属的生命、人格和尊严。

### (二)尊重原则的主要要求

1. **尊重患者的生命**　生命是人存在的基础,是人的根本利益所在。尊重患者生命首先要尽力救治患者,维护其生命的存在,这是对人的生命神圣性的尊重。其次,要通过良好的医疗照护提高患者的生命质量,以维护其生命价值,这是尊重人的人格生命的具体体现。尊重人的生命及其生命价值是医学人道主义最根本的要求,也是医学道德的基本体现。

2. **尊重患者的人格尊严**　尊重患者人格尊严,一是要尊重患者作为独特个体的生命存在,重视他生命的质量,体悟他因病痛所忍受的痛苦,将减少对患者的身体伤害和缓解痛苦作为伴随患者救治过程的道德主旨;二是要尊重患者的内心感受和价值理念,重视社会和心理因素对患者的影响,肯定患者对自我生命的理解和抉择;三是要肯定患者生命存在的价值和意义,承认生命个体得到善意和被尊重的权利,而无论其生命体处于何种状态。

3. **尊重患者的隐私**　《中华人民共和国民法典》规定,隐私是自然人的私人生活安宁和不愿为他人知晓的私密空间、私密活动、私密信息。除权利人明确同意外,任何组织或者个人不得侵扰他人的私人生活安宁、侵入私密空间、侵犯私密信息。医疗职业的特点决定了医师常常可以了解到患者的某些隐私,涉及患者从未向他人谈то或暴露过的身心领域。医师有义务为患者保守秘密,以免泄露信息给其带来伤害。同时,医师也有义务在为患者实施检查治疗时保护其身体不被他人随意观察。

4. **尊重患者的自主权**　自主主要指自我选择、自由行动或依照个人的意愿自我管理和自我决策。患者自主权(patient autonomy)是指具有民事行为能力并处于医疗关系中的患者,在医患有效沟通交流之后,经过深思熟虑,就自身有关疾病和健康的问题作出合乎理性的决定,并据此采取负责的行动。这是患者享有的一种重要权利,与其生命价值和人格尊严密切相关。

尊重患者自主权意味着患者自己作出选择和决定,这需要具备一定的前提条件。患者实现自主性的条件包括:医师应为患者提供正确、适量、适度且患者能够理解的信息;患者必须具有一定的自主能力,丧失或缺乏自主能力则无法作出选择和决定;患者的情绪必须处于稳定状态,过度紧张、恐惧、冲动会影响患者的自主决定;患者的自主决定必须是经过深思熟虑并和家属商量过的,如果患者的决定过于草率,则无法反映其真实的自主性;患者的自主决定不会与他人、社会的利益发生严重冲突,也就是说患者的自主决定不会危害到他人和社会的利益,否则需要加以限制。

### (三)尊重原则在医疗实践中的应用

在医疗实践活动中,知情同意、医疗保密等医务人员遵守的行为规范和伦理准则反映了尊重原则的基本理念。

1. **知情同意**

(1)知情同意的起源与发展:知情同意在医学科研和医学实践两个领域有各自独立产生和发展的历程。医学科研中的知情同意原则源于《纽伦堡法典》,文件中明确规定"受试者的自愿同意绝对必要",并对受试者同意的合法能力、对信息的理解、自愿参加、自由退出等方面作了规定。1964年世界医学会通过的《赫尔辛基宣言》、1978年美国国家保护生物医学和行为研究受试者委员会发布的《贝尔蒙报告》,以及1982年国际医学科学组织委员会和世界卫生组织制定的《人体生物医学研究国际伦理指南》,都对生物医学研究知情同意各方面的问题作出了详细的阐述和规定。

医疗实践中知情同意原则是在普通法(common law)的侵权理论基础上,由美国的一系列司法判例来确定的。这些案例最初确定的是患者同意权,然后开始注意保护患者的知情权,并因此演变成为知情同意权。1957年,美国的一起医疗诉讼案件,首次使用了"知情同意"一词。在之后的案例判决中,逐渐增加了应用通俗的语言向患者告知疾病性质、治疗、替代疗法、后果等内容,使得临床中知情同意的规定更为详细和科学,推动了知情同意原则的不断完善。临床实践必须尊重患者的知情同意权,逐渐得到了世界各国医学界的普遍认可。知情同意原则在我国实行30多年来,在医患关系中逐渐形成了民主平等的价值观。

从本质上来说,医疗实践中知情同意的产生和发展体现了医患关系从家长主义时代到自主时代的历史演进。在西方医学发展过程中,家长主义持续数千年,其前提是对医师的技术与职业道德的信任,以患者依从与医师主导为典型特征。在医患关系中,家长主义强调对患者的照护,而不是患者的意愿和权利;强调医师的道德权威而不是患者的自主或自我决定。第二次世界大战后,随着人们人权意识的觉醒以及之后广泛的政治与社会运动影响,医患关系进入患者自主时代,在医疗活动中,强调患者自主和知情同意。

(2)知情同意的内涵:知情同意的内涵可以概括为有民事行为能力的人在信息充分提供的条件下对所参与事情的自愿同意。包括信息、理解和自愿三个要素,涉及"知情"与"同意"两部分内容。"知情"是指以患者可以理解的方式全面而充分地告知其与疾病诊疗有关的信息;"同意"是指患者在充分理解相关信息的基础上,不受任何威胁、恐吓和引诱等外力的影响而作出自己的诊疗决定。

在知情方面,告知信息应当是真实、准确、全面和充分的,医师应尽可能将专业术语转化为通俗易懂的语言,以便于患者及其家属理解。医师需要对患者及家属的理解能力作出判断,并且在患者及家属作出重要医疗决策之前,确定他们确实已经理解相关信息。信息的告知应贯穿于医疗全过程的每一个环节,不应简化为单一的一次性流程。

同意必须在知情、充分理解和自愿基础上进行。医方以某种利益欺骗、诱惑或施以某种影响引导患者或家属的同意,或者家属向患者施以某种影响或压力的同意都是不能接受的。知情同意书是知情同意的重要形式,但并不是知情同意的全部,签署知情同意书这一形式必须与知情同意的实质相一致。

(3)知情同意与医师干涉权:医师作为医疗行为的主体有权决定采取何种医疗措施,患者作为身体的主人享有自主决定权。两者在通常情况下是一致的,但有时可能发生矛盾,就一般情况而言,不能随意否定患者的自主权,取缔知情同意。而在某些特殊情况下,医师可以恰当行使干涉权。

首先,恰当行使权利,维护急救患者利益。医师要尊重患者的知情同意和知情选择的权利,对于缺乏或丧失自主能力的患者,应尊重其家属或监护人的此项权利。当患者病情危急需要立即进行处置和抢救,家属不在场,来不及获取患者及其家属知情同意的时候,医师出于对患者负责和患者利益的考虑,应该恰当行使干涉权,作出对患者有利的决定。

其次,医师要履行帮助、劝导患者及其亲属的责任。一是要帮助患者及其亲属,为其提供应有的信息并帮助其理解,以利于其选择,并帮助其作出符合自身利益的决定;二是要劝导患者及其家属。如果患者及其家属的选择与医师有利于患者的医疗决策不一致,且有可能给患者带来伤害,医师应劝导患者及其家属,而不要采取听之任之、出了问题责任自负的态度。

最后,对患者及其亲属的选择采取必要的限制。如果患者的选择与他人、社会的利益发生矛盾,有可能损害他人和社会利益时,医师应首先协助患者进行调整,以履行对他人和社会的责任,并使对患者的损害降到最低。如果患者的选择对他人的生命和健康构成威胁或者对社会利益造成危害,医务人员对患者的选择进行必要的限制是符合道德的。对于不能独立表达自己意见的患者,如果其法定代理人的选择与医师的主张不同,且这种选择有违患者的健康利益并可能危及患者生命时,医师应在取得医疗机构负责人或医院伦理委员会的同意后,坚持正确的治疗方案以维护患者的健康,抢救患者的生命。

**2. 医疗保密**

（1）医疗保密的概念：医疗保密（medical confidentiality）通常指医务人员在医疗过程中不向他人泄露有关患者疾病的隐私信息。其中，"有关患者疾病的隐私信息"主要包含患者依据医师诊断的需要所提供的有关个人行为、生活、生理、心理等方面的隐私，以及医师在诊断过程中了解到的有关患者疾病性质、治疗方式、预后等方面的信息；"不向他人泄露"，主要指不向与患者治疗无关的人员泄露。

（2）医疗保密的伦理意义

1）体现了对患者隐私权的尊重：医疗保密与隐私保护、特许交流这两个概念有着紧密的联系，均包含限制他人对自我信息接近的意味。隐私受法律的保护，不许他人在未经许可的情况下对个人进行干涉，在信息的交流传达中不许第三方的介入；特许交流是指那些受法律保护而不许透露的机密交流，如果个人透露给配偶或某些特定职业者（医师、律师、精神分析医师等）的个人信息，除非有相应的授权特许，其他人对这些信息的接近是受限制的。医师和患者在医疗服务过程中进行的交流属于特权信息，除非得到患者的同意或法律另有规定，否则不得向第三方披露。《中华人民共和国民法典》第一千二百二十六条规定："医疗机构及其医务人员应当对患者的隐私和个人信息保密。泄露患者的隐私和个人信息，或者未经患者同意公开其病历资料的，应当承担侵权责任。"

2）维护医患信任关系：保密（confidentiality）设定了一种基于信任和诚实的关系。在这种关系中，患者会披露其医疗所需的信息，相信医师的专业能力，并在治疗过程中与医务人员合作。而医师必须利用他们的专业知识对患者进行准确的诊断和有效的治疗。当患者为寻求医疗保健而同意进行体格检查、接受各种测试，陈述生活史或病史时，他们便对有关医务人员放弃了某些个人隐私。基于医疗保密而存在的信任和诚实关系是患者对自己的主治医师放弃隐私的基础，保护患者隐私会加强信任关系，而泄露患者的隐私，无论是有意的还是无意的，都必然会破坏医患之间的信任关系。

（3）医疗保密的伦理条件：在医疗实践中，保密并不是无条件的，保守医疗秘密需要满足以下伦理条件。

1）医疗保密以不损害患者自身利益为前提：如果医师的保密行为有可能伤害到患者的健康和生命利益，则不应为其保密。例如一个有自杀意向并且有能力付诸行动的患者，要求医务人员对其自杀意向进行保密。此时，医务人员应意识到恪守医疗保密原则会与患者自身的生命和健康利益相冲突，出于患者利益的考虑而不作出无条件保密的承诺，具有道德上的合理性。

2）医疗保密以不伤害他人的利益为条件：如果医师满足患者的保密要求会给无辜的第三者带来伤害，则不应无条件为其保密。

3）医疗保密以不损害社会利益为条件。如果为患者保密会带来必然的损害社会利益的后果，则应以社会利益为重，拒绝患者的保密要求。

4）医疗保密以不违背现行法律法规为条件。如果医疗保密与现行法律法规相冲突，则应放弃保密义务，与法律法规保持一致。

**3. 知情同意与医疗保密的关系**　在医疗实践中，需要处理好知情同意与保密的关系。在履行知情同意过程中，医师应注意遵守保密要求，不随意扩大知情范围，例如：未经患者同意，不随意公开患者治疗或接受试验过程中的有关情况及信息。如果将病情告知患者可能对其产生不利影响，甚至会影响救治、加重病情，应取得家属的同意而对患者暂时保密；当患者的民事行为能力受限，如意识不清等，需要将患者病情告知家属时，如果将患者某些隐私告知家属后可能影响患者的家庭关系，而不告知并不会影响对患者的医疗决策，也不会危害他人和社会利益，应为患者保密而不告知家属。

## 二、不伤害原则

### （一）不伤害原则的含义

不伤害原则（principle of nonmaleficence）是指医务人员在诊治过程中，其动机和结果均应避免对患者造成生理上和心理上的伤害,更不能人为地制造伤害。

### (二)医疗伤害的种类

依据不同标准,医疗伤害可以划分为多种类型。例如依据伤害的性质可分为正当伤害与不当伤害;依据伤害的客体可分为躯体伤害、精神伤害与经济损失;依据伤害的影响长短可分为近期伤害与远期伤害等。在临床医疗实践中,根据与医方主观意志及其责任的关系,可以作出如下划分:①有意伤害与无意伤害。有意伤害是指医务人员出于主观故意对患者的身心健康造成伤害。例如医务人员不负责任,没有采取必要的医疗措施;或者出于不义目的,为患者滥施不合适的诊治手段等。无意伤害是指非医方主观故意,而是实施正常诊治所带来的间接伤害,例如手术治疗带来的伤害。②可知伤害与不可知伤害。可知伤害是指医务人员在实施医疗措施之前通过预测评估可以预先知晓也应该知晓的对患者的伤害。不可知伤害是指医务人员虽经预测,但仍对患者造成的难以预料或无法预估的意外伤害。③可控伤害与不可控伤害。可控伤害是指医务人员在现有医疗条件下可以控制的伤害,例如严格实施无菌操作以避免患者发生感染。不可控伤害指超出医务人员控制能力的伤害,例如孕妇在医院产检过程中,发生主动脉夹层破裂导致心脏压塞,尽管医务人员全力抢救,但没有成功,患者死亡。④责任伤害与非责任伤害。责任伤害是指与医务人员的责任相关的医疗伤害,由于医务人员没有尽到应尽的职责,消极推诿、疏忽大意或过于自信等导致的伤害。有意伤害、可知可控却未加预测和控制的伤害均属于此类情况。非责任伤害指并非由医务人员的责任心不强所导致的对患者的伤害,如无意伤害、可知而不可控伤害、意外伤害等。发生责任伤害通常应追究医务人员的法律责任。对于非责任伤害,应意识到其不可避免性,通过必要的医疗手段将伤害最小化。

### (三)不伤害原则的伦理要求

为预防对患者的有意伤害或将伤害降到最低限度,医务人员应做到:①树立不伤害的意识,在医疗活动中首先想到不伤害患者,杜绝有意伤害和责任伤害,把不可避免但可控的伤害控制在最低限度,使伤害最小化;②培养为患者健康和利益着想的意向和动机,尽力提供最佳的诊治手段;③权衡利益和伤害,对有危险或有伤害的医疗措施进行评价,选择利益大于危险或伤害的措施。

## 三、有利原则

### (一)有利原则的含义

有利原则(principle of beneficence)是指医务人员的诊治行为以保护患者利益、促进患者健康、增进其福祉为目的的伦理原则。有利原则也称为行善原则。

在《希波克拉底誓言》中,明确提出并阐明了"为病家谋利益"的行医信条。2017版的《日内瓦宣言》提出:"在我被吸收为医学事业中的一员时,我严肃地保证将我的一生奉献于为人类服务""我的患者的健康和福祉将是我首先考虑的",这些都体现了有利原则。

### (二)有利原则的伦理要求

有利原则要求医务人员:①首先考虑患者的利益,做对患者有益的事,努力维护患者的生命健康,当患者利益与医师的经济利益发生冲突时,将患者的利益放在首位;②准确诊断、有效治疗,努力提高医疗业务能力,为患者提供最为准确的诊断和最为有效的治疗,通过高超的医疗技术提高患者的生命质量,满足患者的健康需求;③提供最优化服务,对利害得失全面权衡,选择受益最大、伤害最小的医学决策;④坚持公益原则,将有利于患者同有利于社会健康公益有机地统一起来。

## 四、公正原则

### (一)公正原则的含义

公正(justice)即公平、公道、正义。在人类社会发展的不同阶段,公正的内涵并不完全相同。在我国古代,公正指为人正直,行为处事不偏不倚,不含私心。例如,《韩非子·解老》中的"所谓直者,义必公正,公心不偏党也"。

古希腊时期的柏拉图（Plato）将公正视为人的一种品行，即每个人在社会中发挥其适当角色的行为。公正就是每个人按照自己的能力和地位在自己的位置上各司其职，互不越权。在柏拉图看来，公正既是一种美德，也是其他美德实现的最高境界。亚里士多德（Aristotle）将公正视为一种中庸之道，是对平均值的追求，是根据每个人的功绩和价值分配资源，是对不同人应有的待遇进行区分和判断，亦即有关方面相同的情况相同对待，不同的情况不同对待，也就是说"给人应得"。无论在西方还是中国，从法律或伦理角度，公正所强调的核心都是对人的权利的维护。

公正可以理解为相互补充的两层含义：一是完全平等，即平等对待、一视同仁，如平等对待每一位患者；二是比例平等，即根据某些因素合理区别对待，例如给予急诊患者优先救治。

公正原则（principle of justice）是指以形式公正与内容公正的有机统一为依据分配和实现医疗和健康利益的伦理原则。形式公正是指分配负担和收益时，相同的人同样对待，不同的人不同对待。在医疗实践中，此项原则是指类似的个案以同样的准则加以处理，不同个案以不同准则加以处理。内容公正是指依据某些因素来分配收益和负担，即依据什么来判断谁是应得者，应得什么，应得多少。例如，现阶段我国稀有卫生资源分配所依据的相关标准。

公正原则首先强调基本健康权人人平等，保障人们的基本医疗保健需求，即应人人同样享有。1946年7月22日颁布的《世界卫生组织宪章》规定："享有可能获得的最高标准的健康是每个人的基本权利之一，不因种族、宗教、政治信仰、经济及社会条件而有区别。"对于公民所具有的基本的合理的医疗护理以及获取健康的权利要予以保障，体现人人平等。要坚持基本医疗卫生事业的公益性，通过完善制度、扩展服务、提高质量，让社会公众享有公平可及、系统连续的预防、治疗、康复、健康促进等健康服务。在基本医疗卫生服务领域政府要有所为，将公平可及和群众受益作为医疗改革和发展的目标。同时，公正原则并非意味着平均分配，应承认非基本健康需求的合理差别，对于患者超越基本健康权的医疗需求也应予以适当满足。随着我国经济和社会发展，公众对医疗服务的质量和水平有了更高需求，对于某些超越基本医疗范围的需求，在条件允许的情况下予以满足也是符合公正原则的，能够得到伦理辩护。但此类医疗服务主要依靠市场调节，通过释放市场活力提供不同层次的医疗服务，满足不同群体的健康需求。

### （二）公正原则的伦理要求

这一原则要求医务人员：①公正地分配医疗卫生资源。医务人员既有分配医疗宏观资源的建议权，又有微观医疗资源的分配权，因此应该公正地运用自己的权利尽力保证患者享有的基本医疗和护理等平等权利的实现；②在医疗态度上平等待患，特别是对老年患者、年幼患者、残疾患者、精神病患者等要给予足够的耐心和尊重；③公正地处理医患纠纷、医疗差错事故，坚持实事求是。

**思考题**
1. 简述我国医学伦理指导原则的内容。
2. 尊重原则对医务人员的伦理要求有哪些？
3. 不伤害原则对医务人员的伦理要求有哪些？
4. 有利原则对医务人员的伦理要求有哪些？
5. 公正原则对医务人员的伦理要求有哪些？

（梁 莉）

# 第六章 | 医疗人际关系伦理

医疗人际关系是在医疗活动中所结成的人与人之间的关系,包括医患关系、医际关系、医社关系等。这些关系是否和谐,不但直接影响着医疗服务质量的提升、医务人员的工作热情,还影响着医疗机构的声誉和形象,是医学伦理学研究的重要内容。

## 第一节 | 医患关系伦理

医患关系作为医疗活动中主要的人际关系,有其内在的规定性和特殊性,不应按照处理一般人际关系的方法处理医患关系。和谐医患关系的构建,不仅需要医护人员选择和遵循合适的医患关系模式,还需要医患之间彼此尊重并维护对方的权利,切实履行自身的义务,做到爱患尊医。

### 一、医患关系的含义及模式

#### (一)医患关系的含义

美国医学史学家西格里斯特(Sigerist)认为:"每一种医学行动始终涉及两类当事人:医师和患者,或者更广泛地说,医学团体和社会,医学无非是这两群人之间多方面的关系。"在这里,作者指出了医患关系的"狭义"和"广义"两种情形。

所谓狭义的医患关系,特指医师与患者之间的相互关系。广义的医患关系,是指以医师为中心的群体(以下简称"医方")与以患者为中心的群体(以下简称"患方"),即"医方"与"患方"在治疗或缓解患者病痛过程中所建立起来的人际关系。在这里,"医方"既包括医师,也包括护理人员、医技人员、药技人员、医院管理人员及后勤服务人员等,有时甚至是指医疗卫生机构;"患方"既包括患者,也包括与患者利益相关的亲属或监护人、代理人、单位组织等。尤其是患者失去或不具备民事行为能力时(如昏迷休克的患者、婴儿等),患者的利益相关人往往直接代表患者的利益。而且,医患关系中的"患"未必就是患有疾病的人,也包括健康者,因为有求医行为的人或者说到医院的就医者如参加正常体检者、接受预防疫苗接种的儿童等,未必就是罹患疾病者,但相对于医方而言,他们可统称为"患者"。

医患关系作为一种特殊的人际关系,其实质是以诚信为基础的具有特殊契约性的信托关系。首先,医患关系以诚信为基础。一方面,医者要对患者诚信,拒绝过度医疗、防御性医疗,要尽力提供最优化的诊治方案;另一方面,患者也要对医者诚信,如实陈述病情甚至包括相关的隐私等信息。其次,医患关系是一种特殊的医疗契约关系。医疗契约关系与一般的契约关系不完全相同,例如医疗契约没有订立一般契约的相关程序和条款、承诺内容未必与要约内容完全一致、契约对患方没有严格的约束力、医方负有更重的注意义务,以及急危重症时强制的缔约义务等。再次,医患关系是一种信托关系。在这种关系中,患者由于医学知识和能力的缺乏对医师职业和医疗机构抱着极大的信任,将自己的生命和健康交托给医务人员和医疗机构。因此,这种关系不同于商品交换关系或陌生人之间的关系。

但是,医患之间的信托关系又与一般的信托关系不完全相同。从信托客体来说,在一般的信托关系中信托的客体是财产,而在医患关系中信托的客体是生命和健康;从受托权利来说,在一般信托关系中除了信托文件和法律的限制外,受托人享有以自己的名义处分财产所必要的一切权利,而在医患关系中医务人员在以自己的名义对患者的生命和健康进行管理处分时,需要经过患者的知情同意;从意愿的达成来说,在一般的信托关系中受托人管理处分信托财产必须按照委托人的意愿进行,而在医疗活动中医务人员只能按照患者和家属的意愿尽力而为,并不能确保一定能达成患者和家属的意愿。

因此,医患关系既不同于一般的契约关系,也不同于一般的信托关系,而是以诚信为基础的具有特殊契约性的信托关系。

### (二)医患关系的特点

1. **明确的目的性和目的的统一性**　在一般人际交往中,交往双方并非都具有明确的目的性。而在医患交往中,其目的明确且只有一个,即为了诊治疾病,提高患者的健康水平,而且这一目的是医患双方所共同期望的。患者就医,目的是消除或减轻自身的病痛,提高健康水平;医务人员为患者提供医疗服务,根本目的也是为了消除或减轻患者的病痛。因此,医患交往不但具有明确的目的性,而且表现出高度的统一性。

2. **利益的相关性和价值实现的统一性**　恩格斯指出:"每一个社会的经济关系首先是作为利益表现出来的。"利益是经济关系的集中表现,也是道德问题的直接根源。人们之间正是有着共同的根本利益,才可能形成统一的道德原则和规范。医患双方的利益关系是社会整体利益的反映,体现了社会整体利益的一致性,即消除疾病、维持和促进人类的健康发展。但是,由于医患双方受其他利益的影响,各自的某些利益可能出现不一致。

3. **人格权利的平等性和医学知识的不对称性**　在医患关系中,医患双方的人格尊严、权利是平等的,任何一方的人格尊严、权利受到对方的不尊重或者侵犯,都会受到医学道德的谴责,甚至法律的制裁。但是,医务人员拥有医学专业知识和技能,而大多患者对医学一无所知或一知半解。因此,医患双方在医学知识和能力方面存在着事实上的不对称性。

4. **医患冲突的敏感性和不可避免性**　由于医疗卫生服务涉及千家万户,是一个面向公众的窗口行业,社会关注度、期望值较高。但是,由于医患双方对医学知识的理解、价值观念、医疗期望等方面存在差异,加之社会对医疗卫生保健的经费投入有限,医疗机构的管理尚有待完善,医患双方的自律意识尚待加强等原因,发生矛盾或冲突在所难免。

以上表明,医患关系具有一般人际关系所不具有的内在规定性,故而在医疗活动中医务人员不应当用处理一般人际关系的方法处理医患关系。

### (三)医患关系模式

医患关系模式(physician-patient relationship model)是对不同情形的医患关系进行概括和总结的基本式样。对医患关系模式的理论分析,不能脱离医患关系的技术性即技术关系。技术关系是指医患之间在诊疗护理过程中通过技术而建立起来的行为关系,它表现在医患双方医疗技术实施过程中彼此的地位、作用等方面。不同的医患关系模式体现着医患之间不同的技术性和非技术性关系。不同的学者曾对医患关系模式给予了不同的表述。

1. **帕森斯模式**　美国医学社会学家帕森斯(Parsons),通过比较医患关系与亲子关系,认为二者有相似之处。其一,两种情况都涉及一个人(孩子或患者)受另一个被社会承认有合法社会控制权利的人(父母或医师)的社会控制;其二,在两种情况下,虽然父母或医师都必须表现出某种程度的感情中立状态,但事实上,两种情况又都充满了浓重的感情色彩;其三,两种关系都把注意力集中在相似的目标上,即在一段时间内使孩子或患者变成能力健全的社会成员。

帕森斯关于医患关系的分析,强调了疾病的社会性质和人际交往,认为疾病是对社会正常行为的偏离,必须由医师对其进行社会控制,从而突出了医患关系的不对称性,帕森斯模式为人们了解医患之间的技术关系提供了有益的启示。但是,这种模式却淡化了患者生理症状在医患关系中的作用,而生理症状恰恰是医患关系中最重要的影响因素之一,医患关系的技术性质直接与患者就医时的生理症状有关,在症状严重的情况下可以用帕森斯的不对称模式。但是,正像一些批评者指出的,这种模式并不具有广泛的适用性。其一,并不适用于所有性质的疾病。例如在慢性病的情况下,患者并不总是依赖于医师,他们有较大的自主性,对病情有较全面的了解。其二,传统的"一医一患"关系已被打破,随着社会环境的变化、医师数量及可供选择的医疗保健服务的增多,医患之间的不对称性会逐渐减弱。其三,随着医学专业分化越来越细,一个患者往往要与多个医务人员打交道,而且由于家庭成员的参与,患者对医师的依赖性也大为减弱;其四,随着健康概念的扩展,社会心理因素逐渐受到重视,心理治疗师、社会工作者等日益增多,这也使医师的控制作用逐渐减小。基于上述批评,人们分别提出了多种改进建议,其中影响较大的是萨斯-荷伦德的框架。

2. **萨斯-荷伦德模式**　1956年美国学者萨斯(Szasz)和荷伦德(Hollender)两人在《内科学成就》上发表了《医患关系的基本模式》,依据在医疗措施的决定和执行中医师和患者各自主动性的大小,提出将医患关系分为主动-被动模式、指导-合作模式和共同参与模式。

(1)主动-被动模式:在这种模式中,医患双方不是双向作用,而是医师对患者单向发生作用,医疗方案、处置措施完全由医师决定,医师的责任是"为患者做什么"。在此,医师的权威性得到了充分肯定,处于主动地位;患者处于被动地位,并以服从为前提。就医患双方的作用和能力而言,这种模式类似于父母与婴儿的关系,因婴儿无自主能力需要父母为其决定一切。这种模式适用于昏迷、休克、精神病患者发作期、严重智力低下以及婴幼儿等一些难以表达主观意志的患者。这种模式有益于发挥医师的积极性,但对于具有自主能力的患者来说则不利于发挥其主观能动性,进而可能会影响诊治效果。

(2)指导-合作模式:在这种模式中,患者被看作是有意识、有思想的人,具有一定的主动性,能够主动述说病情,反映诊治情况,配合检查和治疗。但对医师的诊治措施既提不出异议,也提不出反对意见,医师仍具有权威性,仍居于主导地位,这种模式类似于父母与少年的关系,适用于大多数患者,医师的责任是"告诉患者做什么"。这种模式与主动-被动模式相比,有助于发挥患者的积极性,提高诊治效果,也是目前普遍采用的。

(3)共同参与模式:在这种模式中,医患双方共同参与医疗方案的决定与实施。这种模式适用于具有一定医学知识背景的患者或已长期患病的慢性病患者,它类似于成人与成人的关系,医师的责任是"帮助患者自疗"。从理论上讲,这种模式是最理想的,不但可以提高诊治水平,而且有利于建立和谐的医患关系。但是,并不是所有患者都具有参与的能力或意愿,即使具有自主能力的患者也往往因缺乏必要的医学知识而难以真正实施。

萨斯-荷伦德模式是在帕森斯模式的基础上提出的,并毫无保留地接受了前者的观点,又针对不同的疾病和患者进行了详细的区分,将单一的父母-孩子关系细分成了:父母-婴儿关系、父母-儿童(少年)关系、成人-成人关系。因此,严格意义上后者并没有超越前者,仅仅做了部分调整。而且,正如其批评者指出的:"坚持认为一种模式比另一种模式好是错误的和使人误解的。更确切地说,这是一个哪种模式对某种特定情况更适用的问题。"该模式的缺陷在于它仅仅考虑了医患之间的技术差异,是依据患者对医学问题的理解能力及疾病状况构建的,而忽视了医患之间的情感互动、文化差异及患者消费观念的改变、权利意识的增长等因素所引起的医患关系的变动性及多样性问题。

尽管以上三种模式在其特定的范围内都是正确、有效的,但对大多数患者来说应当按照指导-合作模式或共同参与模式来组织诊疗。尤其是随着公众受教育程度的提高及医学知识的普及,共同参与模式将成为更为理想的模式。

## 二、医患双方的权利和义务

### (一)医方的权利和义务

1. **医方的权利**　医师和护士是医疗活动的主体。目前,我国关于医疗机构从业人员的权利与义务的明文规定,主要针对这两个群体,具体包括《中华人民共和国医师法》《护士条例》。其中,《中华人民共和国医师法》以法律的形式规定了医师的下列权利:在注册的执业范围内,按照有关规范进行医学诊查、疾病调查、医学处置、出具相应的医学证明文件,选择合理的医疗、预防、保健方案;获取劳动报酬,享受国家规定的福利待遇,按照规定参加社会保险并享受相应待遇;获得符合国家规定标准的执业基本条件和职业防护装备;从事医学教育、研究、学术交流;参加专业培训,接受继续医学教育;对所在医疗卫生机构和卫生健康主管部门的工作提出意见和建议,依法参与所在机构的民主管理;法律、法规规定的其他权利。

医师的以上法定权利,同时也是医师的道德权利。除此之外,医师的道德权利还包括要求患者及其家属配合诊治、对患者的不当行为或选择进行特殊干涉等。医师的特殊干涉权只有在患者的行为涉及自主权与生命健康权、有利与不伤害、个人利益与社会公益等发生根本冲突时才具有合理性,其目的在于限制患者某些自主权利,以确保患者自身、他人和社会的更为重要的权益免受损害。医师特殊干涉权适用的主要情形有:①精神障碍、自杀未遂等患者拒绝治疗或者想要自杀、正在自杀时,可强制治疗或采取医学措施控制其行为;②对甲类传染病和按照甲类传染病管理的乙类传染病患者进行隔离;③在进行人体试验性治疗时,虽然患者已知情同意,但在出现高度危险的情况时,医师中止试验以保护患者(受试者)利益;④危重患者要求了解自己疾病的真相,但当了解后很可能不利于诊治或产生不利后果时,医师可以根据《中华人民共和国民法典》关于"不能或者不宜向患者说明的,应当向患者的近亲属说明,并取得其明确同意"的规定,对患者进行适当且必要的告知,以实施保护性医疗。医疗机构其他从业人员的权利在此不再赘述。

**2. 医方的义务** 医师的义务是指医师应尽的责任,包括医师对患者的义务和对社会的义务两个方面。

(1)医师对患者的义务。根据《中华人民共和国医师法》《医疗机构从业人员行为规范》等,医师有以下义务:树立敬业精神,恪守职业道德,履行医师职责,尽职尽责救治患者,执行疫情防控等公共卫生措施;遵循临床诊疗指南,遵守临床技术操作规范和医学伦理规范等;尊重、关心、爱护患者,依法保护患者隐私和个人信息;努力钻研业务,更新知识,提高医学专业技术能力和水平,提升医疗卫生服务质量;宣传推广与岗位相适应的健康科普知识,对患者及公众进行健康教育和健康指导;法律、法规规定的其他义务。此外,还包括:不得拒绝急救处置;在履行告知义务时,应避免对患者产生不利后果;不得利用职务之便获取不正当利益等。具体内容主要有:①严格遵守规章制度和技术操作规程的义务。医师除了要遵守国家一般的法律法规之外,还应遵守医疗卫生管理法律、行政法规、部门规章和诊疗护理规范、常规。这是医师在诊疗服务中的最主要义务,同时也是医师应当履行的最基本职责。②如实记载和妥善保管病历的义务。病历不仅是解决医疗纠纷时认定责任有无的最直接、最有力的佐证,也是记载患者病史资料,进行医学观察、研究或提供医学证明的重要依据。《医疗事故处理条例》第八条规定,"医疗机构应当按照国务院卫生行政部门规定的要求,书写并妥善保管病历资料。因抢救急危患者,未能及时书写病历的,有关医务人员应当在抢救结束后6小时内据实补记,并加以注明。"③如实告知和说明的义务。根据我国有关法律法规的规定,医疗机构及其医务人员应当履行的告知义务包括但不限:就诊医疗机构和医务人员基本情况和医学专长等;医院规章制度中与其利益有关的内容;医疗机构及其医务人员的诊断手段、诊断措施;所采用的治疗仪器和药品等措施的疗效、副作用;手术的成功率、方法、预期效果、手术过程中可能要承受的不适,以及手术的风险等。④抢救及转诊的义务。《医疗机构管理条例》第三十条规定:"医疗机构对危重病人应当立即抢救。对限于设备或者技术条件不能诊治的病人,应当及时转诊。"抢救急危患者,是医师执业时经常会遇到的情况,如果处理不好,会影响到对患者的救治,也可能造成医疗纠纷。⑤尊重和保护患者隐私的义务。《医疗机构从业人员行为规范》规定医疗机构从业人员应当"尊重患者的知情同意权和隐私权,为患者保守医疗秘密和健康隐私。"在医疗活动中,患者主动或被动地向医护人员介绍自己的病史、症状、体征、家庭史以及个人的习惯、嗜好等隐私和秘密,这些个人的隐私和秘密应当受到保护。《中华人民共和国民法典》第一千二百二十六条规定:"医疗机构及其医务人员应当对患者的隐私和个人信息保密。泄露患者的隐私和个人信息,或者未经患者同意公开其病历资料的,应当承担侵权责任。"但是,当保护患者的医疗秘密、隐私与维护患者的生命、他人或社会的利益发生矛盾的时候,应当以患者的生命及大局利益为重,不得有损于他人、社会的利益。

（2）医师对社会的义务。医师对社会的义务具体包括:①开展预防保健的义务。主动宣传普及医药卫生知识,提高公众自我保健和预防疾病的能力;支持和参与卫生防疫和环境治理活动等。②提高人类生命质量的义务。积极开展医学遗传咨询和优生优育宣传教育及计划免疫工作,提高人类健康素质;开展关爱生命与安宁疗护的教育工作,促进社会的文明和进步。③参加社会现场急救的义务。对突发性的自然灾害以及工伤、车祸等意外事故,在需要时医师应立即奔赴现场,尽力抢救;在遇到传染病暴发或流行时,要服从组织的统一安排,积极投身防治现场和医疗第一线等。④发展医学科学事业的义务。医师应刻苦钻研新理论、新知识、新技术,具有献身和求实的精神,为促进医学科学的进步而努力。

一般来说,医师对患者和社会的义务是一致的,但也会存在矛盾和冲突。当二者产生矛盾时,医师必须首先进行多元利益的对比分析和优化选择,确保根本利益不受损害,合理兼顾多方利益;如若不顾一切满足患者会严重损害社会利益时,则要以社会利益为重,说服患者让渡个人利益维护社会利益,但同时应该最大限度降低对患者个人利益的损害,并给予适当补偿。

### (二) 患者的权利与义务

1. **患者的权利**　在医疗活动中,患者权利主要包括法律权利和道德权利,法律权利是有关法律规定的患者权利,道德权利则是一种道义上的、以道德力量来维持的权利。道德权利的实现受医务人员的道德水平、医疗卫生和医学科学发展水平等诸多客观因素的制约,脱离和超出社会现实条件,是不可能得以普遍实现的。根据我国法律法规及相关道德规范,患者享有的权利主要如下。

（1）基本医疗权:世界卫生组织（WHO）明确提出,"健康是人的基本权利",任何人都有权享有必要的、合理的、最基本的诊疗,以保障自身健康。根据《中华人民共和国宪法》第二十一条规定,保护人民健康的最根本途径就是确保公众患病时能够得到必要的、合理的、平等的、最基本的诊治。任何医疗机构或个人不得以任何理由推脱、阻碍这种基本权利的实现。《中华人民共和国刑事诉讼法》规定,即使对被判有期徒刑和拘役的罪犯,如果有严重疾病需要保外就医的,也可以暂予监外执行。这充分体现了对公民基本医疗权的尊重。

（2）知情同意权:所谓知情同意,是指在诊疗过程中,医务人员为患者作出诊断和治疗方案后,应当向患者提供包括诊断结论、治疗决策、病情预后以及诊治费用等方面的真实、充分的信息,尤其是诊疗方案的性质、作用、依据、损伤、风险以及不可预测的意外等情况,使者或其家属经过深思熟虑自主地作出选择,并以相应的方式表达其接受或者拒绝此种诊疗方案的意愿和承诺。在得到患方明确承诺后,才可最终确定和实施拟定的诊治方案。知情同意权包括知情权和同意权两个方面。知情权是指患者有权了解和认识自己所患疾病,包括检查、诊断、治疗、处理及预后等方面的情况,并有权要求医师作出通俗易懂的解释;有权知道所有为其提供医疗服务的医务人员的身份、专业特长、医疗水平等;有权查看医疗费用,并要求医方逐项作出说明和解释;有权查阅医疗记录,知悉病历中的信息,并有权复印病历等。同意权是指患者及其家属有权接受或拒绝某项治疗方案及措施。但是,在患者履行拒绝治疗权利时,医务人员应注意以下问题:其一,当患者或其家属拒绝治疗时,应要求患者或其家属在病历中签字,以示其对自己的拒绝治疗负责。其二,对于急救患者,建议患者家属慎用拒绝权并做好解释说明工作。因为医师提出的急救措施往往直接关系到患者的生命安全。家属由于医疗知识所限,不容易作出准确判断。其三,当医务人员明知患者或其家属的拒绝对患者的诊治有较大损害时,应进行充分的告知和劝解,在劝解无效时,应报告有关的负责人同意后再决定具体的处理措施。

患者知情同意的理想状态是患者或其家属的完全知情并有效同意。完全知情是指患者获悉其作出承诺所必需的一切医学信息,即通过医方翔实的说明和介绍、对有关询问的必要回答和解释,患者全面了解诊治决策的利与弊,例如诊治的性质、作用、损伤、风险等。医方使患者知情的方式一般是口头的,必要时则辅以书面文字。有效同意是指患者在完全知情后,自主、自愿、理性地作出负责任的承诺。患者或者其家属作出有效同意的必要条件是:具备自主选择的自由,患者或其家属有权随时收回、终止和要求改变其承诺;符合法定的民事责任年龄和民事行为能力。关系重大的知情同意还应遵循特定的程序,即签订书面协议、备案待查,必要时还需经过公证。此外,正确对待代理知情同意问题也是实现知情同意权的重要内容。代理知情同意的合理性和必要性取决于以下因素:①代理人受患者委托代为行使知情同意权;②特殊患者(婴幼儿患者、智力障碍患者、精神障碍患者等)或需要实施保护性医疗措施的患者,因本人不能行使或不宜行使知情同意权,而由其家属或其他适合的代理人代行此权;③代理人的意见能够真实反映患者的意志。在我国,法定代理人的顺序一般是具有完全民事行为能力的配偶、成年子女、父母、其他近亲属如兄弟姐妹、祖父母、外祖父母等。

（3）隐私保护权:医务人员的职业特点决定其有权了解患者与病症诊治有关的一些隐私,但是患者也有权维护自己的隐私不受侵害,对于医务人员已经了解的患者隐私,患者享有不被擅自公开的权利。

（4）医疗损害索赔权:在医疗活动中,因医疗机构及其医务人员违反医疗卫生管理法律、行政法规、部门规章和诊疗护理规范、常规,造成患者人身损害或财产损害时,患者及其家属有权提出赔偿要求,并追究有关人员或单位的法律责任。《中华人民共和国民法典》第一千二百一十八条规定:"患者在诊疗活动中受到损害,医疗机构或者其医务人员有过错的,由医疗机构承担赔偿责任。"

（5）医疗监督权:在就医过程中,患者及其家属有权对医疗活动的合理性、公正性等进行监督;有权检举、控告侵害患者权益的医疗机构及其工作人员的违法失职行为;有权对保护患者权益方面的工作提出批评、咨询和建议等。

（6）医疗选择权:该项权利是患者自主权的延伸,也是知情同意权的具体体现之一。不同患者的医疗服务需求不同,医疗服务应满足患者的多样化需求,尊重患者自主择医的权利,包括自主选择医院及医师、选择门诊或急诊治疗、选择家庭病床、选择治疗方式、选择转院等。

（7）社会免责权:健康是每个人的追求,患病是每个人都不愿意发生的,疾病或多或少地会影响患者的正常生理功能或心理状态,从而使其承担社会责任和义务的能力有所减弱。因此,患者在获得医疗机构的证明文书后,有权依据病情的性质、程度和对功能的影响情况,暂时或长期、主动或被动地免除相应的社会义务,免除或减轻一定的社会责任,有权获得休息和康复,并得到社会、家庭或他人的支持和谅解。

（8）照顾与探视权:在诊疗过程中,患者有权获得医务人员、护工、家属、亲友等人员的照顾,有权得到家属、同事及亲友的探视。医院有义务创造条件,维护和满足患者的这种权利。但是,这种权利要以患者及其家属尊重医务人员和遵守医疗机构规章制度为前提,尤其是在患者家属探视时,不能影响医疗机构的正常工作秩序,要按照医疗机构规定的时间、地点等探视。

**2. 患者的义务** 医患关系的维系也需要患方践行自身的义务。在医疗过程中,如果忽视了患方的配合与合作,同样不利于医患关系的和谐与维系。根据我国法律法规及有关道德规范,在医疗活动中,患者应履行的主要义务如下。

（1）保持和增进健康的义务。健康不仅是每个人的权利,也是每个人的义务,它直接关涉个人、家庭的幸福,也关涉人类种族和社会的发展。每个人都有义务保持或恢复自身健康,维护良好的健康环境,并为自己、他人和社会作出健康贡献。《中华人民共和国基本医疗卫生与健康促进法》规定,公民是自己健康的第一责任人。因此,每个人都有义务树立和践行对自己健康负责的健康管理理念,主动学习健康知识,提高健康素养,加强健康管理。倡导家庭成员相互关爱,形成符合自身和家庭特点的健康生活方式。

（2）配合诊疗的义务。在医疗实践中,要想取得对疾病治疗的满意效果,医师正确的诊断和治疗固然重要,但患者及其家属的密切配合也必不可少。因此,为了早日恢复健康,患者有义务配合医方的诊疗,如在医疗过程中,应如实陈述病史、病情、按医嘱进行各项检查并按医师的指示接受治疗等。

（3）遵守医院规章制度,尊重医务人员及其劳动的义务。为发挥医院职能,提高医疗质量和工作效率,保障正常工作秩序,患者必须自觉遵守医疗卫生机构各种规章制度,尊重医务人员的辛勤劳动,尊重医务人员的人格尊严,如住院患者不能随意离开医院,患者应该遵循医嘱等。

（4）给付医疗费用的义务。医疗费用包括诊疗、处方、检验、药品、手术、处置、住院等各种费用。从某种意义上说,医疗服务是一种特殊的商品,它并不以治疗是否有效或是否成功作为收取费用的前提,即使治疗失败,只要医务人员付出了劳动,并且尽职尽责不存在过错,在医保承担相应费用外,患者及其家属就应交纳应该承担的医疗费用,不得拒绝交费。但是,对于急危重症患者,医务人员具有强制诊疗义务,不得因患者不能及时交纳费用而拒绝治疗。另外,如果医务人员在诊疗时未尽到告知说明的义务,患者有权拒绝交纳未告知事项所产生的相关费用。

医患双方的权利和义务是多方面的,法律权利义务必然是道德权利义务,但道德权利与法律权利又有所不同。一个人尽到了自己的义务,就可以依法行使一定的权利。但一个人履行道德义务并不以享有权利为前提,不能认为没有权利就放弃责任。如果把得到某种权利作为尽义务的前提,就不是真正的履行道德义务。

## 三、和谐医患关系的构建

### （一）尊重与理解

医患之间的彼此尊重,相互理解不仅是医患交往的基础,也是化解矛盾、消除隔阂、达成和谐状态的基本原则。医疗活动作为一种人道的服务,应将人道主义精神根植于医务工作者的内心深处,以内心对患者的尊重为基础。如果没有这种对人尊重的内在精神,只是表面上或口头上的迎合,很难让人产生真正被尊重的感觉。尊重是相互的,一个人要想得到他人的尊重,必须首先自尊,一个人只有自尊才能产生提高自身修养的需要。相互尊重能够给人心理以强化作用,使交往双方因对方对自己的肯定行为而增进其与对方交往的需要。在医患交往中,只有医务人员尊重患者,患者才会信任医师。而且,对患者的尊重,还包括对其平等权利的认同。当然,患者也必须尊重医务人员的人格和劳动,必须自尊、自爱,履行自己的健康道德义务和承担相应责任,积极配合医师诊治。

理解也是加强医患沟通,协调医患关系的基础。医患双方在交往中相互传递的信息是多种多样、十分复杂的。而医患双方的内心活动又受复杂外界的影响,使动机、行为、结果常常处于矛盾的状态中。在这样一种情况下建立和发展医患关系,理解显得格外重要。医患关系的建立源于彼此利益的需要,患者需要医者的技术帮助自己康复,医者需要通过患者的配合实现自身的价值。但是,医患关系如果仅仅靠利益来维持是难以保持和谐的,和谐的医患关系需要广泛的理解和认同。尤其在彼此出现分歧、发生冲突时,更需要双方的理解,需要双方能够站在对方的立场和态度去思考问题。孔子说:"己所不欲,勿施于人。"这说明了换位思考的重要性。信任和理解是医患合作的必要条件,疾病越复杂、病情越严重、诊治时间越长,就越需要双方的信任和理解。

### （二）求同与存异

医患交往需要遵循求大同存小异、彼此相容的原则。事实上,差异性是人际交往的前提,如果两个人之间没有差异,知识、技能、立场、观点、生活习惯等各方面完全同一,那么他们之间就很难在交往中得到自我需要的满足。人与人之间只有存在差异,才有互补,只有互补才能在交往中得到自我需要的满足。医患之间正是存在知识、能力、需要等方面的差异,才有交往的必要。因此,在医患关系的调适中,我们首先应该正视差异,承认差异的存在。强调和谐,并不是要消除差异,而是要达到双方利益的一致,这种一致并不是绝对的统一。在医患交往中,双方应该看到根本目的的高度一致性,这也是医患关系与一般人际关系的根本区别。医方不应因患方提出了与自己不同的意见、想法而加以排斥,患方也不应因医方没有完全满足自己的需要而妄加指责。即使是在双方尖锐对立的观点中也应该寻找接近点,允许彼此保留相异点,这样双方的交往才能继续下去。否则,去同持异,以一方压服另一方,双方的交往就可能中断。而此时,双方所需要的就是宽容。

《省心录》云:"和以处众,宽以接下,恕以待人,君子人也。"宽容是中华民族在处理人际关系上的一种美德。医务人员应以宽容的胸怀满足患者的利益需求,以宽厚的精神去调节医患关系,这是医务人员的职业要求。患者由于身受病痛的折磨,在心理、行为等方面可能表现出异常之举,甚至提出一些无礼要求,这就需要医务人员不能像对待常人那样去要求患者。当然,宽容不是懦弱。医务人员对患者的宽容是其人格高尚的表现,是崇高敬业精神的展示,是对处于病痛折磨中患者的种种病态表现的包容,是不苛求患者在人际交往礼节方面像常人一样周全,不苛责患者言词举动的异样。宽容是一个人开朗、豁达、有气量、有自信心、有坚定意志、有远大目标和理想,为了团结人,可以减少不必要的争执,并不是怕事,也不是没有力量去反击。心理学证明,自信心越强的人,宽容度就越高。毋庸置疑,对患者的宽容和对患者无理取闹现象的纵容是有本质区别的。

在医患交往中,要做到宽容对方,需注意以下两点:其一,有理谦让。即在医患交往中应有理、有利、有节。无理不让人,是无理取闹,其结果是引起矛盾;有理不让人,可谓得理不饶人,结果是激化矛盾。可见,二者的结果是一样的,即恶化医患关系。所以,在医患交往中,无理者应该道歉认错,有理者也应该谦让,这样即使是本来较为紧张的医患关系也会得到逐步缓和。其二,严于律己、宽以待人。唐代文学家韩愈说:"古之君子,其责己也重以周,其待人也轻以约。"这句话的意思是,古代有修养的人,待人很宽厚,要求自己却十分严格而全面。在医患交往中,必须大力提倡严于律己、宽以待人的风尚,这是构建和谐医患关系的重要途径。

### (三)诚实与守信

诚实与守信即"诚信",是中华民族的传统美德,其含义是无欺、守诺、践约。它要求做到言不背实、口不违心、心口统一、言行一致、始终如一。我国传统文化历来倡导"一诺千金""言必信,行必果"。古人强调"与朋友交而不信乎?"这是重诚信的表现。北京某老字号制药企业有两句用以自律的古训:"炮制虽繁必不敢省人工,品味虽贵必不敢减物力",也就是以不偷工、不减料,诚招天下客。

对医方而言,诚信是立业之本,只有对患方诚信才能赢得更多的患者,只有得到患者的支持才能有事业的发展。当今,各行各业都免不了竞争。诚实是最好的竞争手段,守信是最吸引人的品德。"诚信"一方面要求医院应竭诚为患者服务,要做到"以患者为中心",另一方面要求医院应"承而有信",而不能"诺而不承""承而不力"。承诺必须切合实际,而不能假、大、空,否则就不能取信于民。

### (四)以德与依法

中国传统交往理念是重情轻法,人情至上,从而产生了各种行为标准和道德规范。做人要有情有义,做事要符合"人之常情"。这种传统的交往原则,有其精华之处。但"人之常情"却是个十分模糊,没有确切定义的标准。每个人站在自己的立场,有自己认为充足的情由。"公说公有理,婆说婆有理",而这"理"又都是"人之常情",常常无法判断出对错。医患关系不同于一般的人际关系,它具有鲜明的法律属性,是一种特殊的法律关系。因此,构建和谐的医患关系不仅要凭借道德规范,还必须依照有关法律法规行事,依照法律合理地享有自己的权利,履行自己的义务,用法律来处理矛盾和分歧。

然而,法律的约束力总有其"控制不到"的领域。例如,我国卫生领域相关法律除对某些传染病和特殊疾病(如躁狂型精神障碍者等)进行了明确的规定外,对于大多数患者的就医行为主要还是运用道德进行规范,需要其自觉调整不利于健康的行为,形成健康的生活方式,消除疾病,恢复健康。因此,在处理医疗关系的过程中,既要充分利用法律的手段,又要充分利用道德的手段。只有将二者有机地结合起来,才能构建和谐的医患关系。

## 第二节 | 医际关系伦理

医际关系作为医疗活动中医务人员之间的业缘关系,具有主导性与平等性的统一、协作性与竞争性的统一、差异性与同一性的统一等特点。医护关系是医际关系中最主要的表现形式,在不同的救治情形和条件下,应遵循不同的医护关系模式。和谐医际关系的构建,需要医疗卫生机构各类从业人员的共同努力。

## 一、医际关系的含义及模式

### （一）医际关系的含义

所谓医际关系，是指在医疗活动中不同医务人员之间所形成的业缘关系，包括医师与医师之间的关系、医师与护士之间的关系、医师与医（药）技人员之间，以及护士与护士之间、护士与医（药）技人员之间的关系等。医务人员是医疗活动的中坚力量，是医疗机构的主体，其技术水平、道德修养、沟通能力等综合素质的高低，直接决定着医疗机构的服务质量及服务水平，关涉医疗机构的对外形象和声誉，影响着医患关系的和谐。

医务人员作为特殊的具有高度专业性的群体，他们之间的关系与一般的人际关系不完全相同，有着其特殊的规定性，这主要表现在以下方面。

1. **主导性与平等性的统一**　在医疗活动中，由于专业分工和职责的要求，医师对医疗方案的制订具有最终的决定权，他们有权根据患者病情的需要决定检查项目、药品配伍、治疗手段等，其他医务人员甚至患者本人在实施中尽管可以提出自己的看法或意见，但一般不得擅自修改或变更，即使需要修改或变更也应征求经治医师的同意，这是捍卫医师的自主诊治权及其权威性所必须的，也是要求医师为其诊治方案负责的前提。但是，这并不是说护士、医（药）技人员只能处于服从的、被支配的地位。事实上，如果其他医务人员发现医师的诊治方案中存在不适当的问题，有权建议或要求其进行修改或变更。医师的主导作用主要是由其执业特点、岗位职责决定的，更多的是一种责任而不是权利。不同的医务人员之间并不存在地位的高低、价值的大小，或支配与服从的关系。现实的医疗活动需要各个学科之间、不同的专业人员之间密切配合，相互支持，优势互补，只有这样才能发挥医疗团队的整体合力。因此，在医疗活动中医师的主导作用离不开其他医务人员的平等合作，主导性与平等性是完全统一的。

2. **协作性与竞争性的统一**　在现代医学高度分化与高度综合的背景下，患者的诊治往往需要诸多科室的医务人员共同参与和配合，如一台手术，除了手术医师，还有护士、麻醉医师、检验医师、药剂师等多方人员共同努力才能完成，缺少了其中的任何一方，手术都难以成功实施。没有其他医务人员的配合，再高明的医师也将一事无成。但是，医疗活动中的这种协作又是以竞争为动力的。现代医学技术的飞速发展，要求所有的医务人员都不能满足于已有的知识和技能，只有在比、学、赶、帮、超的人际关系环境中，才能保持知识和技术上的先进性，否则就会跟不上与他人协作的步伐，就会被时代所淘汰。竞争的根本目的是一致的，均在于提高医疗护理质量、技术水平、科研能力，并最终为患者健康服务。当然，在竞争中也可能产生不正当的竞争现象，这无论对于医务人员之间的协作，还是对于患者都是不利的，需要正确的引导和教育。

3. **差异性与同一性的统一**　在医疗活动中，医务人员之间由于专业的不同、分工的不同，有着各自不同的工作内容和任务，每一个医务人员都应当严格按照其执业范围、执业内容开展执业活动，而不能相互替代。但是，他们之间又有着一个共同的工作目标，每一位医务人员都应以救死扶伤、防病治病为己任，为满足患者的健康需要而工作。就此而言，他们又是完全同一的，不存在根本的利益分歧，只有在确保患者利益的前提下，才能实现各自的利益追求。

### （二）医护关系的主要模式

在医际关系中，最主要的关系是医师与护士之间的关系即医护关系。在不同的历史时期，受医学发展水平及人们的医学认识能力、社会经济条件等因素的影响，医护关系存在着不同的模式。

1. **主导-从属型**　在医学史上，早期的护理工作并不具有医疗的性质，护士主要承担着为患者提供生活上的照料的职责。在近代医学取得进展后，护士作为医务人员的组成部分，承担着部分的治疗处置工作，此时护理的地位是从属于医疗的，护士的工作只是机械地执行医嘱，护士并不直接对患者负责，而仅对医师负责。医护关系是一种支配与被支配的关系。所谓"功能制护理"是指以疾病为中心，让护理工作依附于医疗，护士只是简单地执行医嘱，机械地完成分工任务，对患者的病情、疗效、心理状态缺乏全面系统的了解,影响了护理工作的协调性与连续性,经常产生脱节现象。

**2. 并列-互补型** 随着生物-心理-社会医学模式在临床的影响日益扩大,以及系统论等理论的发展,护理学作为一门独立的学科,从单纯执行医嘱的疾病护理,发展到以人的健康为中心的整体护理,因此医护关系从主导-从属型转变为并列-互补型。所谓并列,即护理与医疗两个要素之间无主次、从属之分,二者在诊治疾病的过程中发挥着同等重要的作用。所谓互补,即医护之间互相协作、互为补充。虽然护士与医师的工作重点与技术手段不同,但他们面对的是共同的患者,其医学的目的是相同的。在这种模式中,医护双方要相互尊重,共同维护患者的利益。护士应严格认真地执行医嘱,如果发现问题,及时与医师沟通、协商,以尽快解决问题;作为医师应尊重护士的劳动与意见,协助护士做好患者的心理疏导工作。医疗与护理两者密不可分,没有医师的诊断治疗,护理工作就无从谈起;没有护士的整体护理工作,医师的诊断治疗也无法落实。

**3. 相对独立型** 现代整体护理模式要求护士对患者进行评估,作出护理决策,制订护理计划,实施护理措施,而绝非单纯地执行医嘱。为保持护理工作的连续性,责任护士有权开出护嘱,让协作护士遵照执行。协作护士有权对责任护士制订的护理计划和护嘱提出修改意见。在这种模式中,护士在执行医嘱及完成整体护理活动中,具有相对独立性,就护理活动而言占有主导地位。而医师的主导地位主要表现在疾病的诊断和治疗中。

以上不同的医护关系模式各有其特点,不能简单地认为一种模式就一定优于另一种模式。在临床医疗和护理工作中,面对不同的患者、不同的救治情形和条件,各有其适用的价值。

## 二、和谐医际关系的构建

和谐医际关系的构建,不仅需要医疗卫生机构营造和谐的医院文化,形成积极向上的共同愿景,还需要医、护、技各类医务人员的共同努力和精心经营,恪守处理医际关系的基本伦理要求。

### (一) 患者至上,维护公益

《黄帝内经》指出:"天覆地载,万物悉备,莫贵于人。"坚持患者至上,维护患者的生命和健康,捍卫患者的正当权益,这是所有医务人员的共同义务和天职,也是协调医务人员之间关系的思想基础和道德要求。因此,医务人员在医疗卫生保健活动中,对于维护患者利益的言行要予以肯定、支持和帮助,而对于损害患者利益的言行要敢于抵制和提出批评。当医务人员之间出现意见分歧时,首先从患者的角度思考问题,以是否有利于患者的生命健康和医疗服务质量的提高为标准,要撇开科室、个人之间的偏见和恩怨,共同维护患者的利益。但是,在医疗卫生保健活动中,有时患者个人的利益与社会公益会发生矛盾或冲突,如稀有卫生资源的分配、对传染病患者(甚至疑似传染病患者及与传染病患者密切接触者)实施隔离等,此时医务人员应向患者或家属耐心解释或说明,希望他们服从社会公益,甚至行使特殊干涉的权利,同时应使患者的利益损失降低到最低限度。

### (二) 彼此平等,互相尊重

在维护患者利益和社会公益的共同目标下,虽然医务人员之间分工不同、有职称之别及领导与被领导之分,但是在人格尊严、身份地位上没有高低贵贱之分,彼此是平等的,不应把领导身份、技术专长作为骄傲的资本,医务人员之间只有平等相待才能形成相互的并列互补关系。在医疗活动中,每一个人都有被尊重的权利,也有尊重他人的义务,医务人员之间应当把同行视为朋友、伙伴,相互尊重,而不应当相互诋毁或猜忌。医务人员之间只有相互尊重,才能得到患者的尊重,密切合作。反之,不能正确对待自己,不尊重他人的劳动,就会引发诸如嫉妒他人、诋毁同行、搬弄是非、抬高自己等背离医德的行为,其结果必然是使医务人员之间的关系遭到破坏。同时,医务人员之间还应当拥有平等的发展机会,医院、科室领导只有为医务人员提供均等的机会才有利于调动大家的积极性。但是,平等绝不是平均主义的"大锅饭",而是公平、公正,多劳多得,按劳取酬,并应在同一起跑线上奖励和晋升那些作出优异成绩的医务人员。在平等的基础上,医务人员还要互相尊重,包括尊重他人的人格、才能、劳动和意见,保护他人隐私等。当然,强调医务人员之间互相尊重,绝不是相互吹捧,也不是搞一

NOTES

59

团和气,否则就可能形成庸俗的医际关系。

### (三) 彼此独立,互相支持

在现代医学科技背景下,任何人都不可能精通所有领域、所有学科,即使在同一门学科内也总有未知的知识和问题,面对浩瀚的知识海洋和飞速发展的现代医学科技,任何人都没有骄傲的资本。在临床工作中,医务人员之间不同的专业岗位使其工作具有相对的独立性,彼此都要承认对方工作的专业性和重要性,不要以自我为中心而认为别的学科、专业都依附于自己的学科、专业而存在。同时,在工作的相互联系中,要尽力为对方提供方便、支持和帮助,当然这种支持和帮助不能理解为无原则、讲情面,以及相互间的包庇错误和医疗差错事故等。总之,医务人员只有坚持彼此独立、互相支持才能建立良好的关系,才有利于共同目标的实现。

### (四) 彼此信任,互相协作

医务人员之间的彼此信任是互相协作的基础和前提。医务人员之间要达到彼此信任,首先要立足于本职工作,在自己的专业岗位上发挥积极性、主动性和创造性,以自己工作的可靠性和优异成绩去赢得其他医务人员的信任。同时,自己也要对其他医务人员的能力、品格等有正确评价,评价过低难以产生信任,评价过高而产生的信任也难以持久。其次,医务人员要达到彼此信任还必须加强沟通交流,将容易引起不信任的因素及时化解,而不要私下议论和张扬。唐代孙思邈强调从医之人不得"议论人物,炫耀声名,訾毁诸医,自矜己德。偶然治瘥一病,则昂头戴面,而有自许之貌,谓天下无双,此医人之膏肓也。"在彼此信任的基础上,医务人员才能产生协作的愿望和达成富有成效的合作。

医疗活动是一项群体性活动,需要不同医务人员之间的通力合作,每一个医务人员都应在为患者服务的理念下,互相支持,密切配合,勇挑重担,主动为同行分忧解难,在认真履行自己的职责的同时,分工协作,互相帮助。力避互不通气、相互推诿、互相拆台、以邻为壑、各自为政的错误倾向。特别是当同行出现差错等问题时,要从患者利益和友爱精神出发,既实事求是、客观公正地给予批评指正,更要给予善意的帮助和关心,绝不能幸灾乐祸甚至落井下石。医务人员之间要互相谅解、服从大局,友好协调,化解矛盾,决不能因为同事之间的恩怨或纠纷,而影响工作。医务人员之间的协作是医疗、教学、科研的客观需要,医疗只有协作才能提高服务质量,科研只有协作才能产出高水平的成果,教学只有协作才能培养高素质的人才。但是,医务人员之间的协作是相互的、互利的,要采取积极主动的态度,这样才能达到实质上的协作而不是表面上、形式上的协作,医务人员之间才能建立良好的关系。

### (五) 互相学习,共同提高

临床实践不仅需要医学知识,更需要临床经验,需要知识与经验的结合。医务人员之间要取人之长,补己之短,相互学习,共同提高。既要虚心学习他人的优点和长处,也要向他人无私地传授自己的业务专长和经验,做到既不故步自封,自以为是,也不垄断技术,压制他人。明代医家陈实功强调:"凡乡井同道之士,不可生轻侮傲慢之心,切要谦和谨慎,年尊者恭敬之,有学者师事之,骄傲者逊让之,不及者荐拔之。"互相学习,可以促进医务人员的博学多识,有利于开展综合性研究和疑难病的攻关;互相学习和组合,还可以产生合力而实现技术互补。总之,医务人员之间互相学习可以达到共同提高,但共同提高绝不是不允许"冒尖",而是鼓励发挥各自的技术特长、专业优势,为维护和促进人类的健康作出更大的贡献。

### (六) 求同存异,公平竞争

在医疗活动和医学科研中,不同医务人员之间可能在思想观念、工作方法、学术观点、医疗方案等方面存在或多或少的分歧,只要这种分歧不影响对患者的正确诊治,不影响正常工作的开展,便无伤大雅。医务人员之间要秉承求同存异的理念,以百花齐放、百家争鸣的科学作风,尊重他人的学术见解和学术自由,不能搞"一言堂"、唯我独尊或学术霸权,要允许不同声音的存在,包容反对的意见。也只有在这种包容、协作中竞争,才能避免针锋相对、互相攻击的竞争局面,把竞争当作动力和激励,真正建立团结友善的工作环境。

### 三、协调好医际关系的意义

正确处理医际关系,不仅是当代医学发展的客观需要,也有利于发挥医疗卫生保健机构的整体效应,有利于医务人员成才和建立良好的医患关系。

#### (一) 当代医学发展的客观需要

一个人的精力和寿命是有限的,任何人都不可能精通所有专业的知识。为了适应这种状况,一方面医务人员要尽力"以博促专",注重自己专业知识与其他自然科学的广泛结合以及与社会科学相互渗透,同时加强专业间的学术交流。另一方面不同专业的医务人员之间必须加强协作和互相配合,否则,会影响正常诊疗活动的进行和医疗质量的提高。这种协作和配合需要靠医务人员的自觉和建立在共同医学道德基础上的良好医际关系。

#### (二) 有利于整体效应的发挥

医疗卫生保健机构作为一个有机整体,其功能的发挥与每一个医务人员的积极性、主动性和创造性,以及心理状况、工作兴趣等密切相关,只有在和谐的人际关系状态下,其功能才能得以充分发挥。在和谐的人际关系状态下,再通过群体之间的互补、互助和配合,使每个人的潜力得以充分展现,从而使群体产生一种超乎个体能力简单相加的集体力,这种集体力具有任何个体所不具备的性质和功能,是一种质的飞跃。而且,这种飞跃是在医疗卫生保健机构不增加投入和人员等硬件的条件下进行的,它能够促进医疗卫生保健机构在医疗、教学、科研、预防、管理等方面的整体效应的提高。相反,医务人员之间关系紧张、松散就会矛盾丛生,是非不断,协作受阻,这样不但不会产生超乎个体能力总和的集体力,反而会增加内耗,每个医务人员的积极性也因感到压抑而调动不起来,其个人的潜力也会发挥受限。因此,要发挥医疗卫生保健单位的整体效应,提高各项工作的效益,正确处理医务人员之间的关系是至关重要的。

#### (三) 有利于医务人员的成长

医学人才的成长依赖于社会的宏观条件、单位的微观条件以及个人的主观条件。在社会的宏观和单位的微观条件中,人际关系是很重要的,尤其是单位内的医务人员之间的关系是医学人才成长的重要环境。很多真实案例说明,良好的医际关系是自己在同行中保持主动和获得信任、支持、帮助的前提,它有助于事业的进步、心理健康和才能的发挥,由此带来的积极作用成为医学人才健康成长的良好土壤。不可否认,也有少量医务人员以自我为中心,对个人得失斤斤计较,使自己与其他医务人员之间关系不够和谐,由此带来的消极作用制约了个人技术、才能的发挥,在成长的道路上设置了一个个障碍,最终可能是"英雄"无用武之地。因此,在一个整体中,不仅每个医务人员都应经常反省自己的人际关系,从组织上来说还要加强协调并促进人才流动,使医务人员能够健康成长。

#### (四) 有利于和谐医患关系的构建

在医疗卫生保健实践过程中,医务人员之间的相互联系和交往是以患者为中心进行的。医务人员之间的相互支持和密切协作,有利于患者疾病的诊治和康复,因此也有助于医患之间和谐关系的建立。相反,医务人员之间发生矛盾,出现冲突,彼此之间联系会存在障碍,行动不能很好协调,那么正常的医疗卫生保健活动将受到影响,甚至难以进行,比如后勤氧气供应不及时,手术难以进行;边缘性或复合性疾病各科相互推诿,就会延误患者疾病的诊治时机等。其结果是危及患者的生命健康,引起医患之间的矛盾或纠纷,从而恶化医患关系。所以,良好的医际关系有助于融洽医患关系的建立,不良的医际关系是引起医患矛盾和纠纷的根源之一。

## 第三节 ｜ 医社关系伦理

医社关系作为医学及其从业人员与社会及公众之间的关系,受多种因素所影响。尤其在发生医患纠纷时,不仅要充分考虑患方的感受,还应充分关注公众、媒体等社会舆论的影响,要认真、客观地面对媒体,公正地处理医患矛盾,力争得到公众、媒体的理解和支持。

## 一、医社关系的含义

所谓医社关系,是指医学及其从业人员与社会及公众之间的相互作用,是在社会发展过程中,出于对人类生命健康的维护,在医学从业人员、医疗卫生单位乃至整个医学界与社会公众、社区乃至政府之间发生的,具有道德意义的社会关系。包括以下两个层面的关系。

首先,医学与社会及公众之间的关系。一方面,医学的发展离不开社会的支持,社会及公众生命健康的需要是医学发展的动力,经济基础是医学发展的物质条件。医学研究和实践需要以人类的生命健康为中心,不断地吸纳社会各方面的意见和建议;医学研究和实践只有不断地与社会互动,才能更好地服务社会。医学科研只有以影响人类生命健康的问题为重点,不断揭示生命健康的本质、规律和理论,关注威胁人类生命健康的疾病问题,才能体现其价值和功能。而且,医学研究离不开科技的支撑,医学发展是科技不断进步的结果。在医疗实践中,医务人员只有通过不断地倾听患者的意见和反馈,才能更好地为患者提供优质的医疗服务。另一方面,社会的进步也需要医学的创新和发展,医学的创新和发展将促进人类社会的进步。医学是保障人民健康的重要手段,公众作为重要的生产力要素,其生命健康的维持离不开医学,需要医学为疾病的防治、患者的康复提供理论和技术支撑。因此,医学的发展和进步需要社会的支持和公众的理解,而社会的发展和进步也离不开医学科技的支撑,只有医学与社会良性互动,才能促进社会的健康和繁荣。但是,由于医学科技是负载价值的,其创新发展和应用需要法律和伦理的规制,否则也可能给社会及公众带来负面的作用。1997 年英国的科学杂志《自然》报道了克隆羊多利(Dolly)出生的消息后,欧洲各国及美国政府立即开展了对克隆技术的伦理学讨论。时任美国总统克林顿要求国家生命伦理咨询委员会进行一项紧急调查,以弄清该技术对伦理和法律的潜在影响。同时,禁止联邦政府向克隆人研究项目提供基金支持。这表明,医学的进步与社会发展是息息相关的。但是,医学对人类和社会的影响最终是通过人,尤其是医学从业者的作用实现的,在医疗实践中医务人员是医学活动的主体,医学与社会的关系主要通过医学从业人员与社会的关系呈现出来。

其次,医学从业人员尤其是医务人员与社会、公众的关系。一方面,医学从业人员作为社会成员的重要群体之一,其赖以生存、生活和发展的物质基础来源于社会大众,是由社会大众创造的,其自身价值的实现离不开社会大众的理解和支持,也只有在为公众服务的过程中才能实现自身的价值。医学必须深入人们的社会生活中去,从生活的方方面面为人们的健康服务,而不是仅仅局限在医院这个有限的场所中。医师也必须开阔自己的视野,更多地着眼于对有害健康的因素的研究,而不是只执着于对恢复健康的方法的探求。另一方面,医学从业人员作为专业技术人员,是医学知识的传播者和医学技术服务的提供者,社会大众生命健康的维护需要医学从业人员的知识和技术支撑,人类生命质量的提升、疾病的防治和康复离不开医学从业人员的努力和奋斗。就此而言,医学从业人员只有与社会大众保持和谐、融洽的人际关系,才能更好地彼此促进和发展。

此外,医社关系还表现在医学从业人员在为患者提供服务的同时,应考虑到患者家属、社会的利益。传统的美德论、义务论要求医务人员要不惜一切代价地救治患者,即使有一分的希望也要尽百分之百的努力,这是医务人员的神圣使命。但是,随着人类社会的进步和高新医疗技术的应用,相对于人们的卫生健康实际需求,卫生资源日显不足。人们逐渐认识到不仅要重视生命的神圣,还要重视生命的质量和价值,并提出了许多提高生命质量和生命价值的伦理问题,例如先天性残疾并存在严重缺陷的新生儿是否有治疗的意义? 某些不可逆转的濒死患者是否应不惜代价救治? 面对这一系列的问题,如果医务人员仍囿于传统的医学人道主义,把自己的责任定位于救治一位普通的患者,势必影响公众的社会利益及后代人乃至全人类的长远利益。因此,在当代医学已发展成为庞大的社会事业的情况下,医务人员应当改变以往医师与患者之间的线性关系,在对某一位患者负责的同时,也要考虑其他患者及公众的利益,既要承担起对患者的责任,也要负起对社会的责任,既要重视医疗行为的动机,也要重视医疗行为的效果,要将生命神圣、生命质量和生命价值有机地统一起来,而不能完全舍弃与患者相关者的正当利益。医学从业人员的天地绝不应仅仅在病房里,应当走进社区,走进家庭,与社会建立更加密切的关系。

医社关系的和谐受多种因素的影响,其中媒体的宣传报道至关重要。对医学从业人员正面的、积极的报道有利于树立医者的良好形象,促进医社关系的和谐,负面的、消极的报道则可能影响社会大众对医者形象的认同和评价,甚至不利于和谐医社关系的构建。这就需要医学从业人员增强自律意识,杜绝行业不正之风,在学好专业知识和医疗技能的同时,还要学会处理与社会大众包括媒体之间的关系,将积极向上的姿态展示给公众和媒体。尤其在发生医患纠纷时,要认真、客观地面对媒体,公正地处理医患矛盾,以得到媒体的理解和支持。

## 二、医学职能的社会化

随着社会经济的发展,物质生活水平的提高和人们预防保健意识的逐渐增强,人们已不满足于丰衣足食,开始注重精神享受、营养保健。人们追求的目标已不仅是单纯的躯体健康,健康的心理、和谐的社会关系及延长健康预期寿命越来越受到重视。医学已从传统的以治疗为中心转向以健康为中心,这将使医学的服务对象不再限于有病的人,而是包括患者、亚健康者及健康人在内的一切人类个体和群体,医学知识将渗透到社会生活的各个方面,每个人都有权利和需要得到基本的医疗卫生服务。而且,医学的服务职能将更加广泛,如医疗美容、减重等都将成为医学的职能,甚至诸多的社会偏离行为如酗酒、暴力等也可能被解释为医学问题,用遗传、基因的概念去分析。正如《健康社会学》一书的作者沃林斯基(Wolinsky)所指出的:"医学正在成为一个主要的社会控制机构。医学正在把法律和宗教的传统机构撇在一边,……正在变成新的真理宝库,……医学成为权威机构这件事,不是靠医师手中所掌握的或能施加影响的政治权力,而是靠把大部分日常生活'医学化',靠把医学和'健康''有病'的标签贴在人类生活中日益增长的部分而完成的。"社会生活的医学化趋势必然导致医学服务对象的增多,医患关系将不再专指医务人员与患者之间的关系,一切具有医疗卫生需求者或可能被认为具有医学问题者与医方所发生的人际关系都可称为医患关系。由此,将改变传统的医患关系模式,推动医患关系向多元发展。尤其在预防性医疗服务领域,具有医疗服务需求者不会像处于疾病治疗状态时的患者一样对医师具有高度的依赖性。相反,由于他们并非真实的患者,他们就没有明确的义务感和求医心态去遵守医师推荐的方案。同时,由于预防性医疗服务的目标通常针对的是社会群体,并不具体到某个人。因此,在大部分预防性医疗服务情形中,几乎不存在患者对预防性医疗服务提供者的技术性依赖,这样医务人员必须极大地依靠说服力来进行工作,从而改变了传统医患关系中医者主动-患者被动的人际关系。

## 三、医社关系的理想模式

和谐的医社关系不仅是社会的需要,更是医学本身的需要。医学的目的是促进健康,减少病痛,提高人类生命质量,就此而言,医学是最有温度的科学,以人的生命和健康为中心是医学的本质要求,人文关怀是医学的内在价值。因此,医学的目的和职能,与社会及公众的利益诉求是完全一致的,提高生命质量,促进健康幸福,维持生命的延续和繁衍是人类一切活动的终极目标。而这一目标的实现,就需要医学从业人员对医学专业精神的坚守和追求,通过医学从业人员的艰辛探索,不断提高医学科技水平,规范医学科研行为,避免医学科技的负面效应和滥用,切实维护医学的纯洁和神圣,也只有这样才能使医学造福于人类。但是,由于科技发展水平的限制,医学科技探索、医疗卫生服务具有一定的不确定性和风险性,面对异常复杂的疾病,医学科技并非万能,尤其临床诊疗与经验密不可分,带有经验性和局限性,目前尚有诸多无法解决和治愈的疾病。这就需要公众理解医学、支持医学的研究和发展,自觉为医学科技的创新提供力所能及的贡献,包括作为受试者参与生命科学和医学研究、积极配合疾病的防控和流行病学调查,自愿无偿捐献血液、器官及遗体,在诊疗效果不理想时保持客观、冷静的态度,科学、理性地对待而不求全责备等。

总之,理想的医社关系应当是公众理解医学、尊重医学从业人员的劳动和尊严、支持医学科技的研究和发展,以及医学从业人员坚守专业精神、捍卫医疗卫生行业的荣誉与崇高、积极促进医学健康发展的良性互动,是能够满足人们期望的、和谐的医社关系。

**思考题**

1. 为什么说医务人员不能按照处理一般人际关系的方式处理医患关系?
2. 如何理解和谐医际关系的构建需要医患双方与社会各界的共同努力?
3. 学习和理解医社关系对于医学生的培养有何现实意义?

(刘俊荣)

# 第七章 | 公共卫生与疾病防控伦理

公共卫生与疾病防控伦理主要关注和研究政府、公共卫生机构以及医疗机构等在预防疾病和损伤、促进人群健康等公共卫生与疾病防控方面的行为规范，侧重社会的整体价值和群体健康，从宏观方面探讨公共卫生与疾病防控领域中的公平、社会公正和人权等问题。公共卫生与疾病防控伦理还关注突发公共卫生事件、传染病防控、慢性病的防控、职业病的防控、地方病的防控等领域，重视公共卫生与疾病防控伦理有利于更好地推动公共卫生事业发展，促进全人群健康。

## 第一节 | 公共卫生伦理

公共卫生伦理是运用伦理学的理论、原则和方法，探讨和解决公共卫生工作中的实质伦理和程序伦理问题，预防疾病和损伤、促进人群健康的行为规范和实践活动。公共卫生实践与临床医学实践有所不同，这决定了公共卫生工作具有区别于临床工作的性质、特点和难题，同时公共卫生工作也要求处理好公共卫生事件伦理问题。

### 一、公共卫生工作的性质与特点

#### (一) 公共卫生工作的性质

公共卫生 (public health)，又称公共健康，该概念是相对于注重个体健康而言的传统的疾病治疗医学而提出的。医疗卫生事业的发展扩大了医学活动对象的范围，现代医学不仅关注个体健康问题，还给予群体和社会公众的健康以同等的关注，因而公共卫生亦可以称为人口的健康、群体的健康。1988 年，美国医学研究所 (Institute of Medicine, IOM) 在其研究报告《公共卫生的未来》(*The Future of Public Health*) 中提出 "公共卫生" 的定义，即 "通过保障人人健康的环境来满足社会的利益"。2001 年出版的《哥伦比亚百科全书》(*The Columbia Encyclopedia*) 将公共卫生定义为："公共卫生是由政府机构提供的，旨在预防疾病，促进公民身体健康的医药保健领域的公共服务。" 公共卫生服务的最终目标是保障全体公民的健康，特别是延长预期寿命。

随着细菌学知识的完善和消毒技术的普及，以及 20 世纪免疫接种技术和抗生素的发现与广泛使用，烈性传染病得到一定控制。人口的快速增长和城市化速度加快也丰富了公共卫生概念的内涵：通过有组织的教育和卫生促进活动，改善公众的身体素质和健康水平，延长寿命。预防除传染病以外的其他流行性疾病，也成为公共卫生的新目标。1916 年，第一所公共卫生学院在美国约翰斯·霍普金斯大学医学院成立，标志着公共卫生独立于医学实践。随后，美国的其他大学也相继成立公共卫生学院。这种公共卫生人才的教育模型在 20 世纪逐渐成为培养公共卫生人才的标准模式。

#### (二) 公共卫生工作的特点

**1. 工作对象的群体性** 虽然历史上有过经典的预防思想，如《黄帝内经》提出 "不治已病治未病" 思想。然而，在现代公共卫生知识形成和技术成熟之前，临床医学大多只能将出现健康问题的个体作为工作的对象。公共卫生工作则真正实现了 "不治已病治未病" 的理念，将有效预防疾病发生、促进健康的理论与方法，以具体的措施在社会层面实施，以提高全体成员的整体健康水平。公共卫生实施过程一定会落实到个体，但其关注的核心是群体的健康水平。

**2. 工作效果的统计性** 当针对个体实施疾病治疗时，无论有效还是无效，效果都只在个体层面显现。公共卫生针对群体实施干预,其结果虽然对提高大部分个体的身心健康有意义,但是最终结果只能显示在群体层面。如采用预防接种的方式预防传染病,可以有效地预防传染病在群体内流行,并以前后统计结果的对照变化验证其效果。

3. **工作过程的公众性**　公共卫生工作如果要产生实际的效果,则需要参与的公众按照专业指引,主动地参与并保持相应的行为模式且持续相当长的时间。如果没有多数社会成员的积极参与,没有全社会的共识与支持,很难实现其目标。例如开展戒烟运动,目前的研究结果显示,戒烟能降低相关疾病发病率、提高社会健康水平,这需要全体人员共同参与。

4. **工作目标的超前性**　医学从诞生开始,就重点关注已经出现在个体身上的身心痛苦,即对已经发生的问题,如何能消除或减轻其不利影响。公共卫生工作的目标与此不同,是以将来为工作导向,其目的是减少将来可能发生疾病的概率,从整体上改善群体的健康状况。

公共卫生工作的目标体现了道德关怀的超越性,所关注的是人类未来的痛楚。这种超越,前提是人类对健康和疾病的发生与发展规律的认识和控制技术的进步,从而真切地实现了人类对群体和他人将来身心健康的关切与改善。

5. **价值体现的社会性**　公共卫生的最终价值体现在社会层面。公共卫生工作的受益者是相对多数的社会成员,但不一定能确保每一个社会成员都避免受到疾病的影响。从总体看,有效的公共卫生工作确实能减少疾病的发生,提高社会成员的健康水平。

6. **目标评估的滞后性**　从工作目标的实现时点看,公共卫生工作的效果显现具有滞后性特点,该项工作具有巨大的社会、经济等效益,但并不具有立竿见影的效果。天花曾经是人类最严重的传染病之一,数千年来导致千百万人死亡或毁容。1796 年,英国人琴纳(Jenner)试种牛痘成功,最终发明了有效预防天花的牛痘疫苗。直至 1979 年 10 月 26 日,世界卫生组织(World Health Organization,WHO)在肯尼亚首都内罗毕宣布,全世界已经消灭了天花病,并且为此举行了庆祝仪式。天花是人类完全控制的第一个烈性传染病,这一成就背后的科学价值、社会影响和经济利益等,在当时是无法计算的。直到 184 年后,接种牛痘疫苗预防天花的道德价值才得以完全显现与肯定。

公共卫生价值评估的滞后性特点,在一定程度上影响着某些公共卫生工作的开展。因为并不是所有人都能以理性的态度对待公共卫生政策与活动,所以需要通过提高全民的知识水平,建立相对完善的公共卫生制度,以确保公共卫生工作的有效开展。

## 二、公共卫生工作的伦理矛盾与伦理原则

公共卫生工作的开展可能会遭遇某些伦理矛盾和伦理难题,需要识别、剖析这些伦理矛盾和伦理难题,确定破解矛盾和难题的伦理原则。

### (一) 公共卫生工作中存在的伦理矛盾

1. **政府强制与个人自由之间的矛盾**　公共卫生是政府义不容辞的责任。政府采取的公共卫生措施多种多样,比如检疫、隔离、免疫、接触者流行病学调查和追踪随访、环境治理、食品安全管理、卫生设施建设、碘盐推广、害虫和寄生虫控制、污染控制,以及某些传染病、职业病、癌症、性传播疾病、某些先天性代谢缺陷和其他遗传失调的筛查等。政府为公共健康而行使职权完成使命,也提出了重要的伦理问题:政府实施的某些强制性干预措施的合理性及其干预限度的辩护问题,以及平等对待公民的问题等。由于公共卫生代表了公共利益,与关注个体患者利益的临床医疗不同,两种利益之间的冲突是普遍存在的,尤其当政府采取上述某些强制性干预措施时,就会涉及限制公众个人的自由。显然,政府采取某些强制性干预措施和公众个人自由的限制是必要的,能够得到伦理辩护,但问题的复杂性在于政府强制与个人自由之间的关系如何平衡,以及政府强制干预和公众个人自由限制的程度如何确定。

2. **公共利益与个人利益之间的矛盾**　公共卫生工作对象的群体性和整体性特点,意味着公共卫生工作主要着眼于健康人群和亚健康人群,并以人群、社会为切入点,去探索和研究公共卫生的工作

规律,采取相应的公共卫生措施,从而使受益人数增加。目前,公共卫生服务大都是基本卫生服务,面向大众,着眼公共健康利益,这不同于普通临床医疗服务,满足患者个体防治疾病的多样化需求。而社会医疗卫生资源总是有限的,这就难免出现公共卫生与普通临床医疗在卫生资源分配上的矛盾,以及基本公共健康利益与多样化个人健康利益之间的矛盾。

3. **个人利益与他人利益之间的矛盾** 在公共卫生服务的过程中,时常会发生患者个人利益与他人利益之间的矛盾。例如,一位经性途径传播的 HIV 感染者,公共卫生工作人员对他实施单线联系,他请求不要将他感染 HIV 的情况告诉他的妻子和家人,并承诺会采取必要防护措施,防止通过性途径传播疾病。工作人员深知这位丈夫有可能把 HIV 传染给妻子,如果不将实情告诉妻子,对这位妇女是不公平的。但同时意识到如果医务人员将该情况告诉他的妻子,将损害其家庭,他可能以绝望之心去传播 HIV,报复社会,使更多的人蒙受其害。显然,在公共卫生服务中,为了维护相关他人的利益,患者个人的某些利益受到限制是必要的,但问题的关键是患者个人利益与他人利益之间的关系如何平衡,患者个人利益限制的程度如何把握。

4. **健康利益与其他利益之间的矛盾** 人们接受公共卫生服务是为了防治疾病,维护健康。但在接受公共卫生服务,维护健康利益的同时,还有其他利益诉求。例如,维护知情权、自主权、隐私权、行动自由权,追求平等对待而不受歧视等,一般情况下,维护健康利益和上述其他利益诉求是一致的,但有时难免会发生矛盾和冲突。例如,传染病患者的隔离治疗会限制患者的行动自由,流行病学调查和追踪随访会干扰人们的日常生活等。因此,在接受公共卫生服务的过程中,人们的健康利益与其他利益之间的矛盾决定着在提供公共卫生服务的过程中,应该平衡健康利益与其他利益之间的关系。

5. **眼前利益与长远利益之间的矛盾** 公共卫生工作目标的超前性与工作效果的迟滞性特点意味着,一方面,公共卫生工作的着眼点放在疾病发生之前,防患于未然;另一方面,公共卫生工作的效果往往不能马上得以体现,需要经过较长的一段时间才能显现。一般而言,公众的医疗卫生需求都是着眼于当前,基于当下罹患的疾病,为了恢复健康。大多数公众并不关注长远健康利益,或者说对长远的健康维护需求并不迫切。对于普通民众,甚至某些政策决策者来说,公共卫生就存在着平衡眼前利益与长远利益之间关系的问题。

## (二)公共卫生工作的伦理原则

2002 年,美国公共卫生学会正式提出十二条"公共卫生伦理实践的原则",这些原则指明了公共卫生的性质与特点、公共卫生机构及其从业人员的责任和义务、公共卫生方案和政策应遵循的核心价值和理念等;澳大利亚生命伦理学家辛格(Singer)也从多伦多的严重急性呼吸综合征(SARS)防控教训中总结出十条公共卫生伦理原则:个人自由原则、保护公众不受损害原则、比例关系原则、互惠原则、透明原则、隐私原则、保护社区名誉不受损害原则、提供医护责任原则、平等原则和团结原则。学者们在公共卫生伦理原则方面所做的初步工作,建构了现阶段公共卫生伦理原则的基本框架。在此基础上,结合我国的国情,概括出下面五条公共卫生伦理原则。

1. **全社会参与原则** 全社会参与原则要求公共卫生工作树立"大卫生观"。公共卫生工作应该面向社会大众,同时应该动员全社会参与。全社会参与原则是由公共卫生工作对象的群体性和整体性、工作过程的社会性和公众性等特点所决定的,该原则可以化解公共利益与个人利益之间的矛盾、个人利益与他人利益之间的矛盾,以及眼前利益与长远利益之间的矛盾等伦理难题。例如,全社会应该保护环境,每一位公民应养成良好的生活方式等,这样才能最大限度维护健康。

2. **社会公益原则** 社会公益原则,要求公共卫生工作善于平衡不同工作主体的不同需求和利益,力求使公共卫生工作在保障个人权利和利益的同时,提高社会或集体的总体健康福利。不同于临床医疗工作,临床医学工作对象往往是单个患者,单个患者的疾病得以诊治就是其工作效果。公共卫生工作的服务对象尽管有个体,但更看重群体和整体,主要着眼于健康人群和亚健康人群,其工作效果往往不能马上得以体现,需要经过一段较长的时间才能显现,而且这种效果往往不是有形的,而是无形的、效益巨大且不容易估量。公共卫生的复杂性,决定着公共卫生工作应该平衡公共卫生利益主体之间的关系,使社会公益置于优先考虑的位置,并兼顾个人权利与健康福利,个人利益服从于社会利益,局部利益服从于全局利益,眼前利益服从于长远利益。

**3. 社会公正原则**　社会公正原则,要求公共卫生工作公平合理地对待不同服务对象,所有社会成员都应获得同等的公共卫生资源。公共卫生工作不仅涉及患者个体与社会群体之间的关系,还需要处理群体中社会成员之间的关系,在处理社会成员之间的公共卫生服务关系时,需要遵循公平公正原则。因此,在公共卫生工作中,无论是公共卫生政策的制定、资金的筹措、资源的分配还是公共卫生相关信息的公开等,都要坚持社会公正原则。公共卫生应当提倡和努力赋予每一个社会成员基本的健康资源和必要的健康条件,尊重社会中每个人的基本权利,尊重社区内不同人群的价值观、信仰和文化,促进社会人群的健康。这样才能体现公共卫生对人群、社会负责的宗旨,并确保公共卫生政策的合理性和公平性。

**4. 互助协同原则**　互助协同原则,要求公共卫生工作领域内的人员之间应该互相帮助,共同发展公共卫生事业。公共卫生工作涉及的范围广,从职业病防治、环境治理、传染病防治到对研究对象的保护、免疫政策、儿童健康与保护、供水系统安全、食品安全和药物安全、禁烟、精神卫生、健康教育、预防和控制地方病等,牵涉的人员也多,要完成一项公共卫生工作,不同领域中的人员之间必须互助与协作。一方面,公共卫生机构应该加强人员招募与培训,由具有专业知识的人员从事相关工作;另一方面,公共卫生机构及其从业人员也要学习如何与政府、媒体、社区、医疗保健机构等部门协同工作,为完成公共卫生任务、建立公众信任机制而努力。

**5. 信息公开原则**　信息公开原则是指尊重公众的知情权与保证信息及时公开透明,建立和维持人们对政府的信任。在公共卫生工作中,要尊重公众的知情权,政府应做到信息透明,以获得社会公众的信任,尤其在突发公共卫生事件的处理过程中,国家建立突发事件应急报告制度,任何单位和个人对突发事件不得隐瞒、缓报、谎报或者授意他人隐瞒、缓报、谎报。国务院卫生行政部门负责向社会发布突发事件的信息,必要时,可以授权省、自治区、直辖市人民政府卫生行政部门向社会发布本行政区域内突发事件的信息。信息发布应当及时、准确、全面。但是,一般临床医疗工作仅关涉患者个人疾病的诊治,而公共卫生涉及社会群体内部成员之间关系,在信息公开的同时要注意尊重患者的隐私权,不得泄露和利用患者的隐私,不应该任意剥夺患者行动自由的权利,不能歧视患者。再如,为了公众健康利益,可以在一定程度上侵犯个体权益,但其前提必须是采取的公共卫生行动有效,且侵犯不可避免、必要和合理,同时尽可能确保侵犯的性质最轻、程度最小、时间最短。这就要求公共卫生工作严格掌握标准,最大程度保护个体权益,不能以维护公共健康利益为借口,忽视与践踏个体人权。

### 三、突发公共卫生事件伦理

突发公共卫生事件不仅给常规的公共卫生体系带来巨大挑战,同时在应急处置过程中也会面对一些伦理困境。处理突发公共卫生事件需要结合治理中的特点,确定应急处置的基本伦理原则。

#### (一) 突发公共卫生事件的概念

突发公共事件(public emergencies)是指突然发生,造成或者可能造成重大人员伤亡、财产损失、生态环境破坏和严重社会危害,危及公共安全的紧急事件。突发公共卫生事件是突发公共事件中的特殊类型。《国家突发公共事件总体应急预案》规定,突发公共事件根据发生过程、性质和机理,主要分为四类:自然灾害、事故灾难、公共卫生事件和社会安全事件,其中的公共卫生事件主要包括传染病疫情、群体性不明原因疾病、食品安全和职业危害、动物疫情,以及其他严重影响公众健康和生命安全的事件。依据此规定,突发公共事件按照其性质、严重程度、可控性和影响范围等因素,一般分为四级:I级(特别重大)、II级(重大)、III级(较大)和IV级(一般)。

#### (二) 突发公共卫生事件的特点

**1. 突发性**　对突发公共卫生事件发生的时间、地点、暴发方式、程度等,人们往往都难以准确把握。

2. **复杂性**　当突发公共卫生事件发生后,其影响表现在诸多方面,处理解决起来非常不易。如果处置不当,可能导致损失扩大、影响范围扩大,甚至发展为社会问题。

3. **破坏性**　突发公共卫生事件不仅会带来直接的人员伤亡和财产损失,还会对人们造成强烈的心理冲击,进而导致社会生活各个层面的损失。

4. **持续性**　在人类历史上,突发公共卫生事件时有发生,并未杜绝。就某个具体的突发公共卫生事件而言,一旦发生,一定存在一个持续的过程,一般分潜伏期、暴发期、高潮期、缓解期、消退期几个阶段。

5. **可控性**　人类基于已有的知识、经验和技术,通过努力可以一定限度地降低突发公共卫生事件发生的频率和次数,减轻其危害程度,使之不超出一定的范围。这是人类在认识与改造自然方面进步的必然结果与重要标志。

### (三) 处置突发公共卫生事件的伦理要求

1. **预防为主、防治结合**　当突发公共卫生事件发生之后,给予受害者及时有效的治疗,是基本的伦理要求。尽管突发公共卫生事件不可能完全避免,且发生之后将带来更多的问题,但还是应该建立相对完备的机制预防其发生,或在发生后及时控制其影响范围与程度,这是更重要的伦理要求。"预防为主、防治结合"是处置突发公共卫生事件的重要伦理要求。只有积极预防、常备不懈,才能最大限度减少突发公共卫生事件带来的不利影响。

2. **政府责任第一、个人义务并行**　在现代社会,应对公共卫生事件的主要责任者是政府及其相关部门。政府负有领导调度、制定预案、监测和预警、决策、指挥、信息通报、资源储备与调配、经费筹措、急救医疗网络建设等系列责任。政府相关部门应通力协作,引导公众行为,指导社会预防。涉及事件的个人,应承担对自己和他人的健康义务。例如传染病感染者和疑似患者、密切接触者,应当配合进行相应的医学隔离治疗与观察措施,并主动采取避免传染的卫生行为。政府和个人共同负责,形成互补。

3. **患者利益第一、兼顾医者利益**　突发公共卫生事件发生后,医务人员必须根据预案或安排,在严重威胁自身健康的突发事件面前,冲锋在前,切实负起对患者和公众的责任,给予受害者以最佳的救治,最大程度地保障受害者的健康和生命安全。在保障患者利益的同时,应最大程度地保障医务人员不因本职工作而导致身心健康问题,或者出现其他方面的损失。首先,应确保医务人员有足够的卫生防护措施。医务人员是突发公共卫生事件应急处理的主力军,其在应对过程中承担着极大的风险。如果医务人员因其职务行为而受损害,全社会将失去有效的防护机制。其次,对确实遭遇不幸的医务人员,政府应给予本人或家属优抚与补偿。

4. **集体利益第一、兼顾个人利益**　集体利益与个人利益是辩证统一的,而且集体利益高于个人利益,必要时个人应为集体利益作出不同程度的牺牲。在突发公共卫生事件中,有时为了保全公众的最大利益,个人应放弃自己的部分甚至全部利益,尽自己努力防止突发事件负面影响的扩散;在处理突发事件时,个人有义务和责任,自觉地接受和配合有关部门采取的必要紧急措施。

当然,在这一过程中,个人的基本权利应该得到尊重与保护。如对感染者、疑似感染者、密切接触者,采取隔离治疗与观察等措施时,应提供足够的生活便利,采取有利于其及早治愈和恢复、促进身体健康的得力方案。应杜绝任何歧视、拒绝治疗和帮助等行为。

## 第二节 │ 传染病防控伦理

防控传染病始终是公共卫生工作的重要内容。20世纪中叶,人们在控制天花、麻疹、伤寒和鼠疫等传染病方面取得很大成功,但仍陆续出现诸如艾滋病、SARS、禽流感、埃博拉出血热、新型冠状病毒感染等新的传染病,而原来被人们认为已经得到控制的传染病也时有复发。这就需要我们不断加深对传染病的认识,加强对传染病的有效防控,遵循传染病防控,尤其是性病和艾滋病防控的伦理要求。

## 一、传染病的含义

传染病（communicable diseases）是由各种病原体引起的能在人与人、动物与动物或人与动物之间相互传播的一类疾病。病原体中大部分是微生物，小部分为寄生虫，寄生虫引起的疾病又称寄生虫病。法定传染病是指发现后必须按照规定及时向当地疾病预防控制机构报告，疾病预防控制部门需要及时掌握其发病情况，及时采取对策的传染病。目前，中国的法定传染病有甲、乙、丙3类，共41种。

传染病可经过多种途径传播，可由直接接触已感染的个体、感染者的体液及排泄物、感染者所污染的物体传播，此外还有空气传播、水源传播、食物传播、土壤传播、垂直传播、粪口传播等。

不同于一般疾病，传染病有病原体，具有传染性和流行性，感染后常有免疫性，有些传染病还有季节性或地方性。传染病的传播和流行必须具备三个环节，即传染源（能排出病原体的人或动物）、传播途径（病原体传染他人的途径）及易感人群（对该种传染病无免疫力者）。如果能完全切断其中的一个环节，就可防止该种传染病的发生和流行。传染病可以按病原体分类，也可以按传播途径分类。传染病的预防应采取以切断主要传播环节为主导的综合措施。不同传染病的传播环节有所不同，在防控中应具体分析、充分利用，除主导环节外对其他环节也应采取措施，更好地预防和控制各种传染病。

## 二、传染病的防控内容

传染病防控是各级疾病预防控制机构的主要业务工作内容，即运用法律、行政、技术手段消除和管控传染源、切断传播途径、保护易感人群，预防、控制和消除传染病的发生与流行。

国家通过制定有关法律，要求各级政府按照预防为主的工作方针，确定不同时期的防控重点，动员群众，整合资源，针对重点地区和重点人群，组织全社会共同参与防控工作，主要应做到以下两点。

### （一）坚持预防为主的积极防疫理念

与一般疾病相比，传染病的预防十分重要，同等重要的还有对易感人群的保护，控制其流行范围，避免社会灾难。人类通过接种天花疫苗彻底消灭天花；通过预防接种，部分烈性传染病尤其是易发于儿童的烈性传染病得到了有效的控制，明显降低了传染病的发病率。

### （二）严格执行隔离消毒措施和操作规程

传染病的危害性，除了损害患者本人的身心健康之外，还在于传染他人，形成群体感染。人类在经过了极其惨痛的教训之后，才总结出一系列预防控制传染病流行的方法。隔离和消毒是传染病管理与防治工作中最重要的环节，也是公共卫生工作者与传染病斗争的重要内容。

隔离是通过物理阻断的方式，防止传染病扩散。隔离包括三种：一是对传染病患者的隔离，即将已经确诊的具有传染性的患者进行隔离治疗；二是对疑似传染病患者的隔离，即在传染病流行期间，将疑似传染病的患者进行隔离观察；三是对医务人员的隔离，即对与传染病患者、疑似患者、传染病动物、疑似动物接触的医务人员，也必须采取必要的隔离措施。

消毒主要是采取有效措施杀灭传染病患者可能散播的细菌、病毒或其他传染源，对象包括居住的场所、日常用品、排泄物、分泌物、接触使用过的医疗器械等。与传染病接触的医务人员，在离开病区时，必须采取消毒措施，避免将传染源带出病区。

公共卫生工作人员和医务人员必须以高度的道德责任感，按照科学的方法做好各种预防措施，绝不能因自己的疏忽，给公众健康带来威胁。

## 三、传染病防控的伦理要求

在传染病防控中应遵循的总的伦理要求包括：积极开展传染病的防控，对广大群众的健康负责；认真做好传染病的监测和报告，履行其道德和法律责任；尊重科学，秉持奉献精神；尊重传染病患者的人格和权利；勇于克服困难，秉持献身精神等。对于一般性传染病防控、性病防控和艾滋病防控的伦理要求又各有侧重。

### （一）一般性传染病防控的伦理要求

**1. 尊重传染病患者的权利**　在人类历史上，传染病患者曾经被视为灾星，在当今社会，传染病患者也容易受到歧视和排挤，有时甚至发生惨剧。医务人员应该认识到传染病患者是传染病的受害者，任何指责、歧视、排挤传染病患者的做法都是错误的。在工作中，公共卫生工作者应尊重传染病患者及疑似患者的各项正当权益。

**2. 遵守国家法律规定**　我国已经建立传染病防治体系，用以及时发现、隔离、治疗各种传染病。相关的医务人员应按照国家法律规定，及时发现、报告疫情。这既是法定义务，又是最基本的公共卫生道德要求。

### （二）性病防控的伦理要求

**1. 尊重性病患者，消除其心理顾虑**　部分性病患者因性关系混乱而染病，尽管患者本人并没有故意染病，但该类患者往往承受巨大道德与舆论压力，他们既担心治疗的时间、费用、后遗症等问题，又担心亲戚朋友知道真相后自己难堪、受歧视，更担心传染家人，内心充满恐惧、后悔、自责、焦虑不安等负面情绪。公共卫生工作者在处理相关事务时，应与对待一般传染病患者一样，热情、细致、耐心、周到，维护其尊严，获得其主动配合。严禁对患者有嘲笑、挖苦、讽刺、歧视等行为。

**2. 主动采取预防控制措施，防止扩散**　性病是传染病，危害患者家人和公众的健康。公共卫生工作者和医务人员在发现性病病例之后，有责任按规定向有关机构和部门报告，还应建议患者通知其性伴侣及时到医院进行详细检查治疗。

为患者保守医疗秘密是医务人员的基本道德义务，在性病防控和治疗过程中也不例外。但保密有一个前提和限度，即不能危害他人和公众利益。因此，在性病防控和救治过程中，正确处理保密与维护他人和公众利益之间的关系十分重要。

**3. 传授正确知识，预防可能引发的心理问题**　只要采取科学措施，性病可防可治。许多患者不了解预防性病的科学方法，结果多次被感染，或患病后不主动采取预防措施，将疾病传播给其性伴侣。因此，公共卫生工作者应积极向社会宣教防控性病的知识，以及常见的、由性病引起的心理问题的调适方法，另外还应积极进行性道德、性态度、性行为等方面的知识的宣教。

### （三）艾滋病防控的伦理要求

**1. 协调艾滋病检测信息保密与公开之间的冲突**　我国实行艾滋病自愿检测制度；血站、单采血浆站应当对采集的人体血液、血浆进行艾滋病检测；采集或者使用人体器官、组织、细胞、骨髓等时，应当进行艾滋病检测；医疗卫生机构应当按照国务院卫生行政部门制定的预防艾滋病垂直传播技术指导方案的规定，对孕产妇提供艾滋病防治咨询和检测，及时采取艾滋病病毒母婴阻断措施。《艾滋病防治条例》规定：艾滋病病毒感染者和艾滋病患者有义务将感染或者发病的事实及时告知与其有性关系者；但同时规定，未经本人或者其监护人同意，任何单位或者个人不得公开艾滋病病毒感染者、艾滋病患者及其家属的姓名、住址、工作单位、肖像、病史资料以及其他可能推断出其具体身份的信息。因此，公共卫生工作者是否有义务告知艾滋病病毒感染者和艾滋病患者的性关系者可能感染的信息，是一个需要破解的伦理难题。

**2. 协调行为指导与个体保护的冲突**　有效控制艾滋病的传播需要对高危人群的行为进行指导，这是被实践证明的行之有效的措施。在对易感人群进行有效指导时，不能简单地进行道德评判，合法性与否需要司法机关或其他权威机构作出判断。

## 第三节 ｜ 慢性病、职业病和地方病防控伦理

慢性病、职业病和地方病防控也是公共卫生工作的重要内容。随着我国经济社会的发展变化，慢性非传染性疾病（简称慢性病）的患病率逐年升高，职业病和职业性损害日益突出。我国某些地区的

地方病仍需要进行积极防控。这就需要我们认清慢性病、职业病和地方病的概念、特征及防控形势，确定积极防控的伦理准则。

## 一、慢性病的防控伦理

慢性非传染性疾病已经成为严重威胁我国公民乃至全球公民健康的一类疾病。我们要深入认识慢性非传染性疾病，认清慢性非传染性疾病防控的严峻形势，遵循慢性非传染性疾病防控的伦理要求。

### （一）慢性病及其防控内容

慢性病的全称是慢性非传染性疾病，不是特指某种疾病，而是对一类起病隐匿，病程长且病情迁延不愈，缺乏确切传染性生物病因证据，病因复杂，且有些尚未完全被确认的疾病的概括性称谓。在临床实践中，具有代表性的慢性病主要包括心脑血管疾病、糖尿病、恶性肿瘤、慢性阻塞性肺疾病、精神障碍等。慢性病病程长、严重影响患者的生命质量、加重家庭和社会经济负担、严重损害社会劳动能力，也是导致死亡的主要原因，所以预防与控制慢性病十分重要。

近年来，我国的慢性病防控效果显著增强。国家已建立慢性病和慢性病危险因素监测网络；老年人健康管理和高血压、糖尿病患者管理等作为国家基本公共卫生服务免费向公众提供；国家实施脑卒中和心血管疾病高危筛查、口腔疾病综合干预、癌症早诊早治等项目。例如，2023 年 10 月，国家卫生健康委员会发布《健康中国行动—心脑血管疾病防治行动实施方案（2023—2030 年）》，明确到 2030 年建立覆盖全国的心脑血管疾病综合防控和早诊早治体系；各级医疗卫生机构的心脑血管疾病防治能力和质量进一步改善，人民群众心脑血管相关健康素养显著提升，心脑血管疾病防治技术取得较大突破；心脑血管疾病发病率及危险因素水平上升趋势得到有效控制，心脑血管疾病死亡率下降到 190.7/10 万以下。同时还明确，要"实施危险因素控制，降低发病和死亡风险""强化关口前移，创新心脑血管疾病同防同治路径"；加大基层医疗机构血压、血糖、血脂"三高共管"力度；到 2030 年，高血压、糖尿病患者基层规范管理服务率均应达到 70%，治疗率、控制率在 2018 年基础上持续提高，35 岁以上居民年度血脂检测率达到 35%；探索将冠心病、脑卒中患者的二级预防和康复治疗纳入家庭医生签约服务范围。《健康中国行动—癌症防治行动实施方案（2023—2030 年）》提出，到 2030 年，癌症防治体系进一步完善，危险因素综合防控、癌症筛查和早诊早治能力显著增强，规范诊疗水平稳步提升，癌症发病率、死亡率上升趋势应得到遏制，总体癌症 5 年生存率达到 46.6%，患者疾病负担得到有效控制。

### （二）慢性病防控的伦理要求

**1. 全面贯彻三级预防理念与措施** 三级预防是在社会层面防控慢性病最有针对性的方法。

第一级预防称为病因预防，是预防慢性病发生的第一道防线，包括三方面：一是针对个体的预防措施，二是针对环境的预防措施，三是针对社会致病因素的预防措施。公共卫生应特别关注健康的社会决定因素，即除了直接导致疾病的因素外，社会分层和条件的差异导致人们在居住、饮食、卫生和工作环境等方面的差异，并间接决定疾病在不同个体间的发生概率也存在差异。可见，社会决定因素是导致疾病发生的根源。

第二级预防称"三早"预防，即早期发现、早期诊断、早期治疗。在疾病初期采取预防措施，可有效延缓慢性病进程，提高患者生活质量，减少社会损失。这一阶段的公共卫生工作，应加强慢性病"三早"预防的知识和技术宣传普及，并通过普查、筛检和定期健康检查，以及教育公众进行自我监测，及早发现疾病初期患者，并提供及时治疗。

第三级预防称康复治疗，是疾病进入后期阶段的预防措施。由于机体对疾病已失去调节代偿能力，可能出现伤残或死亡的结局。此时应采取对症治疗，并辅以各种康复治疗，减少痛苦，延长生命，力求病而不残，残而不废，促进康复。此阶段，应通过建立公平的医疗费用负担机制和医疗服务获取机制，实现慢性病预防与控制目的。

**2. 加强对患者和家属相关知识的教育指导**　慢性病患者往往长期带病生活。他们寻求医学帮助的基本模式往往是"症状驱动式",即患者在已经不能承受疾病症状之苦时才寻求治疗,但实际上很多慢性病可以通过采取恰当的行为与生活方式控制症状,而患者及其家属因为缺失相关知识和方法而无法实现。因此,应重视第二级预防,加强对患者及其家属的相关知识教育和健康行为指导。

**3. 关注慢性病患者的心理需求并提供社会支持**　慢性病患者长期承受疾病的痛苦及多种压力,如担心失去工作能力与机会、担心个人被家庭和社会抛弃、给家庭带来负担、缺少医疗费用而失去治疗机会等。这些担心与压力本身就是值得关注的心理问题,而且还是慢性病发展变化的新的致病因素之一。所以,应给予慢性病患者足够的心理和社会支持,改善其心理状态,增强其战胜疾病的信心,分担个人与家庭的生活压力,改善慢性病患者的生活质量。

## 二、职业病的防控伦理

随着工业化、城镇化和经济全球化的不断推进,职业病危害问题也日渐突出,职业病防治形势严峻。在概念上职业性损害比职业病更宽泛。我们要正确认识职业病及职业性损害,遵循职业病防控的伦理要求。

### (一) 职业病及其防控内容

《中华人民共和国职业病防治法》(以下简称《职业病防治法》)规定,职业病是指企业、事业单位和个体经济组织的劳动者在职业活动中,因接触粉尘、放射性物质和其他有毒、有害物质等因素而引起的疾病。职业病的构成有四个条件:①患病主体是企业、事业单位或个体经济组织的劳动者;②必须是在从事职业活动的过程中产生的;③必须是因接触粉尘、放射性物质和其他有毒、有害物质等职业病危害因素引起的;④必须是国家公布的职业病分类和目录所列的职业病。卫生部在 1972 年首次公布 14 种职业病,2013 年国家卫生计生委等 4 部门公布的规定职业病共有 10 类 132 种。随着社会的发展,职业病及职业性损害越来越多。这与人类对自然的控制和改变程度密切相关,例如大工业生产中有毒有害因素增多,以及精细的职业分工等。上述法定职业病是严格意义上的职业病。

广义上说,凡是因特定职业活动引起的特定疾病也应予以关注,如长期强迫体位操作,局部组织器官持续受压等,典型诊断如网球肘、鼠标手(腕管综合征)等。广义的职业病,是公共卫生问题,也可以通过恰当的公共卫生工作预防和控制。

职业病防治事关劳动者的身体健康和生命安全,事关社会的经济发展和稳定大局。随着政策调整、经济发展和科技进步,我国在职业卫生领域取得了长足发展,但也存在一定问题。自《职业病防治法》实施以来,我国职业病防治体系逐步健全,相关宣传更加普及,全社会防治意识不断提高,有效控制了职业病的增长。工业化进程的不断推进为实现后工业化时代的职业病防控目标提出了新的要求。

第一,以《国家职业病防治规划》为指导,推进职业病防治体系建设。建立健全用人单位负责、行政机关监管、行业自律、职工参与和社会监督的职业病防治工作格局。

第二,对于煤炭行业、有色金属行业等职业病高发行业,以及职业性耳鼻喉口腔疾病、物理因素所致职业病、职业性传染病等相关职业人群,需进一步增强职业病防治法律意识,普及职业病防治知识,改进生产工艺,增强用人单位的职业危害防治观念。

从公共卫生实践的角度看,在概念上职业性损害比职业病更宽泛,所有在生产过程、劳动过程和生产环境中存在的各种职业性有害因素对劳动者健康产生的危害,均可称为职业性损害。

### (二) 职业病防控的伦理要求

**1. 坚持"预防为主、防治结合"的工作态度**　职业病预防重于治疗。随着相关知识的增长和技术的进步,相当一部分职业病已经有了成熟的预防方法。公共卫生工作者应以《职业病防治法》为指导,贯彻"预防为主、防治结合"的职业病防治方针,积极主动地宣传职业卫生知识和技术,加强对特定职业劳动者的健康保护。

**2. 坚持"深入一线、监督指导"的工作方式**  公共卫生工作者要深入一线,从相关劳动场所的设计审查、竣工验收,到开工后的经常性监督检查;从对相关劳动者进行培训和职业病预防行为指导、及时开展体检,到发现职业病问题后及时报告与进行治疗,都要开展第一手工作,取得第一手资料。既对生产单位又对劳动者进行监督和指导。另外,公共卫生工作者还应对社会发展中新出现的职业病问题开展研究,以深化对职业病的认识,促进职业病预防与控制工作。

### 三、地方病的防控伦理

我国的地方病问题不容忽视。地方病防控是健康中国的重要行动之一。我们应明确地方病的概念以及防控内容,明确地方病防控的伦理要求。

#### (一) 地方病及其防控内容

地方病又称水土病,是由水源、土质等原因引起的具有地域性的疾病。其特点是发生在某一特定地区,同特定自然环境密切相关,在一定地区长期流行,且有一定数量的患者表现出共同的病症。在中国分布较广泛的地方病有碘缺乏病、水源性高碘危害、地方性氟中毒、地方性砷中毒、大骨节病和克山病等。

地方病主要分为化学元素性、自然疫源性、与生活习惯相关性和原因未明性地方病四大类。化学元素性地方病病因是当地水或土壤中某种(些)元素或化合物过多、不足或比例失常,再通过食物和饮用水作用于人体所产生的疾病。其中元素缺乏性地方病主要是碘缺乏病、地方性克汀病等;元素中毒性地方病主要是地方性氟中毒、地方性砷中毒、地方性硒中毒、地方性钼中毒。自然疫源性地方病病因为微生物和寄生虫,是一类传染性的地方病,包括鼠疫、布鲁氏菌病、乙型脑炎、流行性出血热、血吸虫病、疟疾、棘球蚴病等。与生活习惯相关性地方病主要是燃煤污染性地方性氟中毒、砷中毒和大量饮用砖茶导致的饮茶型氟中毒。原因未明性地方病主要是大骨节病、克山病等。

近年来,我国的地方病流行趋势得到有效控制。截至 2021 年底,全国 2 799 个碘缺乏病县、379 个大骨节病病区县、330 个克山病病区县、171 个燃煤污染型氟中毒病区县、12 个燃煤污染型砷中毒病区县、122 个饮水型砷中毒病区县或高砷区县均达到控制或消除标准。

根据《"健康中国 2030"规划纲要》《健康中国行动(2019—2030 年)》《关于实施健康扶贫工程的指导意见》,我国依法全面落实地方病防治措施,建立了与经济社会发展水平相适应的长效工作机制,加大贫困地区地方病防控工作力度,稳步推进地方病控制和消除工作,巩固防治成果,持续控制和消除重点地方病危害。为充分发挥卫生行政部门、疾病预防控制机构(包括地方病防治机构)、基层医疗卫生机构和医院在地方病预防控制工作中的作用,明确各相关单位的职责、任务和工作内容,规范防治工作流程和考核标准,提高防治效果,有关部门制定了《地方病预防控制工作规范(试行)》(以下简称《规范》)。

《规范》围绕碘缺乏病、水源性高碘危害、地方性氟中毒、地方性砷中毒、大骨节病和克山病等,从机构、职责和人员,工作计划和实施方案,监测与调查,干预与管理,信息管理,能力建设,综合评价 7 个部分对卫生健康行政部门、疾病预防控制机构、基层医疗卫生机构、医院的职责、任务和基本工作流程进行了规定。

各地在实施《规范》过程中,要紧密联系地方病相关规划、方案,有效衔接预防和治疗等各环节,分工协作,各负其责,最大程度地提高地方病防控效果。同时,卫生健康行政部门要与其他部门密切协作,创造有利于健康的社会、经济、生活环境,落实综合预防措施,有效控制和消除地方病危害。地方各级卫生健康行政部门可以根据《规范》基本要求,结合当地实际情况,制定本地区的地方病防治实施细则。

#### (二) 地方病防控的伦理要求

**1. 吃苦耐劳的工作精神**  地方病多发生在经济不发达,交通不方便,生活条件差,卫生保健条件落后的地区。在开展地方病的预防保健与疾病控制工作过程中,公共卫生工作者要能够吃苦耐劳,主动深入条件艰苦的地区,坚持在一线发现问题,现场指导与解决问题。

**2. 强化相关知识教育与专业指导** 地方病的预防与控制,需要生活在特定地区的每一个社会成员都了解地方病的预防与控制知识,熟练掌握相应的预防与控制技术,并采取恰当的行为方式以避免疾病的发生。因此,公共卫生工作者应广泛开展认真细致的教育与训练工作,并检查受教育者的行为表现,核实教育效果。教育与训练工作不能只走形式,而是要落实到每一个居民的具体生活之中。

**3. 加强公共卫生体制与制度建设** 在地方病发病地区,加强当地的公共卫生体制建设,才能将地方病的预防与控制转为经常性的工作。除了建立专门的地方病预防与控制体系之外,通过已有的社会体制实施公共卫生活动也十分重要。如依托已有的教育体系,强化有关知识教育和技术培训;依托已有的行政体系,强化预防与控制措施的落实;依托已有的医疗卫生体系,强化地方病的监测与治疗。

**思考题**

1. 简述公共卫生工作的伦理原则。
2. 突发公共卫生事件处置应遵循哪些伦理原则?
3. 慢性病的防控中,患者和家庭需要注意哪些伦理问题?
4. 职业病预防与控制的道德要求有哪些?
5. 地方病的预防与控制的道德要求有哪些?

(常运立)

# 第八章 | 临床诊疗伦理

临床诊疗工作是医务人员在治病救人的过程中最主要也是最重要的内容,包含了临床诊断和临床治疗两部分。临床诊断伦理是医务人员在疾病诊断各环节中应遵循的道德准则;临床治疗伦理是医务人员在治疗疾病不同方式的选择和实施中应遵循的道德准则。遵循临床诊疗伦理原则有利于医务人员充分发挥医学科学技术优势,最大程度解除或减小患者痛苦;也有利于医务人员适应新的医学模式,积极构建和谐医患关系。

## 第一节 | 临床诊疗伦理概述

临床诊疗伦理是医学伦理学课程的核心内容。面对复杂多变的临床实际问题,临床诊疗伦理在理论层面为医务人员提供了常见伦理问题的思考、分析及处理方式。它具体涵盖了对疾病的诊断及治疗过程,包括了问诊、体格检查、辅助检查及药物治疗、手术治疗、心理治疗、康复治疗等。生物-心理-社会医学模式的确立,要求临床诊疗必须以患者为中心,医务人员要将医术与医德有机融合,遵循临床诊疗工作中的伦理规范,提高诊疗水平,才能最大程度地减轻患者痛苦,促进康复。

### 一、临床诊疗伦理原则

临床诊疗伦理原则是医学伦理原则在临床实践中的具体应用,包括患者至上、知情同意、最优化和保密守信等。

1. **患者至上原则** 患者至上原则要求临床诊疗应该关注患者,而非仅仅关注疾病本身,要关注患者最为看重和需要的。对于医学应该更多地关注疾病,还是关注患有疾病的患者这个问题,西方医学之父希波克拉底早有论断:"了解你的患者是什么样的人比了解他们患了什么病重要得多。"随着疾病谱的变化,医学技术有限性的凸显,患者权利意识的增强,传统生物医学模式"以疾病为中心"的缺陷日渐明显,1977年美国医学家恩格尔(Engel)提出了"生物-心理-社会"医学模式,得到医疗行业和社会的普遍认同,这一新的医学模式核心就是以患者为中心,即关注人本身。

"患者至上"的实现,要清楚患者需要什么。根据马斯洛(Maslow)的需求层次理论,人的需要依次是:生理需要、安全需要、归属与爱的需要、尊重的需要和自我实现的需要。首先,患者是人,所以就医过程中也有最基本的五种需要;其次,患者英文表述是"patient",意指遭受苦难的人,所以解除其生理、心理的苦难,是实现"患者至上"的目标。从一项基于大量患者的调查结果来看,诊疗效果、医疗花费、个人尊严等是患者最为看重和需要的。因此,准确的临床诊断、有效的临床治疗、可负担的医疗花费、有效沟通以维护患者尊严,是临床医护人员应该关注的焦点。再次,患者多样性的需求既不能背离患者自身的健康利益,也不应与他人及社会利益产生冲突。医学是一门特殊的学科和职业,医护人员与患者之间存在知识壁垒,同时因现实中出现医患矛盾的负面影响,在具体的临床决策中,可能会出现医护人员与患者有不同的价值选择,医护人员要进行自我评估,确认诊断、治疗的方法是否以维护患者的健康为中心。

2. **知情同意原则** 知情同意原则要求临床诊疗要告知患者病情及有关信息,诊疗方案得到患者同意方可实施。美国生命伦理学专家芳登(Faden)和比彻姆(Beauchamp)在《知情同意的历史与理论》一书中指出,知情同意原则在医疗实践和医学科研两个领域有着各自独立又相互影响的发展历程。医学科研中的知情同意原则有一系列著名的法典文献,对其作出明确的阐述;医疗实践中的知情同意原则的起源则更为复杂,很大程度上是随着一系列重要的法院判决的宣告而逐步成形的。

从 20 世纪 80 年代开始,知情同意原则被引入中国,有关法律对其进行了规定。无论是具体的临床诊断抑或治疗,都要求尊重和维护患者及其家属的知情同意权。产生于西方文化背景下的知情同意原则,是美国生命伦理学尊重原则的直接体现。比较美国和中国知情同意原则的不同可见,前者更多强调个人自由,而后者更多注重家庭观念。因此,以维护患者利益为出发点的知情同意原则必须实现中国化,应当协调知情同意的个人主义与中国传统的家庭主义之间的文化冲突,实现知情同意的道德要求与中国传统伦理精神的契合。

3. **最优化原则** 最优化原则要求临床诊疗要力争实现患者利益的最大化。正如胡弗兰德《医德十二箴》所言:"应尽可能地减少患者的医疗费用。当你挽救他生命的同时,又拿走了他维持生活的费用,那还有何意义?"临床诊疗方案的选择应该力争做到对患者而言疗效最佳、损伤最小、痛苦最轻和耗费最少。其中"疗效最佳"是指诊疗效果在当时医学发展水平上或在当地医院的技术条件下,应该是最好的、最显著的。"损伤最小"是指在疗效相当的情况下,临床工作应该力争安全度最高、副作用最小、风险最低、伤害最少。正如人们常说的:能口服不肌注,能肌注不输液。"痛苦最轻"是指在确保治疗效果的前提下选择给患者带来痛苦最小的治疗手段。"耗费最少"是指应当在保证诊疗效果的前提下,选择卫生资源耗费最少,患者、家属、社会经济负担最轻的诊疗措施。

4. **保密守信原则** 保密守信原则是指医务人员在对患者进行疾病诊疗的过程中,要时刻注意保守患者的隐私和秘密,遵守诚信的伦理准则。其中,保守隐私具体包括:一是对患者的疾病史、检查化验结果、疾病的诊断和治疗方法以及其他患者不愿向外界泄露的隐私,医务人员有义务保守秘密,不能随意泄露和传播,更不能作为与别人的谈资;二是患者的不良诊断和预后要注意保密,避免给患者带来刺激和心理压力。此外,发生在其他患者身上的医疗差错意外等信息,容易使患者丧失对医务人员的信任进而影响自己的治疗效果,一般情况下也应保守秘密。

患者出于对医务人员的信任和治疗的需要,将自己的内心秘密告知了医务人员,医务人员也应该同样尊重患者的尊严和权利,尽职尽责、尽心尽力地做好对患者的诊疗,不能背信弃义,更不能触犯法律和道德的底线。

## 二、特殊诊疗伦理问题

临床诊疗伦理是医务人员临床诊疗活动的价值导向,也是彰显医学初心使命的"窗口",医务人员在具体的诊疗行为中,尤其要注意正确处理有关特殊诊疗伦理问题,以避免对患者造成多样性的伤害。

### (一)避免医源性疾病的伤害

1. **医源性疾病概念** 医源性疾病(iatrogenic disease)是指患者在预防或诊治疾病的过程中,由于医学方面的原因(包括药物、诊疗措施及医者的行为和言语不当,以及错误的医学理论或试验导致的疗法等),所引起的原有疾病以外的另一种或多种疾病。

医源性疾病在世界各国的发生较为普遍,应当引起重视。但是,人们对医师的诊治工作能够引起疾病,成为某些疾病的原因往往缺乏足够的认知。

2. **医源性疾病成因的伦理分析**

(1)医源性疾病与医务人员的诊断有关:例如,医师在综合判断力有限的情况下发生的误(漏)诊。当患者出现严重焦虑导致的失眠,并伴有饮水时情绪紧张、呼吸困难,以及吹风时产生被迫妄想、需要躲在黑暗环境中才能感到安全等症状时,很容易让医师判断患者患有精神性疾病,而如果医务人员熟练掌握狂犬病发作的特点,如恐水、怕风、怕光等,就可能得到准确和及时的疾病诊断。

(2)医源性疾病与药物使用有关:医源性疾病常由不合理用药引起,有时合理用药也可发生药物不良反应,例如,对氨茶碱过敏的支气管哮喘患者要禁用氨茶碱。

（3）医源性疾病与手术有关:例如手术适应证的判断或手术方法的错误、操作失误,将导致健康组织或器官损伤,此外还有术后处理不当问题。

（4）医源性疾病与器械有关:如在使用腔道内镜或导管等技术中,引起组织器官损伤或各种并发症;以及非创伤性处理不当,如止血带使用过久、石膏绷带包扎过紧,均可造成损伤。

（5）医源性疾病与放射或理疗有关:包括 X 射线、γ 射线、核素及各种理疗方法,如使用不当、照射量过大、防护不周,将可能引起损伤。

（6）医源性疾病与用语有关:医护人员使用医学用语不恰当可能引起患者心理创伤。

（7）医源性疾病与预防措施有关:如免疫制剂使用和接种方法不当,将可能引起损伤。

**3. 减少医源性疾病发生的伦理对策**

（1）增强责任心:医务人员工作疏忽、责任心不强是引起医源性疾病最普遍、最基本的原因。有资料显示,在发生的医源性疾病中,约 80% 的医疗事故是由责任心不强导致的。

（2）遵循最优化原则:真正做到最优化,才能减少医源性疾病的发生。尤其要注意药物配伍中首选药物的最优化、外科手术方案的最优化、晚期肿瘤患者治疗的最优化等。

（3）杜绝片面追求经济收益:单纯追求经济收益是当前医源性疾病上升的一个重要原因。例如随意扩大手术范围、过量用药、过度的实验室检查和影像检查,以及部分医师的逐利思想和行为等,导致了本不该发生的医源性疾病。

（4）注重培育医务人员的同理心和道德素养:提升同理心和道德素养,才能使医师在诊疗疾病时,做到对患者关爱同情、认真负责、一视同仁、积极救治等,这对减少医源性疾病的发生至关重要。

**（二）减少药源性疾病的伤害**

**1. 药源性疾病概念**　药源性疾病（drug-induced disease）是指由于药物不当、用药不当（包括用药过量、用药不对症）、个体差异等原因所引起的疾病。药源性疾病可分为两大类:第一类是由于药物副作用、剂量过大导致的药理作用或由于药物相互作用引发的疾病。该类疾病可以预防,其危险性较低。第二类为过敏反应、变态反应或特异反应。这类疾病较难预防,其发生率较低但危害性很大,常可导致患者死亡。

**2. 药源性疾病成因的伦理分析**　药源性疾病已经成为一种新的流行病,而不合理用药、滥用药是导致药源性疾病的最主要原因。不合理用药和滥用药的问题已引起世界各国的关注,各国纷纷采取相应的措施,对药物的安全和疗效进行必要的监护,实际上滥用药物是一个重要的道德问题。引起药源性疾病的原因主要有以下三个方面。

（1）医师方面的原因:医师业务生疏、技术水平低、缺乏进取心、责任心不强是不合理用药、滥用药的根本原因。主要包括:①医师忽视患者用药史及特异体质;②忽视药物相互作用及配伍禁忌;③误用药物,如把无明确治疗目的的药物任意引进处方;④用药方法不当;⑤剂量不当;⑥用药种类过多。

（2）患者自身的原因:患者在遭受疾病痛苦的折磨时,常常寄希望于药物。但由于患者掌握的医药知识甚少,对药物的性能及毒害作用了解不够,往往会发生如下情形:一是乱吃药;二是迷信偏方、迷信进口药、昂贵药;三是不遵医嘱用药。

（3）社会及经济的原因:现行药政管理制度尚不完善、药物广告虚假宣传、医药商店不需处方就可随意买到药物、医院片面追求经济效益等是社会性药物滥用的原因。

无论药源性疾病的问题是由哪种原因引起的,归根到底,这并非单纯的技术、水平问题,更大程度上是一个复杂的伦理道德问题。

**（三）避免过度医疗的伤害**

**1. 过度医疗的概念**　过度医疗是指医疗机构及其医务人员在诊疗活动中,违反诊疗规范或超越疾病本身实际需要,故意实施的不必要的诊断、治疗行为或过程。它有两个基本特点:一是所实施的诊疗项目对于该疾病是多余的、不必要的,甚至是有害的;二是作为一种行为或过程,不包括未成为实践的诊疗计划或设想。

以下行为不应视为过度医疗:①对于某些复杂和难以诊治的疾病,要求进行必要的重复检查才能确诊的治疗;②为抢救危重患者的生命,采取的某些可能不一定有实效和十分有把握的治疗;③在别无选择的情况下,为了探索其他有效的治疗方法而选用的某些试验性治疗;④为防范某些疾病传播或病情的扩大,避免更大的风险,对患者采取某些轻微的过度诊断或治疗;⑤当下虽没有疾病征兆,但为预防病症发生而采取的某些治疗;⑥疾病虽已治愈,但为了防止复发或预防某些并发症的产生而给予的治疗。

**2. 过度医疗的伦理分析** 过度医疗的形成与医疗保健服务的特点密切相关。例如:疾病发生发展及诊治效果的不确定性,增加了医患双方的风险防范意识;患方对医学知识的匮乏及其在医患关系中的被动地位,使其无法对医方进行有效的监督;医方作为医疗服务的提供者,又是医疗需求的决策者和实施人,有可能人为地制造医疗需求等。

过度医疗主要表现为以下情形:①对某种疾病的诊断措施超过了其实际需要,超越了学术界公认的可行的适宜的诊断方法和手段;②采用了超常规的、多余的、无效的,甚至有害的治疗方法和手段,如扩大手术指征和手术范围、放宽放疗和化疗的标准、盲目地采用生物治疗等;③诊治费用超过了医学界公认的诊治要求的一般标准;④超越了特定患者体力和财力的承受度;⑤对属于正常生理范围的现象,或虽有异常但这种异常可以通过自身调节很快得以恢复正常的现象进行医疗干预;⑥对某些死亡征兆已经很明显或死亡不可逆转的患者仍进行挽救生命的无效治疗等。

对过度医疗的理解,一般来说,需考虑以下因素:①医疗机构及其医务人员在诊疗活动中违反诊疗规范或超越疾病本身的需要,实施了不必要的检查和治疗;②对患者有损害,包括财产损害、人身伤害和精神损害;③过度医疗行为与患者损害之间存在因果关系;④医疗机构及其医务人员有主观故意,即明知医疗行为过度而仍然实施。

过度医疗不但增加了患者的经济负担,造成卫生资源的浪费,而且有可能给患者带来不应有的痛苦与不适,影响医疗机构的信誉,引发医患矛盾。

**3. 过度医疗的伦理对策**

（1）提升医务人员的医学道德素养:实施过度医疗与医务人员的医学道德素养存在着内在的必然联系。防范过度医疗的伦理对策应该从提升医务人员的医学道德素养入手,使医务人员诚信待患、以人为本,在实践中自觉杜绝过度医疗。

（2）加强对医务人员的道德评价和监管:医疗机构应该把医务人员的医德作为考核的重要指标,通过建立医务人员医德档案、公开评价指标和考核办法、自觉接受监督等方式不断强化对医务人员的评价和监管,打造一支医术高超、医学道德素养过硬的医疗队伍。

（3）强化医疗机构的社会公益责任:加强医疗机构社会公益责任的评价管理,使医疗机构能够及时发现自身在服务中存在的问题和不足,并针对现存的问题进行整改,确保医疗机构社会公益责任的有效落实。

（4）完善医疗监督体制机制:完善医疗监督体制机制要从明确监督主体、规范监督制度、落实监督职责等层面进行。

**（四）避免无效治疗的伤害**

**1. 无效治疗的概念** 无效治疗(futile treatment)是指在现有医学科学技术条件下已经失去治疗价值,不可能达到治疗目的的治疗措施和行为。

尽管医学进步很快,但人类对很多疾病仍然知之甚少,无效治疗的情况在医疗实践中仍屡见不鲜。无效治疗分为四类:①生理无效。即如果一种医疗干预不能达到预期的生理效果,那么,就可以判定此种医疗干预无效。例如,当心肺复苏不能使自主心搏恢复时,就是心肺复苏无效。②临床无效。即尽管对患者提供某种医疗干预,但患者还会在不久的将来(几天或者几周)死亡。例如,有些心搏停止的患者在实施心肺复苏后虽能恢复自主心搏,但仍未能长期存活,则判定为心肺复苏无效。③致命性疾病无效。即患者所患疾病是致命性的,即使进行了医疗干预,患者也在不久(几周或者几个月,但不超过一年)死亡。例如,通过心肺复苏使晚期肝硬化患者恢复自主心搏,甚至可以出院,但其由肝病所决定的短期寿命不会改变,因为心肺复苏对晚期肝硬化不会产生任何效果,即心肺复苏无效。④质量无效。即如果医疗干预不能给予可接受的生命质量改善,那么,这种医疗干预就是无效的。例如,持续性植物状态患者获心肺复苏治疗后虽可长期存活,但这种生存状态仍不能为人们接受,仍属心肺复苏无效。

**2. 无效治疗的伦理分析** 临床上的无效治疗分为完全意义上的无效治疗与治病救人意义上的无效治疗。完全意义上的无效治疗指医方能够给予的旨在消除疾病、减少患者痛苦、促使恢复健康等所有的医疗措施都无实际意义,它是终止治疗、放弃治疗的医学前提。

无效治疗概念是针对过度治疗而提出的。在当代社会,医学伦理学界重视患者的自主权,认为只有患者或其代理人才有资格决定是否采用生命维持疗法。在此背景下,无效治疗概念应运而生,其主要目的在于对抗过度治疗现象,从而对医疗行为进行合理规范与引导。

医学伦理学界强调患者享有自主权,强调只有患者或其代理人才有权作出是否使用生命维持疗法的决定。提出并使用无效治疗概念在于克服过度治疗。

认定无效治疗的直接后果是临床医师将随之作出放弃治疗的选择。有关无效治疗的争论,就其根本来说,是医师是否有权单方面决定不给予患者某种特定治疗。

**3. 无效治疗的伦理对策** 首先,对医务人员、患者及其家属进行"优逝"教育。应从促进医务人员转变观念做起,树立"优逝"的理念,进而指导患者及其家属认识死亡权利、死亡标准和死亡尊严,放弃无效治疗并不是对患者不管不顾,而是调整治疗方向,采用安宁疗护的方式减少患者的痛苦,让患者有尊严地离开人世。其次,全面评估患者的具体病情。经上级医师或相关医疗组织认可,准确作出无效治疗的结论,防止任何差错的出现。再次,切实细致地做好与患者及其家属的沟通,力争得到患者及其家属的认同,做好患者及其家属的心理安抚,尽可能地提供各种非医疗的服务,减轻患者和家属的悲痛,警惕医患纠纷的发生。最后,医师应忠于医学科学,遵循患者利益第一的原则,不能因各种不纯动机向患者提供无效治疗。

### (五) 避免不合理的防御性医疗的伤害

**1. 防御性医疗的概念** 防御性医疗(defensive medicine)是指医务人员为降低医疗风险、减少风险责任、加强自我保护而对患者实施超出规范化诊疗常规的检查、诊断、治疗以及规避高危患者或高危诊疗程序的医疗行为。该行为作为一种诊疗过程,并非诊治疾病本身的需要,而是为构造一个完整的防御体系,以应付可能的医疗诉讼。防御性医疗行为受到公众普遍谴责,但又难以避免,可以分为两类。

第一类是积极型防御性医疗行为。表现形式是医师积极主动地为患者做各种各样非必要的检查、治疗或者邀请专家会诊,在实施医疗行为时,虽以客观的立场对待,但不轻易运用医疗干涉权加以必要合理的主观引导,甚至在知情同意的过程中,要求进行公证。

第二类为消极型防御性医疗行为。表现形式是医师对于有较大风险的危重患者,不采用实践已经成熟或正在成熟过程中的但可能具有一定风险的医疗技术,而是拒绝为他们治疗,积极主动为患者转院。

**2. 防御性医疗的伦理分析** 不可否认,为了避免可能发生的医患纠纷或医疗诉讼,医务人员会更加认真、仔细地记录病情,向患者做更详细的病情解释工作,筛选检查更为细致,做更多的审核工作,开展更多的患者满意活动。这些医疗行为有助于提高患者服务满意度和医疗质量,无疑将有益于患者的康复。但防御性医疗也会造成以下几个问题。

(1)患者会承受额外的医疗风险:任何医疗干预都对患者的身体具有一定的侵袭性,易导致对人体的损害。为防御性医疗而实施非必要的检查、治疗等往往给患者带来痛苦和压力。

（2）诊疗费用增加及资源不当使用：防御性医疗行为常导致有限的医疗卫生资源的严重浪费，增加医保和患者的负担，一定程度上又加剧了看病难、看病贵问题，从长远看，不利于卫生事业的健康发展。

（3）使医患关系雪上加霜：防御性医疗导致医务人员谨小慎微，为了减少麻烦，他们宁愿花费更多的时间去讲述治疗的副作用，宁愿告知患者最差的结果，让其作出最坏的打算。这会在一定程度上限制医师的思维，影响其发挥创造性，使诊疗工作变得机械、刻板，把临床变战场，人文关怀荡然无存，甚至把患者作为潜在的诉讼对象加以戒备。

（4）延缓医学的发展：防御性医疗回避了高风险的手术和其他治疗措施，不仅可能使某些危重患者丧失治疗机会，还阻碍了对某些疾病治疗的探索。

3. **防御性医疗的伦理对策**

（1）加强医务人员职业道德教育：在临床实践中医师的职业道德尤为重要，应该教育医师具备抵制防御性医疗行为的意识和能力。

（2）提高医务人员科研技术水平：过硬的医疗技术是服务好患者的基础，也是有效减少防御性医疗的重要举措。医疗机构要提高医务人员参与科技创新的积极性，只有医疗技术水平的大力提升，获得社会的信任，才能从根本上消除防御性医疗行为。

（3）重建医患信任关系：沟通是重建医患信任关系的基础，有效的医患沟通可以避免大多数无谓的医患矛盾，缓解医师的压力，减少防御性医疗行为的发生。同时还要听取患者或家属的意见和建议，为他们解决困难，增强患者和家属对疾病治疗的信心和依从性，保证医疗工作的顺利进行。

（4）建立风险应对机制：医疗机构应建立健全内部责任督导及责任承担制度，将考核评价结果与劳动分配制度改革有机结合起来，通过制度的规范和职业道德约束，有效减少医师实施防御性医疗行为。

### （六）避免医疗技术滥用的伤害

1. **医学技术滥用的概念**　医学技术滥用（abuse of medical technology）是指不从疾病适应证的需要出发，不顾患者身体安全（包括远期效果）、不考虑患者的经济负担，过度、重复、超量使用技术的行为。

医学技术的发展给许多患者带来了福音与希望，对提高人类健康水平作出了贡献。高新科技迅猛发展并进入医学领域，源于医学对高新科技的巨大需要。但高新医学技术在使用过程中容易出现背离医学目的、道德失范的现象，即医疗技术的滥用。这种现象较为常见，比如抗生素、剖宫产、心脏支架、B超、CT等的滥用。医学技术滥用的表现主要有：①不按常规或不遵从一般规律使用医学技术，不从适应证的需要出发诊断和应用治疗技术，任意扩大技术的使用范围和提高技术使用的等级；②没有必要地重复多次使用高新技术设备；③滥用新药、进口药，没有必要地联合用药，滥用抗生素；④对没有手术指征或可不用手术治疗的患者使用手术治疗等。

2. **医学技术滥用的伦理问题**

（1）由于医学技术的滥用，导致医疗费用迅速上涨，直接导致经济能力与巨额医药费之间的矛盾，加之一些医疗机构盲目追求经济收益，过度使用高新技术，加重了患者的经济负担，使医保和患者难以承受。

（2）医学高新技术的广泛使用，加剧了卫生资源分配不公。这促使医疗卫生资源迅速向大医院、大医疗中心集中，进一步扩大了地区、城乡和社会不同阶层在卫生保健条件方面的差距。

（3）增加了患者的痛苦，使得医源性、药源性疾病增加，给患者的健康带来不利的影响。

（4）使得一些医疗部门轻易地获取高额利润，由此极易滋生医疗腐败，导致医德滑坡，降低医疗部门的美誉度。

3. **医学技术滥用的伦理对策**

（1）遵循最优化原则：严格掌握适应证，坚持科学标准，不随意扩大医学技术的使用范围。坚持从病情出发,追求适应证最佳、手术最恰当、疗效最理想、损伤等副作用最小、费用较低,让绝大多数人看得上病、看得起病、看得好病,是医务人员使用医学技术最重要的目标。

（2）依法管理医疗技术:各级医院应有明确的分工和相应的技术建设标准,以制止盲目攀比医学技术的现象。应尽快完善有关医疗道德和科技伦理规范,防止利用医学技术搞创收。

（3）遵循知情同意原则:医务人员在制订诊疗决策时,应坚持由简到繁、由廉到贵的原则,避免不必要的检查。决定选用某种医疗高新技术之前,医师必须向患者及其家属说明情况,将该技术的必要性、使用过程及方法、有效性或成功率、副作用、所需费用等一一告知,让其自主选择。

（4）要避免技术依赖:医学技术广泛用于临床以后,医师越来越依赖高新技术和设备,同患者在心理、情感方面的交流愈来愈少,医患关系物化现象越来越严重,因此一定要克服对技术手段的完全依赖。

### （七）正视放弃治疗

1. 放弃治疗概念 放弃治疗（withholding or withdrawing treatment）是指根据临床诊治标准,医师结合患者本人或其家属、代理人的意愿,对濒死患者或生命质量极低且不能恢复意识的患者,放弃人为延长生命的支持措施。放弃治疗包括最初不提供生命支持措施和提供后撤除支持措施两种情形,前者涉及应不应当提供,后者涉及应不应当撤除。

狭义上的放弃治疗包含两个最基本的方面:①放弃治疗的对象必须是不可治愈的濒死患者。这既包括那些经一切治疗措施都无法阻止其心跳、呼吸停止的患者,也包括那些心跳、呼吸虽未停止,但已不能恢复意识的患者;②不给予任何人为的维持生命的治疗,即不供给维持生命的营养和液体,这是不同于终止治疗的关键点,后者是不采取针对病因的根治性措施。

2. 放弃治疗的伦理问题

（1）放弃治疗权问题:生存作为人的基本的自然权利,同时也是一种义务,放弃治疗即意味着选择死亡,那么人有无放弃治疗的权利,医方有无权利执行放弃治疗,需探讨。

（2）条件限制问题:受医学科技发展水平的限制,以及医患双方在治疗期望、价值观念等方面的差异,对放弃治疗往往存在不同的看法和认识,甚至产生冲突。

（3）利益取舍问题:患方和医方对是否放弃治疗会有着不同的立场,甚至存在利益冲突。

（4）权利冲突问题:在选择是否放弃治疗时,患者的自主权与生命权、知情权与保密权、家属的代理权与患者的自主权、医方特殊干涉权与患者自主权之间等,都可能出现伦理冲突。例如,脑昏迷患者难以明确表达自己的意愿;重度残疾婴儿的个人意愿更无从谈起,如果代理人基于其自身利益而非患者的最佳利益作出放弃治疗的决定,医方总是难以处理。

3. 放弃治疗的伦理对策

（1）尊重患者的自主权:患者本人最终拥有是否放弃治疗的权利,对于无民事行为能力或限制民事行为能力患者,需要由其监护人或代理人履行其放弃治疗的权利。只有在医务人员作出符合放弃治疗的科学和伦理审查和评估后,才可由代理人决定是否同意实施。

（2）履行知情同意:履行放弃治疗的知情同意程序,只有签订知情同意书后,医师才能实施放弃治疗措施。医务人员应履行其告知义务,向患方详尽地、客观地介绍病情及各种可能发生的情况,帮助患方正确选择。

（3）明确适应证:只有符合以下条件的终末期患者才可以考虑放弃治疗。①患者处于持续无意识状态;②患者继续治疗的负担超过任何好处;③公认的科学数据提示成功复苏的机会相当渺茫。

## 第二节 | 临床诊断伦理

疾病的诊断是通过医师对患者进行病史采集、体格检查及各种辅助检查等方式,获得疾病相关资料后,分析、综合、归纳并形成对疾病的概括性判断的过程。在疾病诊断的过程中,医师需要具有精湛的专业技能,还需严格遵守问诊、查体、辅助检查等环节的伦理要求。

## 一、问诊的伦理要求

问诊是医务人员用语言或非语言的方式与患者或相关人员进行有效沟通,以全面了解患者所患疾病的病史信息的方法。

1. **举止端庄,态度和蔼** 问诊是医师接触患者的首要环节,是医患关系建立的开始。唐代名医孙思邈在《备急千金要方·大医精诚》里对医师的言行举止作出如下论述:"夫大医之体,欲得澄神内视,望之俨然,宽裕汪汪,不皎不昧,省病诊疾,至意深心。"从大量的调查数据可以看出,患者对于衣着干净整洁、言谈举止得体、态度诚恳和蔼的医师信任感更强,更倾向于毫无保留地倾诉自己身体和心理层面的种种不适,甚至是个人隐私;而对不注重仪表、态度生硬的医师信任感降低,患者对涉及敏感的问题有可能不会如实回答,势必不利于之后的诊断和治疗。

2. **言语得体,通俗易懂** 问诊是通过医患之间有目的的对话来获得疾病诊断的依据。作为医师,良好的专业技能固然重要,但恰当的言语沟通是准确诊断的基础,因此,医师需要根据患者的具体情况采用适中的语速和患者交流,太快的语速有时会让患者听不清楚问题,造成错误的回答,也会使患者产生不自主的焦虑;适中的语速既能够使患者听清问题,也能拉近医患关系,更利于医师充分获取疾病的信息。同时,医师要用通俗易懂的话语和患者交流,尤其对于老年人和医学常识欠缺的不同年龄阶段的患者,尽量避免使用医学专业词汇,建立起有效的沟通,才能顺利获得准确的信息。希波克拉底提出:"医师有三大法宝,语言、药物和手术刀。"良好的语言不仅有利于疾病的诊断,也有利于医师与患者之间的有效沟通,更有利于患者的康复。

3. **专心倾听,正确引导** 患者对病情的详细自述,是真实反映疾病变化过程的重要依据。医师耐心倾听患者的病史叙述,并能够及时给予回应,对于重点关注的细节给予适当的引导,这不仅是尊重患者,也是明确其疾病发生发展的全过程,这对于后续的诊治有着重要作用。如果患者的叙述脱离了病情主题,医师可以礼貌地提醒患者回到主题,这样可以节约时间,提高效率,但要避免暗示或诱导。

## 二、体格检查的伦理要求

体格检查是指医师运用自己的感觉器官和简便的诊断工具对患者的身体形态结构和功能发展水平进行检查,是简便实用、应用广泛、行之有效的诊断方法,是诊断的重要环节。在体格检查中,医师应遵循以下伦理要求:

1. **全面系统,认真细致** 在体格检查过程中,医师应根据患者情况按照一定的顺序进行详细的系统检查,不遗漏任何部位,对于重点部位、可疑体征,要反复检查或请上级医师核查,做到认真细致、一丝不苟。对于急危重患者,尤其是昏迷患者,可以重点检查,待病情稳定后再进行补充检查。

2. **尊重患者,保护隐私** 在体格检查中,医师势必需要接触患者身体部位,医师应当尊重患者,在检查前充分地告知患者检查的必要性,征得同意后依次暴露和检查所需部位。需要暴露和检查患者隐私部位时,应尽可能做到遮掩;在检查异性患者时态度要庄重,切忌有轻浮的语言或表情,还应有家属或第三者在场,以免发生不必要的误解。

3. **力求舒适,减少痛苦** 体格检查可能会带给患者一定的不适甚至痛苦,医师在检查时应关心体贴、手法轻柔,以减轻患者的痛苦。在触诊疼痛敏感部位时要用语言转移患者的注意力,边检查边安慰,获取阳性体征后马上停止,减少患者不必要的痛苦。室内温度较低时应注意保暖,尽量少地暴露患者的体表部位,触诊、听诊前应先把手和听诊器捂暖再接触患者的身体。

## 三、辅助检查应用的伦理要求

辅助检查包括实验室检查和特殊检查,是指借助化学试剂、仪器设备及生物技术等手段进行检查和辅助诊断的方法。辅助检查能够更大程度地提供诊断证据,有时甚至是决定性证据,但是同时实施多项辅助检查一般会增加患者的经济负担,有创检查还会给患者带来痛苦。在辅助检查中应该遵循以下伦理要求。

**1. 合理选择,充分告知**　医师在选择辅助检查时,应该充分考虑可能会给患者带来的各种后果。医师应该正确选择那些对诊断有必要的辅助检查项目,而不能做"撒网式"检查。另外,医师在选择辅助检查时,一定要按照知情同意程序,允许患者自主决定是否采取该种检查措施。对起决定性诊断作用的辅助检查项目,若患者拒绝,医务人员切不可强行使用,要做好解释、劝导工作。

**2. 爱护患者,减轻痛苦**　辅助检查的选取原则一般为:简易的检查先于复杂的检查;无创检查先于有创检查;低廉的检查先于昂贵的检查。在明确诊断的前提下,可选择简单的检查,尽量不选择复杂的检查;无创检查可以达到目的就避免做有创检查;尽量减少患者的经济负担。这既是医疗诊断的需要,也是尽量减少患者痛苦、合理利用有限卫生资源的需要。对于会引起患者不适的辅助检查项目,医师应该尽量做到操作轻柔,谨慎处置,并要做好安全保护,不能让患者在遭受病痛折磨的同时,再遭受医疗器械的折磨。

**3. 综合分析,加强协作**　为了避免辅助检查的局限性,需要从疾病的各个角度出发进行分析,这就要求医师对各种辅助检查的结果和患者的病史、体格检查的资料综合分析,才能作出正确的诊断,切忌片面夸大辅助检查的诊断价值。同时临床医师应当加强同医技人员之间的相互协作,共同完成对患者的诊断。如果辅助检查与临床检查出现不一致的地方,双方应当积极沟通,通过讨论达成共识,最终作出准确的临床诊断。

## 第三节 ｜ 临床治疗伦理

临床治疗是指医师通过药物、手术、心理、康复及饮食营养治疗等方法,帮助患者恢复身体和心理健康的医学过程。临床治疗是临床工作的核心,也是临床工作的最终目标。临床治疗伦理贯穿于治疗过程的各个环节,严格遵循临床治疗伦理要求对治疗目标的实现具有重要的意义。

### 一、药物治疗的伦理要求

**1. 对症下药,安全有效**　16世纪瑞士医师帕拉塞尔苏斯(Paracelsus)说过:"所有物质都是毒物,非毒物是不存在的,只是剂量大小区分是毒物还是药物。"在药物治疗中,医师应根据临床诊断及患者病情需要,选择对应的药物进行治疗,即所谓的对症下药。医师既要综合考虑药物的性能、适应证和禁忌证,做到对症用药、合理配伍,又要根据疾病的种类、病程、患者的个体差异而使用不同的药物和剂量,力求在安全的前提下,用最少的种类及剂量达到治疗目的。对诊断不明确的患者应避免滥用药物;严格掌握抗生素的使用指征,避免滥用造成耐药性及毒副作用;坚决杜绝为追求经济效益使用大处方、大包围治疗。

**2. 合理配伍,细致观察**　适当的药物联合治疗,可以克服单一药物的不足,从而使药物治疗发挥最大的效应。在联合用药时,要注意药物的合理配伍,不能违反配伍禁忌,避免增加毒副作用或减弱治疗作用等。为达到合理配伍,首先要掌握药物的配伍禁忌,其次要限制药物的种类、数量和剂量。在用药过程中,不管是联合或单独用药,都应细致观察,随时发现用药过程中出现的各种不良情况,以便及时调整。

**3. 节约费用,减轻负担**　医师在选择药物治疗时,要充分考虑到药物治疗可能给患者带来的经济负担,在力争达到治疗目的的前提下尽量使用常用药、国产药,尽量不用贵重药、进口药,这也将影响患者对治疗药物的依从性。

**4. 特殊药品,充分告知**　如治疗某些疾病必须使用毒副作用大、价格昂贵的特殊药品,这时必须充分告知患者及其家属药物使用的必要性、可能出现的严重副作用及具体经济负担,必要时签署知情同意书,在患者充分知晓的情况下谨慎选择此类特殊药品。

## 二、手术治疗的伦理要求

手术治疗是临床治疗中一种重要的治疗方法。患者接受手术治疗是在疾病风险大于手术本身风险的前提下所作出的选择,其对手术本身的破坏性、手术过程中可能出现的风险性以及手术后可能出现的健康问题难免存在焦虑和紧张情绪。这些客观和主观因素,决定了在选择手术诊疗时会遇到更具体的伦理问题,需要更详细的伦理理论指导和规范要求。手术前、手术中和手术后各有不同伦理要求。

### 1. 术前全面评估,认真准备

(1)评估手术必要性:医师应根据患者的病情和手术特点,对手术治疗与保守治疗、创伤代价与手术效果进行全面的权衡。由于手术具有损伤性、风险性等特点,医务人员在选择治疗方案时,必须把患者的健康利益放在首位,严格掌握手术指征。当不同医师对治疗方案存在分歧时应当及时会诊,集体论证手术的必要性。可做可不做的手术、无治愈希望的手术、不具备手术条件等情况下不宜选择手术治疗,任何以经济利益为目的的手术治疗都是违背医学道德的。

(2)充分沟通,知情同意:在确定采用手术治疗时,医师必须与患者或家属充分沟通,获得知情同意。医师需客观地告知患者或家属手术治疗的必要性、术中可能出现的风险、术后可能的并发症、手术治疗的预后等情况,并和患者或家属进行充分的讨论,确定其对手术相关情况全部理解。在患者知情的基础上,医师应充分尊重患者的选择,保护患者的利益,患者或家属同意并在手术同意书上签字后,方可进行手术。在特殊状况下,如需要紧急手术治疗的昏迷患者无法及时联系到家属时,可按照相关规定,经批准后进行救治,但应做好相关的记录备查。

### 2. 术中认真负责,严格规范操作

(1)敬畏生命,认真负责:参与手术的医务人员都应秉持敬畏生命的理念,认真负责地进行麻醉、手术及护理,对于意识清醒的患者应给予安慰并告知手术进展情况。在手术全过程中考虑各个环节,遵守无菌操作规程,术中急救器械和药品应当准备齐全、位置固定、标签清晰,手术缝合前认真清点纱布、器械,注意观察患者术中生命体征变化等,避免差错。

(2)精神集中,处置果断:手术治疗具有高风险性及有创性等特点,医师应当在术中保持精神高度集中,全面观察手术视野中各种情况及生命体征,对可能发生的意外做好应对准备。如果术中遇到突发情况,手术医师、麻醉医师要保持镇定、果断处置,遇到疑难问题应紧急通知相关科室会诊。

(3)密切配合,相互协作:手术治疗是一个复杂的过程,是手术医师、麻醉医师、器械护士、巡回护士等医务人员共同实施的综合技术活动,需要团队成员各司其职方能完成。麻醉医师应认真监测患者各项生命体征,及时告知手术医师患者各项指标变化;器械护士应及时提供合适的手术器械,相互配合,共同保证手术的顺利进行。

### 3. 术后严密观察,促进康复

(1)严密观察,精心护理:医护人员在术后应严密观察患者各项体征变化,精心护理,避免发生各种术后并发症,发现异常情况及时处理,尽可能减少或避免术后可能发生的意外。

(2)人文关怀,促进康复:患者术后不仅经历了手术创伤,还经历了心理应激,常常会出现各种躯体、心理上的各种不适,医务人员应加强人文关怀,给予患者足够的心理照顾,尽早开始康复治疗,争取让患者早日恢复。

## 三、心理治疗的伦理要求

心理治疗(psychotherapy)是运用心理学的方法,通过语言或非语言因素,对患者进行训练、教育和治疗,以减轻或消除身体的症状,改善心理精神状态,适应家庭、社会和工作环境。在心理治疗中,应遵循以下伦理要求。

### （一）尊重患者，建立信任

心理医师应该充分尊重每一位患者，杜绝任何形式的歧视，包括种族、民族、肤色、宗教、职业、性取向、血缘或者生理缺陷等。在尊重患者的知情同意权及决定权的前提下，患者才会坦诚地与医师进行良好的沟通，积极配合治疗，医患之间才能建立良好互信的关系，这也是心理治疗成功的关键。

**1. 尊重患者的知情同意权**　心理治疗的第一步是获得患者对治疗的知情同意，心理医师有义务告知患者以下情况：咨询的特点、性质、预期疗程、费用、保密范围等，如果来访者是在没有被充分告知的情况下作出的知情同意，在法律上被视为无效同意。

**2. 尊重患者的决定权**　患者有权决定是否接受评估和治疗，是立即开始还是稍后进行，有权改变治疗方法或者终止治疗。来访患者的性别、民族、国籍、宗教信仰、价值观、性取向等因素不影响心理医师对患者的治疗。对于与自己有着不同的社会文化背景和价值观念的来访者，心理医师必须充分认识、接纳和尊重他们的社会文化、经济背景和价值取向，避免把自己的价值观和看法强加给来访者；心理医师不应以自己的社会文化和经济背景来开展工作，在制订治疗方案时先入为主，影响、干扰或者试图改变来访者的自主选择；当治疗师不能接受来访患者的个人文化和价值观念时，应将患者转诊，以免耽误治疗时机、影响治疗效果。

### （二）客观评估，科学治疗

心理治疗有其科学的理论基础。在心理治疗过程中，心理医师要将扎实的理论充分运用到实践中，用规范、恰当、系统的方法为患者开展治疗。要客观地评估患者心理状况，避免将自己个人的意识和情绪掺杂进治疗过程。应以冷静、理智、清晰的态度帮助患者作出适当的调整与改变，以达到心理治疗的目的。

**1. 运用心理治疗的知识和技巧开导患者**　对于任何一个来访患者，心理咨询与治疗师都必须采用规范、恰当、系统的程序和方法，并严格按照这些程序和方法开展治疗工作。只有通过规范作业才能避免出现临床伦理问题。只有熟练掌握了心理治疗的知识，才能在与患者的交谈中了解心理疾病的发生、发展机制，从而作出正确的诊断。只有熟练掌握了心理治疗的技巧，才能在诊断的基础上，有针对性地进行相应治疗，并取得较好的效果。

**2. 以专业的态度处理与咨询者或患者之间的专业关系**　心理医师不得与来访患者发生任何形式的亲密关系。如果建立的专业关系超越了专业界限，应立即终止专业关系并采取适当措施，例如寻求同行的建议。

**3. 关注患者的同时更应关注自我保健**　心理咨询和治疗是一种情绪劳动，个人内在环境很容易受到来访者的情绪感染和干扰。当意识到个人的生理或心理可能受到了来访者的影响并对来访患者造成伤害时，应寻求其他专业人员的帮助，警惕自己的问题对服务对象造成负面影响的可能性；必要时应限制、中断或终止临床专业服务。

### （三）保护隐私，严格保密

在心理治疗过程中，对于患者一切可识别的信息，特别是患者的治疗记录和其他相关资料，都应保密。在未获得患者的知情同意或者授权时，心理医师不应与第三方分享处于保密状态的患者信息，甚至是对患者父母、配偶都需要保密。当遇到特殊情况，如有证据表明患者可能会对自身或对他人构成人身威胁时，心理医师可以转告家属或他人，以履行其对于患者的责任以及肩负的社会责任。

**1. 保护患者隐私**　在心理治疗过程中，不可避免地会涉及患者的隐私，而且诊疗本身可能就是隐私的一部分。因此，保护隐私在心理治疗临床实践中显得尤为重要。患者向心理医师倾诉的信息，特别是秘密或隐私，不能泄露，甚至对患者的父母、配偶也要保密，否则会失去患者的信任，使心理治疗难以继续进行下去。心理医师有责任保护来访患者的隐私，但是同时也要认识到保密要求在内容和范围上受到法律和专业伦理规范的限制。

心理医师应清楚地了解保密要求有限度,在以下情况发生时保密将不会受限:患者有伤害自身或伤害他人的严重危险时、患者有致命的传染病等且可能危及他人时、未成年人在受到性侵犯或虐待时、患者行为违反法律时等,在这些情况下,医务人员可以在患者事先知情的情况下,转告其家人或他人。在通常情况下,患者能理解医务人员的行为是出于保护自己或他人的生命,其行为是符合医德要求的。

**2. 医学科研需要的隐私保护** 对于心理诊疗过程中涉及的内容,例如心理咨询或在治疗过程进行录音、录像或演示等,心理医师只有在得到患者的书面同意时,才能进行相应的处理或应用。因研究或教学工作需要,心理医师对心理咨询或治疗的案例进行讨论,或采用案例进行教学、科研、写作等工作时,应隐去可能会识别出患者身份的有关信息。

**3. 青少年心理咨询的特殊要求** 在青少年心理咨询中,除了需要向青少年来访者解释保密的伦理要求外,也需要对其监护人进行解释和介绍,并对保密事宜作清晰详尽的说明,以确保各方对保密有同样的理解,有利于来访者配合咨询和治疗。

### 四、康复治疗的伦理要求

康复治疗的伦理要求与医学康复中存在的伦理问题密切相关,如何针对特定的患者制订个性化的康复方案,如何借助专业康复团队和患者家庭成员的共同协作,实现对不同康复程度患者的帮助,需要遵守以下伦理要求。

**1. 理解尊重,平等相待** 需要康复治疗的患者,常常会因躯体的功能障碍,伴随着不同程度的自卑、悲观、失望、敏感、多疑等心理问题,医师需要面对并重视患者的这种双重创伤。康复医师要给予患者充分的理解与同情,尊重他们的人格与尊严,建立和谐的医患关系,鼓励患者积极主动参与治疗。

**2. 坚持治疗,加强指导** 康复治疗一般来说是长期的过程,由于康复医师进行治疗的时间有限,因此应指导患者实施自我康复治疗或指导家属在日常生活中帮助患者进行康复治疗。康复医师应鼓励患者坚持治疗,并加强对患者及其家属的康复知识教育、康复方法与行为训练,全程指导患者的康复治疗。

**3. 热情关怀,耐心帮助** 患者由于身体功能障碍,在日常生活中会遇到常人难以想象的困难。康复医师应在生活细节上给予患者关怀和帮助,在治疗过程中对他们一点一滴的进步随时加以鼓励,增强患者战胜疾病的信心。对待短期效果不理想的患者,康复医师需要耐心引导,避免向患者或家属传递消极情绪,影响患者治疗的信心。

**思考题**

1. 临床医学伦理有哪些一般原则?
2. 体格检查中要求遵循的伦理规范有哪些?
3. 手术前要求遵循的伦理规范有哪些?
4. 2023 年 4 月,患者韩某,男,59 岁,以腹泻、呕吐收治入院,入院后完善相关检查,诊断为肝癌晚期,已经不符合手术指征。在等待制订化疗方案的时候,患者突发肝癌结节破裂,大出血不止。患者的子女面对毫不知情的父亲束手无策,只能苦苦哀求主管医师,请求进行介入治疗。虽然患者已经不太符合介入治疗的指征,且即便是介入治疗也是杯水车薪,何况介入治疗的费用对这个普通家庭来说,并不是小数,很可能最终人财两空,但是看到出血不止的患者,面对苦苦哀求的家属,医师还是决定背水一战。手术情况和预想的一样,患者的肿瘤结节已经引起了很明显的周围粘连,在射线显影下,出血点仍然难觅踪迹。手术已经进行了将近 2 小时,然而手术部位还没有明确。不得已,医师只能将所有可能出血的部位都进行了修补,反复观察半小时,未见患者有呕血、便血,宣布手术结束。回到病房,患者平稳了两小时,之后又呕血不止。事实证明,手术彻底失败。

请运用临床医学伦理一般原则、临床治疗的伦理要求对该案例进行解析。

(巩守平)

# 第九章 | 生育政策与生殖技术伦理

生育和生殖虽然是个人行为,但是具有一定的社会效应。因此,生育和生殖又是社会问题,人的生育和社会的人口问题都与医学关系密切,医学干预和辅助生殖技术的发展改变了人类的自然生育规律并影响了社会的人口变化,从而成为一个医学伦理问题。

## 第一节 | 生育政策伦理

随着我国人口形势的发展与变化,生育政策不断更新完善。我国曾经通过计划生育政策落实生育控制,促进人口长期均衡发展,避免人口无限增长。而近年来,生育支持政策体系的建立逐步成为当前我国人口发展和生育政策修订的工作重点之一。

### 一、生育政策概述

#### (一)生育控制和积极生育

18 世纪末至 19 世纪初,欧洲进入人口快速增长期,出现了就业压力及城市贫困人口增多等现象,"生育控制(birth control)"思想在这一背景下产生。1798 年,英国经济学家马尔萨斯(Malthus)在《人口原理》一书中提出了"生育控制"的思想。生育控制,即依据社会经济发展的客观要求,由政府对生育的数量进行预先设计,从而有计划地控制人口增长。20 世纪初,美国学者玛格丽特·桑格(Margaret Sanger)推动了节育思想的广泛传播,在此影响下,绝大部分发展中国家和部分发达国家实施了控制人口增长的生育政策,如印度、英国、日本等国先后开展大规模的节育运动。

"生育控制"的实现很大程度上依赖于家庭生育决策。家庭内部的生育计划被称为"家庭计划"(family planning),即以家庭为单位,由夫妇自主决定生育子女的数量和生育间隔,由政府或家庭计划生育机构提供指导和适当的辅助措施。尽管实施了"家庭计划",由于缺乏有效的避孕知识和方法,仍有很多妇女非意愿妊娠,产下计划外的子女,导致家庭子女数过多。

我国的人口和生育政策包括控制人口数量和提高人口质量,该政策的重点随社会发展变化而调整,即由控制人口数量逐步转向提高人口质量,由生育调节逐步转向以生殖健康服务为中心。

近年来,我国人口发展逐步呈现少子化、老龄化等趋势性特征。为促进人口长期均衡发展,我国不断优化生育政策,全面实施一对夫妻可以生育三个子女政策,积极落实生育支持措施,建设生育友好型社会。

#### (二)我国的生育政策演变

中华人民共和国成立后,我国人口迎来了高速增长期。1949 年到 1970 年,全国人口由 5.4 亿人增长到 8.3 亿人。为应对人口过快增长给经济社会发展带来的压力,我国于 1978 年修订并实施的《中华人民共和国宪法》第五十三条规定:"国家提倡和推行计划生育。"计划生育第一次载入我国宪法。随后各项政策和倡议陆续提出,鼓励每对夫妇生育一名子女。2018 年 3 月 11 日,第十三届全国人民代表大会第一次会议通过《中华人民共和国宪法修正案》,其中第四十九条保留了"夫妻双方有实行计划生育的义务"。

计划生育的实施,有效控制了人口过快增长的势头,创造了较长的人口红利期。进入 21 世纪后,长期的低生育率导致的人口结构性问题等开始显现,于是我国开始逐步探索两孩生育政策。2013 年

12 月,中共中央、国务院印发《关于调整完善生育政策的意见》,启动实施一方是独生子女的夫妇可生育两个孩子的政策,即单独两孩政策。2015 年 10 月,党的十八届五中全会作出全面实施一对夫妇可以生育两个孩子的重大决策,即全面两孩政策。

2021 年 6 月,《中共中央 国务院关于优化生育政策促进人口长期均衡发展的决定》颁布,启动实施一对夫妻可以生育三个子女政策。2021 年 8 月,第十三届全国人民代表大会常务委员会第三十次会议修正《中华人民共和国人口与计划生育法》,其中第十八条规定:"国家提倡适龄婚育、优生优育。一对夫妻可以生育三个子女。"三孩政策正式入法。

从只生一个好到全面三孩,党和国家始终坚持人口与发展综合决策,即根据我国人口发展变化形势适时调整生育政策。现阶段,我国正着力落实积极生育政策,加快建立生育支持政策体系,降低生育、养育、教育成本,推动构建生育友好型社会,为实现适度生育、促进人口长期均衡发展提供有力支撑。

### (三) 生育政策的伦理依据

**1. 科学的人口理论支持计划生育** 人口理论是解释和说明人口现象、人口过程和人口规律的学说体系。马克思主义人口理论,把人口现象、人口过程和人口规律放在生产力和生产关系、经济基础和上层建筑的客观矛盾中加以考虑和研究,形成了科学的人口观,它是我们制定生育政策的主要伦理依据,其内容主要有以下几个方面:① "两种生产" 理论,即物质生产和人口生产;②社会生产方式决定人口发展的观点;③人口对社会发展发挥作用的观点。马克思主义人口理论为生育控制提供了有力的科学支撑,这也是我国制定人口和生育政策的理论基础之一。

**2. 应对人口形势变化** 第七次人口普查数据显示,我国大陆地区 60 岁及以上人口达到 2.64 亿人,占比达 18.70%。根据国家统计局发布的《中华人民共和国 2023 年国民经济和社会发展统计公报》,2023 年我国全年出生人口 902 万人,人口出生率为 6.39‰。出生人口为 1978 年以来的最低值,人口发展呈现少子化、老龄化的特征。为促进人口均衡发展,2021 年,我国实施全面三孩生育政策,即一对夫妻可以生育三个子女,这成为生育政策调整的一项重要举措。

**3. 促进人口长期高质量均衡发展** 现实生活中,先天性疾病、遗传性疾病威胁着不少家庭和人群。我国每年出生的先天残疾儿童数量高达 80 万～120 万,有必要采取适当的生育控制措施提高人口质量,这不仅关系到家庭幸福,还关系到国家富强和民族繁荣,符合人类生存质量的要求。

**4. 医学科学的发展为生育控制提供技术支持** 医学科学的发展,为人类的生育控制提供了大量有效、实用的技术手段,为人口数量控制与质量提高提供可能。20 世纪中叶以前,由于医学发展的局限,人们只能采用人工流产等办法来进行生育控制。随着避孕和绝育技术的运用,医学科学技术在控制人口增长上起到了重要作用。积极发挥医学技术在节育优育中的正面作用也是医学自身价值的体现。

## 二、生育控制措施伦理

### (一) 避孕及其伦理

避孕(contraception)是指基于社会和个人的某些医学或非医学需要,运用一定的技术或方法防止怀孕的一系列措施。

避孕主要有两类方法:一类是自然控制法,即根据女性生殖系统周期性的生理变化,避开排卵期而行性生活,以达到避孕目的;另一类是人工控制法,即通过口服避孕药、使用避孕套、放置阴道避孕环等达到避孕目的。避孕是人类控制生育的重要手段,已经为人们普遍接受,但同时也引发了一些伦理争议。

**1. 避孕将 "性" 与 "生殖" 分离开是否应该** 传统的反对避孕者认为,避孕切断了性交与生殖之间自然而神圣的联系,是不道德的,性的目的是生殖。支持避孕者认为,尽管生育是婚姻和性生活的结果,却不是其唯一目的,婚姻和性生活的目的是多方面的,而且是否避孕也是人们的自主权。

**2. 避孕是否会导致性行为的混乱**　反对避孕的观点认为,广泛使用便利、经济的避孕工具,会导致人们在性生活上的"滥交",引起性关系混乱以及婚姻、家庭关系的破裂。支持避孕者认为,人们应从社会环境、文化氛围以及人们的生理、心理的变化中去寻找性关系混乱的根本原因,而不应归咎于避孕技术的应用和推广。加强青少年的性健康教育,进行正确的道德观念引导,建立相应的道德与法律规范,对于避免性关系混乱是最重要的。

### （二）人工流产及其伦理

人工流产（induced abortion）是指以人工手段有意终止妊娠。一般可以分为治疗性人工流产和非治疗性人工流产。前者通常是因为孕妇患有某种疾病不能继续妊娠或因妊娠危及孕妇的生命健康而终止妊娠;后者涉及的原因较多,例如在妊娠期胎儿被诊断出患遗传性疾病或胎儿畸形等。人工流产只能作为节制生育的补救手段,生育控制主要依靠的措施应是避孕。

人工流产争论的焦点在于"胎儿是不是人",或者说,"胎儿什么时候才具备和在多大程度上拥有了人的权利"。支持者的观点认为受精卵、胚胎和胎儿尽管是生命,但还不是人,因而人工流产在伦理上可以接受。人们为了更大的价值,例如母亲的生命和健康、避免缺陷儿的诞生等,进行人工流产,这也是孕妇的权利。反对人工流产的观点认为胎儿就是人,任何形式的人工流产都是不道德的。此外,随着"受精卵—胚胎—胎儿"的发育进程,人工流产也必须受到一定的限制。我国在贯彻实施计划生育政策和具体措施时,也严格禁止大月份胎儿的引产。

### （三）绝育及其伦理

绝育（sterilization）是指用手术等医学方法使人长久或永久失去生育能力。其方法通常是对男性输精管或女性输卵管进行切断、结扎、电凝或环夹等,阻止精子与卵子相遇。绝育的目的包括治疗、避孕、控制人口的社会需要、优生等。

一般来说,如果患有某种疾病,怀孕会给妇女及胎儿带来严重伤害,在获得夫妇知情同意的情况下,通过绝育避免怀孕是合乎伦理的;出于控制人口的社会需要和夫妇避孕的需要,夫妇自主选择绝育也是能够得到伦理辩护的;但为了消极优生而强制痴呆、智力障碍的人绝育,则存在很大的伦理争议。患有严重的遗传性疾病的人群,既难以保障后代的健康和正常成长,给父母、家庭带来沉重的负担,也不利于整个社会人口质量的提高。应该通过健康教育来帮助个人、家庭作出理性的决定,由他们自行选择,强制绝育的做法是难以得到伦理辩护的。

## 三、生育控制伦理原则

生育控制是人类对自身的生育权利从自然选择转向人工选择的开端,这不仅仅是一个单纯的技术问题,也是一个伦理问题,影响到生命的延续、家庭的稳固、社会的发展、国家的兴旺和人类的进步。因此,在生育控制中应遵循一定的伦理原则。

**1. 有利原则**　生育控制应有利于育龄男女的身心健康,有利于人的全面发展,有利于家庭的幸福和生活质量的提高。

**2. 尊重原则**　人不仅仅是生育控制的对象,也是生育控制的主体。在生育控制中要将人本身看作目的,而不是将她或他仅仅当作达到其他目的的手段。因此要尊重女性和男性在生育问题上的自主权。

**3. 公正原则**　应公正地对待所有育龄女性和男性,而不能因性别、年龄、民族、社会地位、经济状况、文化程度及其他方面的不同而在提供服务方面有所区别。

**4. 公益原则**　生育控制的根本目的在于提高人类的生育质量和人口素质,避免人口压力过大及其带来的社会问题。需要个人为集体、社会利益作出一定的牺牲,医务人员必须严格贯彻执行国家人口和计划生育法律法规,不能使用各种违反伦理、法律的生育控制手段。

**5. 不伤害原则**　在实施生育控制过程中坚决杜绝有意伤害和责任伤害,防范无意但可知的伤害,把可控伤害降到最低程度;不滥用辅助检查、药物,不随意实施手术。

## 第二节 | 优生优育伦理

优生优育有利于提高人口质量,节约社会资源,促进家庭幸福。生育保健、产前诊断、遗传咨询等现代医学技术的发展使优生优育成为可能,但也应警惕可能导致的种族歧视、基因控制等潜在问题。

### 一、优生及其伦理价值

#### (一) 优生概述

优生(healthy birth)是指通过医学手段改良人的遗传素质、提高人的体力和智力水平的生育措施。优生分为消极优生和积极优生,前者又称预防性优生,是指防止有遗传性疾病和先天性缺陷的个体出生;后者又称演进性优生,是指促使体力、智力更加优秀的个体出生。

1883 年,受查尔斯·罗伯特·达尔文(Charles Robert Darwin)的进化论和格雷戈尔·约翰·孟德尔(Gregor Johann Mendel)的遗传学的启发,英国人弗朗西斯·高尔顿(Francis Galton)在《人类的才能及其发展研究》一书中,着重阐述了个体差异,从遗传的角度研究个体差异形成的原因,正式提出了优生学说。20 世纪初出现的国际性优生运动,引发了很多社会问题。

从 20 世纪 50 年代开始,优生优育思想进入了新的发展阶段,许多国家开展优生优育工作,制定优生法律。"提高人口素质"是我国人口政策中关于优生的重要内容之一,《中华人民共和国民法典》《中华人民共和国母婴保健法》和《婚姻登记条例》等法律法规中均有涉及优生的重要规定。

#### (二) 优生的伦理价值

**1. 有利于提高人口身体素质**　中国残疾人联合会 2021 年发布的统计报告显示,我国残疾人总数已超 8 500 万人。造成残疾的主要原因之一是遗传性疾病代际遗传。在严峻的人口素质形势下,应该通过结婚管理、生育控制、生育保健等优生措施,提高人口素质。

**2. 有利于节约有限的社会资源**　开展优生工作,可以最大限度避免和减少先天性缺陷和遗传性疾病婴儿的出生,以减少相关抚养费用,有利于节约大量有限的社会资源,创造更多的社会财富。

**3. 有利于家庭幸福**　健康是最大的幸福,优生可以使每一个家庭更幸福、美满。通过优生优育最大限度地避免残障婴儿出生,无疑有利于这些家庭的幸福。

#### (三) 优生的伦理争议

**1. 优生给人类带来的不一定是好处**　优生的目的在于增加人类"好"的基因,减少"不好"的基因。但是,"什么是'好'的基因"本身就是一个问题。例如镰状细胞贫血患者为致病基因纯合子,但该基因的杂合子携带者更易在疟疾流行的环境中生存。可见,一些所谓的"坏"基因也不是一无是处。甚至有人认为优生给人类带来的不一定是好处。

**2. 优生政策是否是对个人生育权利的过度干预**　优生是一种社会政策,而生育是每一个人的权利,社会公众的优生选择往往受优生舆论的影响。因此,有人认为优生政策是社会对个人行为的过度干预,限制了人们应有的自由和权利。例如 1931 年前后,美国超过 30 个州通过了强制绝育措施,对象包括"身心有缺陷者""性反常者""瘾君子""酒鬼"等,这样的优生措施变成了处罚和遗弃社会边缘人群及患者的工具。

### 二、优生措施及其伦理

#### (一) 消极优生措施及其伦理

**1. 结婚管理**　根据《中华人民共和国民法典》《中华人民共和国母婴保健法》和原卫生部《异常情况的分类指导标准(试行)》等规定,结婚管理措施分为两类。一是禁止结婚。《中华人民共和国民法典》规定,直系血亲或者三代以内的旁系血亲禁止结婚。一方患有重大疾病的,应当在结婚登记前如实告知另一方;不如实告知的,另一方可以向人民法院请求撤销婚姻。在司法实践中,重大疾病的判定一般参考《中华人民共和国母婴保健法》的规定,主要包括:①严重遗传性疾病,是指由于遗传因素先天形成,患者全部或者部分丧失自主生活能力,后代再现风险高,医学上认为不宜生育的遗传性疾病;②指定传染病,是指艾滋病、淋病、梅毒、麻风病以及医学上认为影响结婚和生育的其他传染病;③有关精神病,是指精神分裂症、躁狂抑郁型精神病以及其他重型精神病。二是暂缓结婚。《中华人民共和国母婴保健法》规定,经婚前医学检查,对患指定传染病在传染期内或者有关精神病在发病期内的,医师应当提出医学意见,准备结婚的男女双方应当暂缓结婚。

2. **生育控制** 根据《异常情况的分类指导标准(试行)》等规定,生育管理措施分为两类:一是可以结婚但禁止生育。包括男女任何一方患有严重的常染色体显性遗传病、婚配双方患有相同的严重染色体隐性遗传病、婚配的任何一方患有多基因病等情况,因为这些男女的后代很可能显现这些疾病,所以可以结婚但应禁止生育。二是可以结婚但限制生育。例如严重的性连锁隐性遗传病(指血友病、进行性肌营养不良),女性携带者与正常男性婚配,应做产前诊断后决定是否保留胎儿。

3. **生育保健** 生育保健措施主要分为两个时间段,即婚前孕前和孕产期。婚前孕前保健包括婚前卫生指导、卫生咨询和医学检查等服务内容。例如对准备结婚的男女双方进行关于性卫生知识、生育知识和遗传病知识的宣传教育;提供有关婚配、卫生保健等问题的医学意见;对于可能影响生育的疾病,例如严重遗传性疾病、指定传染病和有关精神病等进行检查,并提出医学意见,采取相应的措施。

孕产期保健包括对孕育健康后代以及严重遗传性疾病和碘缺乏病的发病原因、治疗和预防提供医学意见,为孕妇、产妇提供卫生、营养、心理等方面的咨询和指导,以及产前定期检查,监护胎儿的生长发育,提供咨询和医学指导等。

4. **遗传咨询** 遗传咨询是指应求询者的要求,咨询医师提供给求询者或其家庭成员的有关罹患遗传病的信息和知识,以便求询者自主决定采取有关消极优生措施。其目的不是治疗疾病,而是提供有关的遗传信息,而这些信息对于求询者作出有关优生决定是至关重要的。遗传咨询引发的伦理问题主要有以下几个方面。

第一,各方利益的平衡。遗传咨询之后作出的决定涉及夫妇、未出生孩子以及其他家庭成员的利益。由于未出生孩子的利益是潜在的,咨询后的决定直接涉及夫妇的利益,因此平衡各方利益的原则是求询夫妇的利益和需求优先。

第二,咨询医师与求询者价值观的平衡。在遗传咨询的过程中,咨询医师往往根据自己的价值观提出医学处理意见,但这种意见可能不符合求询者的价值观,在进行充分解释后,咨询医师最终应该尊重求询夫妇的价值观,不能将自己的价值观强加于对方。

第三,保密与讲真话的平衡。对于如何控制遗传咨询中形成的遗传信息,涉及"为求询者保密"和"对求询者保密"两个问题。其一,应该为求询者保密,泄露秘密会导致其在就业等各方面受到歧视。其二,对于某些遗传信息,应该对求询者保密。例如求询者患有抑郁症,告知信息会加重病情甚至导致自伤。咨询医师应该以保护求询者最大利益为原则,可以采取直接告知家属或选择恰当的时机、方式和场合告知等策略。

5. **产前诊断** 产前诊断是指通过某些医学方法检查胎儿是否正常,如有异常,则根据其性质和程度采取继续怀孕或终止妊娠的措施。产前诊断的非侵袭性方法有超声诊断、母亲血样化验、妊娠早期的筛查等,侵袭性方法有绒毛膜取样、胎盘取样、羊水穿刺、胎儿血样化验等。另外,还有第三代试管婴儿技术在胚胎植入前进行的遗传检测。产前诊断引发的伦理问题主要有以下两个方面。

一方面是产前诊断后如何作出优生决策。运用产前诊断,如果是阳性结果,往往会导致有缺陷的胎儿被人工流产。但作出这个决定并不容易,尤其是在对缺陷的轻重程度认识不全面、存在某些不确定性和仅有一定概率等情况下,选择将更加困难。通常由医师提出医学意见,最终由求询夫妇知情同意或自主决定。

另一方面是产前诊断能否进行性别鉴别。许多产前诊断措施能够对胎儿进行性别鉴别,但是否应该进行鉴别同样是一个伦理问题。基于优生医学需要而进行的产前性别鉴别是合乎伦理的,例如对于有些伴性遗传病,可以通过产前诊断进行胎儿性别鉴别,通过人工流产限制相应性别胎儿的出生。而实施非医学需要的胎儿性别鉴别,容易造成出生婴儿性别比例失衡的结果,是不合乎伦理的。

### (二)积极优生措施及其伦理问题

**1. 积极优生的医学措施**　第一,通过生殖技术进行积极优生。美国著名遗传学家缪勒(Muller)曾建议让一些"杰出的"男子多次提供精子,然后通过对妇女人工授精产生更为"杰出的"后代。伴随人工授精及试管婴儿技术的发展、精子库的建立,在有限范围内可以使缪勒的设想得以实现。第二,通过基因增强技术进行积极优生。基因增强(gene augmentation)是通过基因治疗技术使人体增加物种原先不具备的新能力,包括增强认知、形态、体能,使形态更美、寿命更长,有更好的头脑、身体素质等。这些基因增强技术主要包括改变体细胞或生殖细胞的基因结构。因为此项技术很难控制可能给人类带来的后果,目前严格禁止应用于人体。

**2. 积极优生引发的伦理问题**　第一,积极优生是否可能? 积极优生中的首要伦理问题是这些措施是否能够真正产生积极优生的效果。积极优生目前大都处于设想和尝试阶段,带有一定的不确定性。"人的性状和能力的形成是遗传物质起主导作用还是后天造就"在生物学、医学和教育学领域一直存在着争论。"基因决定论"夸大了遗传物质的功能,忽视了社会、文化和教育等环境因素,以及个人的主观努力等自由意志的作用。人类的智力发展不单单取决于基因,而是遗传因素与社会环境相互作用的结果。第二,积极优生是否应该?　"积极优生是否可能"需要科学来证实,如果积极优生不具可能性,那么进行积极优生就是不合伦理的;即使积极优生成为可能,也需要确定伦理准则。如果积极优生成为可能,"人性准则"则是其伦理的前提。所谓人性准则,是指积极优生应该符合普遍人性及其规律。由于积极优生给人带来的是好处还是坏处、优生的程度和极限尚不确定,因此这种"不确定性"就决定了积极优生不能超过普遍人性。

## 第三节 ｜ 辅助生殖伦理

辅助生殖技术是帮助解决不孕不育症患者"能不能"生育的问题,而辅助生殖伦理是解决医学技术"该不该"实施的问题。一方面,医务人员需通过伦理评价和价值判断,防止辅助生殖技术的滥用;另一方面,传统伦理观也要与时俱进,以更好地引导、规范新技术的应用,并促进技术的进步。

### 一、辅助生殖技术概述

生殖技术又称人类辅助生殖技术(assisted reproductive technology,ART),是指运用医学技术和方法代替自然的人类生殖过程的某一步骤或全部步骤的手段,对配子、合子、胚胎进行人工操作,以达到受孕目的的技术。此类技术可在一定程度上治疗不孕不育症,以达到生育的目的,也是生育调节的手段。该项技术主要包括人工授精、体外受精、卵胞质内单精子注射、植入前遗传学诊断、精液冷冻、胚胎冷冻等。

#### (一)人工授精

人工授精(artificial insemination,AI)是指收集丈夫或自愿捐精者的精液,由医师注入女性生殖道,以达到受孕目的的辅助生殖技术。人工授精实际上替代了自然生殖过程中的性交。按照精液的来源不同,可以分为夫精人工授精(artificial insemination by husband,AIH)和供精人工授精(artificial insemination by donor,AID)。前者又称同质人工授精,即用自己丈夫的精子进行的人工授精;后者又称异质人工授精,即用自愿捐精者的精子进行的人工授精。由于冷冻技术在这个领域中的运用,可以把精液冷冻在液态氮中长期保存,于是诞生了储存精子的机构——精子库(sperm bank),又被称为"精子银行"。

### (二)体外受精

体外受精(in vitro fertilization,IVF)是指用人工方法让卵子和精子在人体以外受精和发育的生殖方法。体外受精代替了自然生殖过程的性交、受精和自然植入子宫三个步骤。目前,在体外完成人类胚胎和胎儿的全部发育过程还只是一个设想,可以做到的是把发育到一定程度的胚胎移植到母体子宫中,进一步发育直到诞生。因此,体外受精和胚胎移植技术总是结合在一起应用的。由于受精是在实验室的试管中进行,通过这种方式诞生的婴儿,通常又被称为试管婴儿。由于可以激发排卵,受精卵的数目可能超过移植的需要,在这个领域同样可以使用冷冻技术,于是诞生了冷冻卵子库和冷冻胚胎库。

### (三)卵胞质内单精子注射

卵胞质内单精子注射(intracytoplasmic sperm injection,ICSI),即所谓第二代试管婴儿技术,是1992年比利时自由大学中心医学专家创立的辅助受精技术,该技术借助显微操作系统将单一精子直接注射到成熟卵子内使其受精,显微注射前精子无须发生顶体反应,对精子浓度、活动度、形态等参数要求低,仅需数条精子即可获得较高的受精率、胚胎移植率,利用附睾和睾丸的精子也能取得和正常精子相似的妊娠率。因此,ICSI技术的发展使少弱精子症、无精子症等方面的不育治疗取得了突破性进展,已成为严重男性不育患者的最有效治疗方法。此项技术主要适用于严重的少、弱、畸形精子症及梗阻性无精子症、生精功能障碍、精子无顶体或顶体功能异常等患者。但ICSI是一种侵入性操作,对卵子有一定创伤,治疗费用较高,而且其子代的安全性还需长期跟踪随访,不能也不应取代常规IVF,应严格掌握适应证。

### (四)植入前遗传学诊断

植入前遗传学诊断(preimplantation genetic diagnosis,PGD),即所谓的第三代试管婴儿技术,它是在常规试管婴儿技术的基础上,对获得的胚胎进行遗传学方法检测,在医师指导下挑选合适的胚胎移植入母体子宫,以防止患遗传性疾病胎儿的出生。第三代试管婴儿技术应用至今已有20余年的历史,目前通过PGD技术可检测上百种疾病,包括染色体异常、单基因遗传病或性连锁疾病,如染色体平衡易位、罗伯逊易位、血友病、多囊肾、克兰费尔特综合征等。随着检测技术及基因诊断的发展,PGD技术对优生工作发挥着越来越重要的作用。

## 二、辅助生殖技术的伦理价值

### (一)治疗不孕不育

发展生殖技术的初衷就是为了解决不孕不育问题,换言之,辅助生殖是其最基本的价值。当前在临床上已经运用的生殖技术有着不同的价值,人工授精技术主要解决男性的不育问题:AIH适用于男性性功能异常、不能进行正常性交者,或适用于男性精液中轻度少精、弱精或其他轻度男性不育者;AID适用于男性精液中无精子或男女为同一染色体隐性杂合体者。

在体外受精-胚胎移植技术中,第一代试管婴儿技术主要解决夫妻双方中因女方输卵管阻塞而产生的不孕难题,还可以解决女性宫颈黏膜不利于精子通过以及其他不明原因导致的不孕不育症问题,使用供者卵还可以解决女性无卵或卵子功能异常问题。第二代试管婴儿技术则主要解决夫妻双方中因男方极度少精、弱精或阻塞性无精而产生的不育难题。

### (二)实现优生优育

对于患有遗传病的夫妇,使用他人的生殖细胞进行辅助生殖,可以实现优生。例如第三代试管婴儿技术,通过胚胎筛选预防遗传病,对有遗传病的夫妇通过体外受精发育成的胚胎进行筛选,而后将没有遗传病基因的胚胎移植到女方的子宫里,就可以有效地实现优生优育的愿望。

### （三）提供"生殖保险"

利用现代技术将生殖细胞或受精卵、胚胎进行冷冻保存,通过人工授精或体外受精-胚胎移植来生育孩子,也被称为"生殖保险",目前主要采用超低温冷冻技术预先保存男性精子以期预防未来生育风险,在有生育需求时将精子安全复苏以供辅助生殖治疗需要。

## 三、辅助生殖技术引发的伦理争议

### （一）如何确定配子、合子和胚胎的道德地位

生殖技术首先引发了精子、卵子、受精卵和胚胎的道德地位如何确定的问题。即它们是否具有独立的道德地位? 是提供者的物质、身体部分还是具有独立道德地位的个体? 它们是否属于提供者的财产? 提供者可否因此获得报酬? 提供人类辅助生殖技术的医疗机构给予有关当事人经济补偿是否属于变相的商业化? 与此相联系的是生殖技术能否商业化的问题。

在某些国家,提供精子的人获得经济报酬已经成为常规。我国也有人建议精子可以商品化。主要理由是,我国的精子库普遍存在捐献者过少的问题,精子商品化可以大大增加精子的供给量。但更多人认为精子商品化可能造成供者不关心自己行为的后果,有意或无意地隐瞒自己的生理或心理缺陷;精子库可能由于竞争或追求利润最大化而忽视精子的质量,或者为了追求高质量,只提供一类世人认为"最佳的"精子,使人类基因变得单调而缺乏多样性等。

### （二）如何确定家庭人伦关系

AID 提出的一个新问题是"谁是父亲",随着 AID 与体外受精-胚胎移植技术的结合,扩大为"谁是父母"的问题。父亲可分为"遗传父亲""养育父亲"及两者合一的"完全父亲";母亲可分为"遗传母亲""孕育母亲""养育母亲"及三者合一的"完全母亲"。

辅助生殖技术除用于已婚的不孕不育症患者外,在某些国家和地区还允许帮助未婚男女和同性恋者生儿育女。这样可能会对已有的家庭模式、子代的成长、人伦关系等带来前所未有的挑战。

2006 年 7 月,英国立法规定单身妇女和同性恋女性可以采用人工授精、体外受精生育。我国 2003 年公布的《人类辅助生殖技术和人类精子库伦理原则》则明确规定,不允许单身未婚女性使用辅助生殖技术。

### （三）自然法则可否违背

生殖技术合乎伦理的基础是遵循自然生殖法则:凡是符合自然法则的,就被认为是道德的;凡是不符合自然法则的,就被认为是不道德的。在人类遗传学和生殖生物学中,迄今为止一直遵守着一条法则,即由父母通过性细胞中遗传物质 DNA 的结合而产生子代。质疑者认为,生儿育女是爱情、婚姻的永恒体现,而生殖技术切断了生儿育女和婚姻的联系;如果把生育变成了"配种",把家庭的神圣殿堂变成了一个生物学实验室,同时把人类分成技术繁殖的和自然繁殖的两类,那么是否严重挑战了自然生殖的法则呢?

生殖技术还可能导致近亲婚配。在生殖技术应用中,对精子、卵子的捐献者通常是保密的,这样就有可能出现捐精者、捐卵者、人工授精后代、试管婴儿后代相互之间近亲婚配。而人类两性关系发展的历史早已证明,近亲通婚往往容易将双方生理上的缺陷传给后代。

### （四）错用或滥用的可能

"错用"是指生殖技术操作者的动机原本是好的,但其效果却带来种种问题。"滥用"是指由生殖技术操作者的不良动机而造成的种种问题。例如,精子库管理不善导致的精子去向不明、"一精多用"等问题,可能带来潜在的风险和家庭伦理问题。

### （五）代孕的伦理争议

代孕技术作为一项辅助生殖技术引起了社会热议,目前仍存在诸多伦理争议。支持合理使用代孕的一方认为,存在生殖障碍的育龄夫妇比例不断递增,代孕给了这一类人群新的希望,能够使他们拥有一个带有夫妇自己基因的孩子,维护家庭幸福。反对代孕的一方将代孕与出租器官联系在一起,

认为代孕行为实质上就是出租子宫,将女性作为生育机器,这是对女性的极大侮辱,违背家庭伦理,践踏人格尊严。不同国家和地区对于代孕的态度也有所不同,如中国、法国、瑞典、德国、新加坡等是完全禁止代孕的,而美国等主张有限开放代孕。

代孕不同于传统的生殖方式,其涉及的当事人不仅仅是传统意义上的父母双方,通过代孕分娩的婴儿在遗传学上和生理学上拥有两位不同的母亲,现有的亲子关系规则并不能完全有效地作出复杂的亲子关系认定,代孕子代归属较难判定。代孕母亲的法律地位是否等同于传统父母的问题在法律上尚无定论,但代孕母亲的地位问题已在现实生活中引发了不少的纠纷,如代孕母亲追讨代孕子女的监护权的案件屡屡发生。商业代孕合同在履行时也存在隐患,如代孕母亲产下生理缺陷婴儿后其抚养责任的归属、多胞胎的胎儿归属等。如果在此类问题上双方不能妥当处理,势必会将责任推向社会。

### 四、辅助生殖技术应用的伦理准则

#### (一)我国辅助生殖技术伦理制度建设概述

我国的生殖技术研究和临床应用进展很快,人工授精、体外受精-胚胎移植技术已经在临床广泛运用,但同时也带来了不可忽视的问题。为了规范生殖技术的研究和临床运用,卫生部于 2001 年颁布实施了《人类辅助生殖技术管理办法》,并于 2003 年修订推出《人类辅助生殖技术规范》《人类精子库基本标准和技术规范》《人类辅助生殖技术和人类精子库伦理原则》。2019 年国家卫生健康委员会相继发布《辅助生殖技术随机抽查办法》和《关于加强辅助生殖技术服务机构和人员管理的若干规定》。2021 年国家卫生健康委员会印发《人类辅助生殖技术应用规划指导原则(2021 版)》,对规范生殖技术的研究和临床运用起到了十分重要的作用。

#### (二)我国辅助生殖技术应用伦理准则

**1. 有利于患者原则**　①综合考虑患者病理、生理、心理及社会因素,医务人员有义务告诉患者目前可供选择的治疗手段、利弊及其所承担的风险,在其充分知情的情况下,提出有医学指征的选择和最有利的治疗方案。②应选用最佳治疗方案、最佳药物、最佳手术方案等,使供受者受益。③禁止以多胎和商业化供卵为目的的促排卵。④不育夫妇对实施人类辅助生殖技术过程中获得的配子、胚胎拥有选择处理方式的权利,技术服务机构必须对此有详细的记录,并获得夫妇双方的书面知情同意。⑤患者的配子和胚胎在未征得其知情同意的情况下,不得进行任何处理,更不得进行买卖。

**2. 知情同意原则**　①人类辅助生殖技术必须在夫妇双方自愿同意并签署书面知情同意书后方可实施。②对符合人类辅助生殖技术适应证的夫妇,医务人员须使其了解:实施该技术的必要性、实施程序、可能承受的风险以及为降低这些风险所采取的措施、该机构稳定的成功率、每周期大致的总费用及进口、国产药物选择等与患者作出合理选择相关的实质性信息。③接受人类辅助生殖技术的夫妇在任何时候都有权提出中止该技术的实施,并且不得影响对其今后的治疗。④医务人员必须告知接受人类辅助生殖技术的夫妇关于通过辅助生殖技术出生的孩子接受随访的必要性。⑤医务人员有义务告知捐赠者对其进行健康检查的必要性,并获取书面知情同意书。

**3. 保护后代原则**　①医务人员有义务告知患者通过人类辅助生殖技术出生的后代与自然受孕分娩的后代享有同样的法律权利和义务,包括后代的继承权、受教育权、赡养父母的义务、父母离异时对孩子监护权的裁定等。②医务人员有义务告知接受人类辅助生殖技术治疗的夫妇,他们对通过该技术出生的孩子负有道德和法律上的权利和义务。③如果有证据表明实施人类辅助生殖技术将会对后代产生严重的生理、心理和社会损害,医务人员有义务停止该技术的实施。④医务人员不得对近亲间及任何不符合道德的精子和卵子实施人类辅助生殖技术。⑤医务人员不得实施代孕技术。⑥医务人员不得实施胚胎赠送助孕技术。⑦在尚未解决人卵胞质移植和人卵核移植技术安全性问题之前,医务人员不得实施以治疗不育为目的的人卵胞质移植和人卵核移植技术。⑧同一供者的精子、卵子最多只能使 5 名妇女受孕。⑨医务人员不得实施以生育为目的的嵌合体胚胎技术。

**4. 社会公益性原则** ①医务人员必须严格遵守国家相关法律法规,不得对不符合国家相关法律法规规定的夫妇和单身妇女实施人类辅助生殖技术。②医务人员不得实施非医学需要的性别选择。③医务人员不得实施生殖性克隆技术。④医务人员不得将异种配子和胚胎用于人类辅助生殖技术。⑤医务人员不得进行各种违反道德的配子和胚胎试验研究及临床工作。

**5. 保守医疗秘密原则** ①互盲原则:凡使用供精实施的人类辅助生殖技术,供方与受方夫妇应保持互盲,供方与实施人类辅助生殖技术的医务人员应保持互盲,供方与后代保持互盲。②医疗机构和医务人员对使用人类辅助生殖技术的所有参与者(例如卵子捐赠者和接受者)有实行匿名和保密的义务。匿名是隐匿供者的身份,保密是隐匿受者参与配子捐赠的事实以及对受者有关信息的保密。③医务人员有义务告知捐赠者不可查询受者及其后代的一切信息,并签署书面知情同意书。

**6. 严防商业化原则** ①医疗机构和医务人员对要求实施人类辅助生殖技术的夫妇,要严格掌握适应证,不能受经济利益驱使而滥用人类辅助生殖技术。②供精、供卵只能以捐赠助人为目的,禁止买卖,但是可以给予捐赠者必要的误工、交通和医疗补偿。

**7. 伦理监督原则** ①为确保以上原则的实施,实施人类辅助生殖技术的机构应建立生殖医学伦理委员会,并接受其指导和监督。②生殖医学伦理委员会应由医学伦理学、心理学、社会学、法学、生殖医学、护理学专家和群众代表等组成。③生殖医学伦理委员会应依据上述原则对人类辅助生殖技术的全过程和有关研究进行监督,开展生殖医学伦理宣传教育,并对实施中遇到的伦理问题进行审查、咨询、论证和建议。

### (三) 我国人类精子库管理伦理准则

**1. 有利于供受者原则** ①严格对供精者进行筛查,精液必须经过检疫方可使用,以避免或减少出生缺陷,防止性传播疾病的传播和蔓延。②严禁用商业广告形式募集供精者,要采取社会能够接受且文明的形式和方法,应尽可能扩大供精者群体,建立完善的供精者体貌特征表,尊重受者夫妇的选择权。③应配备相应的心理咨询服务,为供精者和自冻精者解决可能出现的心理障碍。④应充分理解和尊重供精者和自冻精者在精液采集过程中可能遇到的困难,并给予其最大程度的帮助。

**2. 知情同意原则** ①供精者应是完全自愿地参加供精,并有权知道其精液的用途及限制供精次数的必要性(防止后代血亲通婚),应该签署书面知情同意书。②供精者在心理、生理不适或其他情况下有权终止供精,同时在适当补偿精子库筛查和冷冻费用后,有权要求终止使用已被冷冻保存的精液。③需进行自精冷冻保存者在签署知情同意书后,方可实施自精冷冻保存。医务人员有义务告知自精冷冻保存者采用该项技术的必要性、目前的冷冻复苏率和最终可能的治疗结果。④精子库不得采集、检测、保存和使用未签署知情同意书者的精液。

**3. 保护后代原则** ①医务人员有义务告知供精者,对其供精出生的后代无任何的权利和义务。②建立完善的供精使用管理体系,精子库有义务在匿名的情况下,为未来人工授精后代提供有关医学信息的婚姻咨询服务。

**4. 社会公益性原则** ①建立完善的供精者管理机制,严禁同一供精者多处供精并使 5 名以上妇女受孕。②不得实施无医学指征的 X、Y 精子筛选。

**5. 保守医疗秘密原则** ①为保护供精者和接受者夫妇及所出生后代的权益,供精者和接受者夫妇应保持互盲,供精者和实施人类辅助生殖技术的医务人员应保持互盲,供精者和后代应保持互盲。②精子库的医务人员有义务为供精者、接受者及其后代保密,精子库应建立严格的保密制度并确保实施,包括冷冻精液被使用时应一律用代码表示,冷冻精液的接受者身份对精子库隐匿等措施;接受者夫妇以及实施人类辅助生殖技术机构的医务人员均无权查阅供精者真实身份的信息资料,供精者无权查阅接受者及其后代的一切身份信息资料。

**6. 严防商业化原则** ①禁止以营利为目的的供精行为,供精是自愿的人道主义行为,精子库仅可以对供精者给予必要的误工、交通和其所承担的医疗风险补偿。②人类精子库只能向已经获得卫生部(现国家卫生健康委员会)人类辅助生殖技术批准证书的机构提供符合国家技术规范要求的冷

NOTES

冻精液。③禁止买卖精子,精子库的精子不得作为商品进行市场交易。④人类精子库不得为追求高额回报降低供精质量。

**7. 伦理监督原则** ①为确保以上原则的实施,精子库应接受由医学伦理学、心理学、社会学、法学、生殖医学、护理学专家和群众代表等组成的生殖医学伦理委员会的指导、监督和审查。②生殖医学伦理委员会应依据上述原则对精子库进行监督,并开展必要的伦理宣传和教育,对实施过程中遇到的伦理问题进行审查、咨询、论证和建议。

现代生殖医学提供了越来越多能有效干预人类自然生育行为的手段,例如生育控制、优生优育和辅助生殖等。这些措施虽给人类带来了福音,但也引发了一些伦理问题。生殖医学技术服务都是由医务人员提供的,因此,作为生育控制的专业技术"守门人",医务人员应该明确和积极承担起在生殖医学事业中的重大道德责任,严格遵守国家制定的伦理准则和法律法规,处理好技术应用中的特殊医患关系问题。对于其中充满伦理争议、尚无"标准答案"的问题,应该充分发挥伦理智慧,积极而慎重地应对,并通过伦理委员会讨论后表决,以集体的力量和智慧尽可能妥善解决问题。

**思考题**

1. 试论述生育政策的伦理依据。
2. 分析消极优生和积极优生中的具体伦理问题。
3. 简述辅助生殖技术和人类精子库的伦理准则。

(袁蕙芸)

# 第十章 | 死亡伦理

死亡是一个古老而现实的话题,如何理性对待死亡,如何科学判定死亡,如何帮助临终患者减少濒死时的身心痛苦而有尊严地面对死亡,是非常重要的医学伦理问题。

## 第一节 | 死亡标准伦理

随着科学技术的进步,人们的死亡观念也发生了根本性的转变,尽管人们接受了死亡是生命中的一个组成部分,是自然发展的规律,但是也常常感到困惑,什么是死亡,如何界定死亡。

### 一、死亡的概念

死亡是生命历程的终点。《现代汉语词典》对死亡的解释是"失去生命"。死亡是人的必然归宿,其最明显的特质就是死亡的必然性和不可避免性。人们对死亡的认识,经历了一个由不认识到认识,由感性认识到理性认识的发展过程。人类最早从生理学意义上认识死亡,认为一个人毫无知觉、没有动作那就是死亡;后来,意识到一个人没有呼吸就是死亡,以心脏跳动与否来判定死亡;再后来,以全脑功能不可逆的永久性丧失来判定死亡。

现代意义上,人们把死亡理解为人体的器官、组织、细胞等的整体衰亡,生物学意义上生命新陈代谢的停止,同时,死亡是人类自我存在的结束。在此基础上,人们认识到,死亡的本质是个体生命的终结和自我意识的丧失,是不可逆的过程。死亡是机体生命的终结,它不仅是生理与病理的现象,也是文化与心理的现象。

死亡的进程,一般可分为三个阶段:一是濒死期。主要特点是脑干以上神经中枢功能丧失或深度抑制,表现为反应迟钝、意识模糊或消失,各种反射迟钝或减弱,呼吸和循环功能进行性减弱。二是临床死亡期。主要特点是延髓处于深度抑制和功能丧失的状态,各种反射消失,心跳和呼吸停止。三是生物学死亡期。此为死亡的最后阶段,此期各重要器官的新陈代谢相继停止,并且为不可逆性,整个机体不可能复活。根据死亡的速度,一般可分为即时死亡、急性死亡、亚急性死亡及慢性死亡。

### 二、死亡的标准

关于人的死亡判定及其标准的问题,从古至今经历了一个长期的演变过程,死亡标准(death criteria)是人类对自身死亡现象的把握。

#### (一)心肺死亡标准

人类在数百万年的进化过程中,逐渐形成了以呼吸和心跳停止作为死亡的定义和判定死亡的标准,"心肺死亡标准"已经沿用达数千年之久。

从远古时代起,原始人通过日常观察和狩猎活动,就已经形成了"人的死亡是心脏停止跳动"的观念。考古发现,古代洞穴壁画上描绘了原始人用弓箭射中雄壮野牛的心脏以表示其死亡的景象。我国《黄帝内经》指出:"脉短气绝,死。"即可将呼吸、心跳停止作为判断人死亡的依据。我国古代的丧葬仪式中,人们用新絮放在死者的口鼻上,看其是否摇动,并以此作为判断死亡的依据。因而,民间又将死亡称为"断气"。传统中医理论也认为"心为君主之官""肺为华盖",可见以心肺功能丧失为死亡标准在人们心目中占据主要的地位。

世界著名的《布莱克法律词典》中关于死亡的定义是："生命的终结,一切生命功能和体征的停止"。我国《辞海》(第七版)在界定死亡时,指出分为临床死亡及生物学死亡两个阶段,但对于临床死亡并没有进一步解释。

### (二)脑死亡标准

尽管传统心肺死亡标准在人类历史上延续了数千年,但随着现代医学科学技术的不断进步,传统的死亡标准面临前所未有的挑战,特别是心肺功能与脑功能分离技术的运用,促使人们探索如何重新界定死亡概念及其标准。

1959年,法国医学家莫拉雷(Mollaret)和古隆(Goulon)在对23名脑干反射丧失、呼吸停止、脑电波低平的昏迷患者进行临床观察时,发现了有违传统死亡观念的死亡状态。他们的研究报告表明:凡是被诊断为"昏迷过度"的患者,苏醒可能性几乎为零。在第23届国际神经学会上,两位医学家首先提出"过度昏迷"或"不可逆昏迷"的说法,这被认为是脑死亡概念的雏形。

1968年,美国哈佛大学医学院特设委员会首次提出了新的死亡概念,把死亡定义为不可逆昏迷,或者叫脑死亡(brain death),即指脑组织外伤或原发性疾病导致包括脑干在内的全脑功能不可逆转地丧失。按照这个死亡定义,即使心跳、呼吸能够依靠技术人工维持,只要全脑功能已经发生不可逆的损坏,就可以宣布死亡。同时,该委员会明确了脑死亡的诊断标准:第一,对外部的刺激和身体内部的需求毫无知觉和完全没有反应;第二,自主的肌肉运动和自主呼吸消失;第三,反射,主要是诱导反射消失;第四,脑电波平直或等电位。并且规定,凡符合以上四条标准,持续24小时内反复测试,多次检查结果一致,即可宣告死亡。但需排除两个例外情况:一是体温过低(<32.2℃);二是刚服用过巴比妥类等中枢神经系统抑制药物。

同年,世界卫生组织也提出,死亡是意识能力和包括大脑、小脑和脑干在内的整个脑功能的不可逆丧失。其后,许多国家参照哈佛医学院设立的标准相继开展了脑死亡标准的制定和立法。尽管如此,这种从传统的心肺死亡标准到脑死亡标准的转变,一直在伦理学专家、临床医护人员以及相关学界人士中引发广泛讨论。

长期以来全球各地使用的脑死亡判断标准不一,对死亡的定义和判定标准一直未能形成全球统一的、标准化的规范。2013年,我国发布了《脑死亡判定标准与技术规范(成人质控版)》,并于2019年发布了修订后的第二版,对脑死亡判定进行了严格的规定。但我国仍然没有关于脑死亡标准的立法。

## 三、脑死亡标准的伦理价值和意义

### (一)死亡判定

从传统的心肺死亡标准的普遍应用到脑死亡标准的提出,反映了医学科学的发展和人类对自身生命认识的深入。诊断死亡是医师的责任,医师应当全力救治患者,挽救生命,但对于已经逝去而无法挽救的生命,医师有责任及时宣布死亡。这是医师的社会责任,医师同时需要执行各种死亡的法定程序和家属抚慰工作。

死亡往往是一个身体功能、意识状态、循环和呼吸不断变化的过程,医师需要掌握科学判定死亡节点的知识,确认其状态不存在逆转的可能,最大限度降低误判风险。传统心肺死亡标准存在无法考虑特定人群的特殊情况的问题,偶尔会出现关于死亡的误判,说明了仅以呼吸、心跳停止作为死亡标准存在一定局限性。现今,世界上不少国家和地区把脑死亡作为判定死亡的标准,大量的研究和临床实践表明,真正的脑死亡是不可逆转的。因为脑死亡是全脑死亡,包括了大脑、小脑和生命中枢的功能丧失,而神经细胞的死亡是不可逆的。人之根本为人,在于人有智能,能思考,而脑是人的思维载体,大脑的死亡就意味着人的意识和自我意识的丧失。脑死亡是一种全脑的死亡,当脑干死亡以后特别是延髓功能丧失后,就不可能再有"自主的运动和呼吸";中脑功能丧失后,必然会出现瞳孔散大,失去对声、光的反射。确定脑死亡的法定地位可以更及时地判定死亡。

### (二) 患者尊严

在现代生命维持技术充分运用的背景下,脑死亡一般都发生在心跳停止之前,这时,人的大脑皮质和脑干的神经细胞都已死亡,死亡的神经细胞无法复活。患者发生脑死亡,就意味着进入了临床死亡期。由于心脏是一个具有特殊自主性的脏器,拥有一套独立的指挥心肌收缩舒张的起搏、传导系统,故而脑死亡之后,在人工呼吸等生命维持技术的支持下,心脏仍能跳动并保持全身的血液循环。这种情况下,如果依旧按照呼吸、心跳停止的死亡判定标准,就仍需对患者进行救治,此时各种医疗仪器的使用,可能不利于维护患者的形象和尊严。

### (三) 社会资源分配

医疗资源是重要的社会资源,是发展卫生事业、为社会及人群提供卫生服务的物质基础和基本条件。《全国医疗卫生服务体系规划纲要(2015—2020 年)》指出,我国医疗卫生资源总量不足、质量不高、结构与布局不合理等问题依然突出。因而,应优先保障基本医疗卫生服务的可及性,促进公平公正。注重医疗卫生资源配置与使用的科学性与协调性,提高效率,降低成本,实现公平与效率的统一是合理的路径选择。现代生命恢复和维持医学高新技术的运用,可以使脑死亡状态的患者心肺功能得以长期维持,依然保有心跳和呼吸。但事实上,对于脑功能已经丧失的脑死亡患者来说,这些方法并不能恢复其意识和真正有质量的生命。为维持脑功能不可逆性丧失者的生命体征而大量消耗卫生资源,使得众多有医疗需求的患者却因资源不足得不到基本的医疗救治,这显然与优先保障基本医疗卫生服务的可及性、促进卫生资源公正分配的初衷相悖,不利于发挥有限医疗资源的作用。

### (四) 患者家庭负担

维持一个脑死亡患者的治疗对于一个家庭来说是极其沉重的负担,抢救脑死亡患者一天的花费要十倍甚至百倍于普通患者。如果能确立和实施脑死亡标准,终止对于不可逆昏迷和脑死亡患者实施的毫无意义的救治,就能使家庭成员从沉重的物质和精神负担中解脱出来,具有明显的伦理价值。但是,和家属进行脑死亡告知需要注意沟通方法和步骤,需要考虑不同文化的差异,首先应通过真诚沟通,帮助家属建立对脑死亡科学、理性的认知,然后告知家属下一步要开始详细检查,以判定是否存在脑死亡,如果检查证实患者大脑功能已经永久丧失,则应进行脑死亡判定。这时如果家属坚持治疗或者不同意脑死亡的判定,也应表示理解。

### (五) 器官移植

20 世纪中期,随着呼吸机和心肺复苏等新技术的应用,重症医学和器官移植技术获得重大突破与进展,医学界开始关注器官衰竭与死亡之间的关系。器官移植技术使超百万的患者重获新生,但器官来源短缺一直制约着这项技术的临床应用。已经处于脑死亡状态的患者,如果按照传统心肺死亡判定的标准,只能在呼吸、心跳停止后宣布死亡,此时,由于机体的血液循环已经停止,体内器官多数已经处于缺氧状态,获取的器官质量下降,将影响移植后器官的成活率。实施脑死亡判定,则可能为后续器官捐献和移植争取宝贵时间。与器官移植有关的医师不应参与对脑死亡的判定,以保护临终患者的生命利益,切实避免为了获取器官移植供者而非法宣布脑死亡。判定脑死亡,必须设有重要前提,即医疗机构具有足够的设备条件与严谨的程序,医师具有相应的技术能力与审慎的态度。同时,需要特别指出的是,确定脑死亡标准的目的只是为了科学准确地判断死亡,而运用脑死亡标准判断人的死亡有利于器官移植但不是为了人体器官移植。

## 第二节 │ 安乐死伦理

人类是否有权决定死亡,身患重病难以忍受痛苦折磨的患者是否可以用医学的方式结束自己的生命,在医学技术高速发展的今天,变成医师们真实面对的问题,很多国家也作出了探索性尝试,这种用医学方式提前结束患者生命的做法我们称之为安乐死,它自诞生以来就伴随着各种争议和不同声音。

## 一、安乐死概述

### (一)安乐死的含义

安乐死"euthanasia"一词源于希腊文,从构词上看,"eu"意为"好、优","Thanatos"是古希腊神话中的死神,意为"死亡",所以这个词本意是指"好死""无痛苦的死亡"。因而,原初意义的安乐死所表达的是一种无痛苦的、有尊严的死亡状态,是人类理想的死亡状态,类似于中国文化中的寿终正寝、无疾而终般的"优逝"。

从19世纪起,安乐死作为一种减轻濒死者痛苦的特殊医护措施在临床实践中展开后,现代意义的安乐死日渐成形,并与原初意义相去甚远。《牛津法律指南》(*The Oxford Companion to Law*)将安乐死定义为:"在不可救治的或病危的患者自己的要求下,所采取的引起或加速死亡的措施。"安乐死有时也被译为"仁慈致死术"。《美国百科全书》中把安乐死称为"一种为了使患有不治之症的人从痛苦中解脱出来的终止生命的方式。"《中国大百科全书·法学》对安乐死的解释为:"对于现代医学无可挽救的逼近死亡的患者,医师在其本人真诚委托的前提下,为了减少患者难以忍受的剧烈痛苦,可以采取措施提前结束其生命。"由此可见,现代意义的安乐死指的是由医护人员实施的保持人的尊严与安详的死亡的处置方式。综合来看,安乐死的现代阐释为:医务人员应濒死患者或其家属的自愿请求,依据法律规定,为消除患者的痛苦或缩短痛苦的时间,采用医学的方法,通过作为或不作为,使其安宁度过死亡阶段而终结生命。目前我国对安乐死尚没有立法。

### (二)安乐死的类型

从采取的方式上进行划分,可分为积极安乐死和消极安乐死。

**1. 积极安乐死**(positive euthanasia)　指患者治愈无望,痛苦难耐,应患者或家属的请求,医务人员采用药物或其他主动的手段促进患者生命的结束,让其安然死去。对此,西方国家有"仁慈助死"(mercy killing)的说法。

**2. 消极安乐死**(passive euthanasia)　指医务人员应患者或家属请求,不再给予积极治疗,撤除患者赖以维持生命的体外循环装置、人工呼吸装置及其他辅助设施,给予减轻痛苦的适当维持治疗,任其等待死亡的降临,自然逝去。实际上,这并不能算是真正意义的安乐死。对此,西方国家有"听任死亡"(letting die)的说法。

### (三)安乐死的历史演变

安乐死是当今社会关注的热点话题。追溯人类发展的历史可以发现,安乐死亦是一个古老的话题。

**1. 安乐死的雏形**　安乐死有着悠久的历史,原始社会生产力水平低下,一些部落在迁移时,会把老弱病残的人留下来,让其自生自灭。在古希腊和古罗马时代,允许体弱者结束自己的生命,必要时可以借助别人的帮忙。这些早期的做法有着安乐死的雏形。

**2. 安乐死的主张**　17世纪,发出"知识就是力量"呼喊的英国唯物主义和现代实验科学的始祖培根(Bacon)在《新大西岛》中提出:"医师的职责是不仅要治愈患者,还要减轻他的痛苦和悲伤。这样做,不但会有利于他健康的恢复,而且也可能在他需要时使他安逸地死去。"他还提出:"安乐死是医学技术的重要领域。"科尔纳罗(Cornaro)在西方历史上第一次倡导被动安乐死,即"任其死亡"。19世纪下半叶,英国人威廉姆斯(Williams)提议,医师不但可以使用麻醉剂缓解患者的疼痛,而且可以将此作为结束患者生命的手段。这些提法都主张由医师采用某种方式协助患者死亡,比较接近现代意义的安乐死。

自19世纪始,安乐死作为一种减轻患者痛苦的特殊医护措施被提上议事日程。至此,人类开始了现代意义上的安乐死。

**3. 安乐死的实践**　1936年，英国率先成立了自愿安乐死协会，并向英国国会提出了关于安乐死的法案，由此拉开了安乐死立法的序幕。最终，英国安乐死的动议以35票反对，14票赞成被否决。尽管提议遭到否决，但观念的种子已然埋下，这对后来安乐死的积极倡导与广泛呼声产生较大影响。1938年，美国成立了无痛苦致死学会。1944年，澳大利亚和南非也成立了类似的组织。医学的发展使得安乐死愈发为人们所关注，安乐死运动在某些国家或地区逐渐演变成了一项新的人权运动。

第二次世界大战时期，纳粹德国以实施"安乐死"为名，残忍杀害大量残疾人和遗传病、慢性病或精神疾病患者，使得安乐死被蒙上了阴影。

1948年世界医学会（WMA）采纳的《日内瓦宣言》指出："我将保护人类生命的最高尊严，我甚至在受到威胁的情况下，也决不会利用我的医学知识去反对人道主义的法律。"此后，关于安乐死的倡议几乎销声匿迹。直到20世纪60—70年代，安乐死又重新回到人们的视野，并成为热门话题。

"昆兰案"成为生命伦理学史上的里程碑事件。1975年，卡伦·安·昆兰（Karen Ann Quinlan）因意外导致昏迷，在医院靠呼吸机维持心跳和呼吸。她的父亲向美国新泽西州法院提出申请撤除维持女儿生命的呼吸机，表达了终止治疗的意愿。1976年，新泽西州最高法院同意撤除呼吸机，成为美国历史上的首例安乐死，后来许多类似案例援引此判决。

1976年，在日本东京召开了安乐死国际会议，会议强调，应当尊重人"生的意义"和"死的庄严"，主张患者在特殊情况下应当有选择死的权利。1980年，国际死亡权利联合会成立。

**4. 安乐死的立法**　20世纪50年代以来，国际上开始了关于安乐死立法问题的讨论。但大多数国家禁止实施安乐死。美国部分州虽曾通过了"尊严死亡法案"，后又被终止，澳大利亚也是如此。英、法、日等国都否决了关于安乐死立法的提案。

瑞士禁止积极、直接的安乐死，但在个别城市，医师可以给重病且自愿结束生命的患者一些致命药品，再由患者自己服药，是合法的。2000年10月26日，瑞士苏黎世市政府通过一项决定，自2001年1月1日起允许为养老院中选择以"安乐死"方式自行结束生命的老人提供协助。但这一规定仅适用于苏黎世的23家养老院。

2001年，荷兰议会上议院通过了《根据请求终止生命和帮助自杀（审查程序）法》[Termination of Life on Request and Assisted Suicide（Review Procedures）Act]，使荷兰成为全世界第一个允许安乐死的国家。荷兰安乐死法案为医师实施安乐死规定了严格而详细的医学与法律的基本程序，这些基本程序可供借鉴。其要点如下：一是患者必须在意识清醒的状态下自愿选择安乐死，并多次提出相关要求，医师必须与患者建立密切的联系，以判断患者的请求是否自愿及是否经过了深思熟虑。二是根据目前的医学经验，患者所患疾病必须是无法治愈的，而且患者所遭受的痛苦和折磨被认为是无法忍受的。医师和患者必须就每一种可能的治疗手段进行讨论，只要存在某种医疗方案可供选择，就说明存在治愈的可能。三是主治医师必须与另一名医师进行磋商，以获取该医师的意见。而另一名医师就该患者的病情、治疗手段以及患者是否出于自愿等情况写出书面意见。四是医师必须按照规定和法律程序，以医学上合适的方式对患者实施安乐死，在安乐死实施后必须向当地政府报告。

2002年，比利时通过立法，允许医师在特殊情况下，在符合实施安乐死的前提和要求时对患者实行安乐死，该国成为继荷兰之后第二个使安乐死合法化的国家。2013年，该国又通过了一项"让重症患儿享有安乐死权利"的法案，成为全球首个对安乐死合法年龄不设限的国家。除了荷兰、比利时，目前有相同做法的欧洲国家还有法国、丹麦、意大利、英国、德国等，但是通常有严格的法律程序和条件限制，说明对安乐死的实践仍然充满道德和法律的担忧。

随着我国人口老龄化进程加快，死亡问题以及临终患者的生存质量问题逐渐成为大众关注的焦点。国内法律界对安乐死立法普遍持谨慎态度。

近来,很多学者和社会人士发起"尊严死"的呼吁,尊严死(death with dignity)是指个人通过预立医疗指示,提前作出关于生命临终阶段有关选择的决定,必要时放弃延续生命的医疗措施,让生命自然终结。2022年2月,国家卫生健康委员会对十三届全国人大四次会议第6956号建议——《关于加快推进尊严死立法进程的建议》的答复称:对于尊严死立法,相关法律、医学、社会伦理学界仍存在一些争议,社会认识还不统一,目前还存在较多困难;国家卫生健康委员会将继续广泛听取有关专家及社会各界意见,加强与相关部门的沟通,深入研究相关工作;此外,"尊严死"一定程度上与"安宁疗护"的理念相近,一些内容可以通过推进安宁疗护工作得以实现。2022年7月,深圳市第七届人民代表大会常务委员会第十次会议表决通过《深圳经济特区医疗条例》修订稿,其中第七十八条规定:如果患者预嘱"有采取或者不采取插管、心肺复苏等创伤性抢救措施,使用或者不使用生命支持系统,进行或者不进行原发疾病的延续性治疗等的明确意思表示",医疗机构应尊重其意愿。总之,安乐死或尊严死的合法化,牵涉到社会、伦理、哲学、医学、法学等多方面,需要在推进立法进程时谨慎对待。

## 二、安乐死的伦理争议

尽管安乐死在一些国家和地区已经合法化,但是痛苦地生还是安静地死,每个人的想法和选择都应该得到尊重。自愿主动安乐死由于涉及需要医者一方人为地终止病患的生命,因而引发了更为深刻而激烈的伦理争议。

### (一) 是否人道之争

赞成方认为,当身体痛苦使生命失去了价值,毫无意义的抢救被异化为医学高新技术的展示而使患者丧失了尊严之时,实施安乐死是使人摆脱痛苦的折磨、保持人的尊严的合理选择,符合人道主义原则,理应得到伦理支持。反对方认为,医学的神圣使命是救死扶伤,允许、鼓励医师放弃救治临终的生命,甚至主动实施人为终止生命的措施,不但有悖于医学人道主义宗旨和医师职责,而且长此以往将逐渐淡化医师救治危重患者、抢救生命的责任感。消极放任生命的流逝,不思作为,影响或降低医务人员救死扶伤的道德信念,损害医学声誉。

### (二) 死亡权利之争

赞成方认为,生命的权利是人的基本权利。人有生的权利,也就有死的权利,包括选择死亡方式的权利。当死亡已经不可逆转,任何医疗措施都无法改变死亡的基本进程时,医疗救治只能是一种无谓的资源消耗甚至是浪费,还徒增患者及其家属的痛苦,以及情感与经济压力,因而,临终患者有选择自己生存或死亡的方式及时间的权利。这是临终患者重要的自主权利,应该得到尊重。反对方认为,如果认为患者有选择死亡的权利,那么如何满足患者的这一权利? 主动安乐死可能与医者本身的职责和信念相矛盾。

### (三) 实施对象之争

赞成方认为,实施安乐死的具体对象可为:患有绝症且处于极端痛苦状态的患者;晚期癌症患者;没有感觉、自我意识完全丧失且不可逆,但曾经有过明确表达(填写过生前预嘱)的患者。概括起来,一是自愿要求,即不是被诱惑、被胁迫,或由他人伪造意愿;二是明确要求,即明确提出要求;三是极端痛苦状态。反对方认为,所谓"自愿"的安乐死对象并非出于本意。他们或是出于对家庭、亲人的负疚感,或是出于对经济压力的无奈,或是对医学知识的无知,对死亡的恐惧以及无法忍受未缓解的剧烈疼痛,甚至只是一时的脆弱和冲动等。总之,并非出于对生命本身的认识和要求,而是由于各种压力所进行的无奈选择,并不是安乐死申请者真正的自愿选择。实施安乐死,将对这样一些无奈的脆弱群体形成强大的心理压力,使他们无法根据自己的意愿真正自主决定生命旅程。

### (四) 是否文明之争

赞成方认为,安乐死是建立在正确生死观基础上的社会文明行为,是对传统生死观念的挑战。随着社会和医学的进步,人类的寿命不断延长,对生命质量和价值的认识与思考也日趋深刻。追求更有意义的生活,让生命活得更有价值是人们对美好生活的诉求,是社会文明进步的体现。安乐死是人类理智地对待生与死的一种方式,其发展将有助于促进人类文明进步的历史进程。反对方认为,敬畏生命是社会道德的底线,实施安乐死是对危重濒死患者生命的放弃,这种行为将弱化珍重生命的社会价值理念,导致社会对生命的漠视。同时,放弃对濒死生命的救治也是推脱对脆弱群体的社会责任,将对人类同情友爱的美好情感和互助关爱的美德造成巨大的冲击,从而对社会道德和人类文明产生深刻的不良影响。

## 第三节 │ 安宁疗护伦理

### 一、安宁疗护概述

#### (一) 安宁疗护的含义

安宁疗护(hospice care)的服务对象主要是临终患者,即由于自然衰老、疾病或意外事故等造成人体主要器官的生理功能趋于衰竭、生命活动趋于终结状态的患者。《"健康中国 2030"规划纲要》提出,为老年人提供治疗期住院、康复期护理、稳定期生活照料、安宁疗护一体化的健康和养老服务。

安宁疗护亦称为安宁缓和医疗、舒缓治疗,曾被称为临终关怀。2017 年,国家卫生计生委颁布的《安宁疗护实践指南(试行)》确定使用"安宁疗护"一词。安宁疗护是指由医师、护士、营养师、药剂师、社会工作者、伦理学家、政府及慈善团体人士等,针对治愈性治疗无反应的疾病终末期患者及其家属,提供包括医疗、护理、心理和社会等全方位的积极性照护,最大程度维持患者生命质量,主要通过疼痛控制,减缓身体上其他不适的症状;同时,处理患者及其家属在心理、社会上的问题。

世界卫生组织(WHO)对安宁疗护的期许主要涵盖以下四个方面:一是肯定生命的价值,并将死亡视为一个自然的过程;二是不刻意加速,也不延缓死亡的到来;三是在控制疼痛以及身体的症状之外,对患者的心理层面亦提供整体的照顾;四是强调来自周遭的支持,不仅支持患者积极地生活直到辞世,也协助对其家属在亲人患病期间以及丧亲之后的心理反应予以调适。联合国提出,享有安宁疗护和服务,是一个国家和社会进步的标志。

#### (二) 安宁疗护的创立

从更宽泛的角度来看,安宁疗护并非新生事物,它有着久远的社会实践积淀。中国早在两千多年前就成立了"庇护所",这是对临终患者提供安宁疗护的雏形;唐代设立"悲田院",专门收养贫穷、没有依靠的老年乞丐;北宋设立"福田院",专门供养孤独患病的老年乞丐;元代设立"济众院",专门收留鳏寡孤独、残疾不能自养的老人;清代设立"普济堂",收养老年贫民,并视其经济状况决定供养老人的数量和生活水平。这些机构都带有慈善性质和照顾患者、老人的意向。西方的安宁疗护雏形始于中世纪欧洲,最初是教会为患病和劳顿的旅人、朝圣者提供的"庇护所",是具有宗教意义的慈善事业。

20 世纪 80 年代,现代意义上的安宁疗护在我国起步。1988 年 7 月,天津医学院成立临终关怀研究中心,迄今,我国已经开展三批安宁疗护试点工作,覆盖 185 个城市(区)。国家卫生健康委员会发布的《2022 年我国卫生健康事业发展统计公报》显示,截至 2022 年末,全国设有临终关怀(安宁疗护)科的医疗卫生机构共 4 259 个。2017 年,国家卫生计生委发布了《安宁疗护中心基本标准(试行)》《安宁疗护中心管理规范(试行)》和《安宁疗护实践指南(试行)》。安宁疗护正式纳入国家卫生体系中,各级政府日趋重视安宁疗护,"安宁疗护"也出现在国家的相关纲要和规划中,国家相关法律也开始对安宁疗护进行规定,如《中华人民共和国基本医疗卫生与健康促进法》《中华人民共和国老年人权益保障法》等。很多专家认为,我国对于安宁疗护的建设和研究仍处在初始阶段,需要摸索适合国情的安宁疗护模式。

### (三) 安宁疗护的特点

1. **服务目的**　安宁疗护的主要目的不是治疗或治愈疾病,而是减轻疾病终末期患者的身心痛苦、控制症状,采取姑息疗法,对症支持治疗,给予其生活护理、临终护理和心理安慰。

2. **服务对象**　安宁疗护的主要对象为不可逆转的疾病终末期患者(也包括其亲属),尤其是罹患难以取得积极治疗效果的晚期肿瘤等疾病的人。

3. **服务理念**　安宁疗护特别注重疾病终末期患者的生命尊严与生命质量和生命价值,强调个体化治疗、心理治疗和综合性、人性化的护理。

4. **服务措施**　安宁疗护不仅关心疾病终末期患者,也关心其家属的身心健康。努力为患者减轻痛苦,采取积极的支持性或姑息性的治疗和护理;对家属给予心理关怀和照护技术的指导,帮助营造良好的家庭氛围以及给予居丧期的心理安慰,使患者和家属都感受到温暖。

5. **服务团队**　安宁疗护的服务团队以医务人员为主,同时,患者亲属、有关社会团体、志愿服务者应积极参与。安宁疗护已经发展成为一项社会公益事业,社会力量是安宁疗护服务团队中的重要组成部分。

6. **病床设置**　一般有三种模式:一是在专门的安宁疗护机构设立病床;二是在综合医院的安宁疗护科室设置病床;三是在社区卫生服务中心设立病床和在家庭设置家庭病床。

## 二、安宁疗护的伦理意义

1. **蕴含人道主义精神**　安宁疗护把临终患者作为服务的对象,不以治愈疾病为唯一宗旨,不以延长患者痛苦的生命为目标,而是满足临终患者的生理、心理和社会等多方面的需求,通过创造舒适的环境、提供精神照护,使患者得到真正有价值的关心和照顾,得到情感支持、精神慰藉、心理缓释,并能够有尊严地、安详地离开人世。安宁疗护还把临终患者的家属、亲人也作为关怀对象,使失去亲人后的亲属们在心理上得到支持与慰藉。同时,安宁疗护调动了整个社会的爱心力量关爱临终患者,体现了全社会对生命的尊重和对脆弱群体的关照。安宁疗护帮助实现安详的生命终点,助推生命全周期的完满,使人道主义精神进一步得到发展、升华和完善。

2. **注重生命质量价值**　安宁疗护满足群众多样化、多层次的健康需求,服务过程中倡导医患双方共同直面死亡、正视临终,而非选择回避,强调对终末期生命的尊重和照料。每个人在生命过程中都曾为自身、他人、社会及后代创造过价值。当一个人生命临终时,社会应尊重、善待其生命,鼓励患者真实表达医疗意愿,共同参与商讨照护方案,选择合理的关怀措施,避免过度治疗或治疗不足;患者在社会、亲人和他人的关心与照料下,在舒适温馨的环境中度过临终阶段,有尊严、无痛苦、没有遗憾地走向生命的终点,直到自然死亡。安宁疗护所创造的有价值、有质量的生存状态是生命神圣的彰显,与存在伦理争议的安乐死相比,更加体现生命神圣、生命质量和生命价值的统一,注重生命内在的质量价值。

3. **彰显社会文明进步**　人的精神境界、道德品质等整体素质的提高是社会文明进步的关键。安宁疗护所倡导的对终末期患者予以关爱的思想,正在吸引着社会上愈来愈多的个人和团体关心并参与这项事业,付出自己的财力、时间以及情感,给予临终患者及其家属全面的关怀,也助力临终患者的家庭、亲人、朋友给予临终患者更多的照顾和爱心,使愈来愈多的临终患者感受到安宁疗护的温暖,这是人类社会文明发展进步的标志之一。同时,安宁疗护以"不独亲其亲,不独子其子"的宽广情怀,将尊老敬老孝老的范围扩展至全社会,提升全社会的尊老敬老孝老意识。随着老龄化社会进程的加快,尊敬老人、善待临终患者将成为各个国家社会生活中的重要主题,愈加彰显安宁疗护的作用和价值。

### 三、安宁疗护的伦理要求

**1. 理解临终患者的心理**　患者处于生命终末期有着更为特殊的心理特点,容易出现心理异常、行为失常、情绪失控。面对遭受巨大痛苦的临终患者,医务人员应予以理解,施以宽容,投入足够的精力和时间,认真倾听、有效沟通、细微关怀,全面评估患者身体及心理痛苦症状,及时缓解或控制身心痛苦,尽可能地提高患者临终生活质量。美国学者罗斯(Ross)提出临终患者大致有五个心理活动阶段,即否认期、愤怒期、协议期、绝望期、接受期。人们面对死亡时,常常表现出恐惧且绝大多数临终患者呈现负性心理状态,如悲观失望、情绪消沉、逃避现实、焦虑恐惧等。因此,要积极关注患者的内心感受,帮助其消除内心恐惧,保持内心平和宁静。

**2. 保护临终患者的权益**　进入疾病终末期的患者,仍具有情感、思维等,仍有明确的个人权利意识。医务人员应格外注意尊重与维护他们的利益和权利,允许他们坚守个人信仰,保留自己的生活方式,保护个人隐私,参与治疗、护理方案的决定等。即便患者已处于昏迷状态,医务人员也要尊重临终患者清醒时留下的意愿和家属的代理权或监护权。

**3. 尊重临终患者的选择**　临终是一种特殊的生活状态,尊重临终患者最后的生活选择实质上是对其人格的尊重。医务人员要尽量多与患者接触和交谈,指导患者理解生命的意义,安慰和鼓励患者,让他们在生命最后的时光里仍然充满希望,感受到温暖和爱。同时,医务人员要照顾临终患者的日常生活,给他们更多的选择自由,尽量满足其合理要求,如增加患者与家属会面的机会和时间,让他们有更多机会表达心声;让他们力所能及地参加活动;尽量帮助其实现自我护理,以增加生活的乐趣,保持尊严等。总之,医务人员要像对待其他可治愈的患者一样,平等地对待临终患者,尊重满足其合理需求,实现临终生活的价值。

**4. 控制临终患者的症状**　临终患者常常出现咳喘、失眠、恶心呕吐、食欲缺乏等不适症状,医护人员要积极采取措施应对,控制所出现的各种症状。癌症终末期患者最常见的症状就是疼痛,然而让患者没有疼痛,才有可能保持生活品质。2004年国际疼痛学会(IASP)明确指出:免除疼痛是患者的基本权益。一些国家规定,对特定患者可提供足够的强力止痛药物等。虽然绝症无法治愈,但要尽最大可能让患者的感受舒适,在生命的终末期减轻身体上的痛苦。

**5. 关怀临终患者的亲属**　临终患者家属面对即将离去的亲人,会表现出过激情绪和异常行为,医务人员应能够设身处地予以理解和同情,帮助其缓解伤感情绪。要真心实意帮助其解决实际问题,如针对悲伤的原因,采取相应的措施缓解抑郁;协助安排患者家属在陪伴期间的饮食、休息,以减轻精神和身体上的疲劳。医务人员通过卓有成效的工作,能够让生者坚强地继续生活,让逝者了无牵挂并有尊严地走完人生最后一段旅程。

**6. 开展生死教育**　生老病死是生命的自然规律。社会上普遍关注"优生",但对"优逝"却缺乏应有的认识。临终患者往往由于缺失死亡教育,对于如何度过生命的末期缺乏理性的态度和方法。因此,医护人员不但要提供医疗技术方面的安宁疗护,还需要对患者及其家属开展"优逝"教育,帮助他们树立优逝理念,理性对待死亡,尽量使临终患者及其家属从容欣慰。尽管可能无法改变患者的最终结局,但是医务人员积极履行道德义务,以真挚、亲切、慈爱的态度提供医疗照护,注重精神抚慰,满足合理要求,树立优逝理念,可以帮助患者在心灵宁静和宽慰中安然逝去。

善终是人们一直以来追求的美好愿望,医疗护理过程中应该尊重临终患者的生命和人格尊严,敬畏生命,以人为本。在患者即将面对死亡时,医护人员不是无所作为、无可奈何,而是要积极提供帮助,进行全人、全家、全程、全队的临终照顾。

**思考题**

1. 什么是科学的死亡标准？

2. 安乐死存在哪些伦理争议？

3. 安宁疗护的伦理意义及伦理要求是什么？

（董园园）

# 第十一章 | 人体器官捐献和移植伦理

器官移植技术的成功开展,被认为是 20 世纪人类医学史的重要里程碑之一。人体器官捐献和移植是人间大爱善行,关系人民群众生命健康,关系生命伦理和社会公平,是国家医学发展和社会文明进步的重要标志之一。这一技术包含了器官的捐献、获取、分配、植入过程,每一环节都涉及当事人的合法权益,也因此引发了较一般医疗技术更多的社会、伦理和法律问题,需要完备的伦理原则和法律规定进行调整和规范。

## 第一节 | 器官移植概述

器官移植有狭义和广义之分。从最早的移植实践开始,经过半个世纪的不断探索,器官移植现在已经成为治疗各种器官衰竭的有效手段。随着医学技术的进步和发展,其覆盖的领域和应用的范围还将进一步扩大。

### 一、器官移植的含义

所谓"移植",是将身体有活力的一部分(细胞、组织或器官),通过手术或其他途径转移到同一个体或另一个体的特定部位,而使其继续生存的方法。其中,被移植的部分称为移植物;献出移植物的个体称为供者、供体或捐献者;接受移植物的个体称为受者、受体或宿主。

狭义的人体器官移植,是指自愿、无偿提供具有特定生理功能的心脏、肺脏、肝脏、肾脏、胰腺或者小肠等人体器官的全部或者部分,将其植入接受人身体以代替其病损器官的活动。广义的人体器官移植还包括人体细胞和组织(生殖细胞、胚胎和血液除外)的移植。

以供者和受者的遗传学特征为标准,器官移植主要分三种:同种异体移植、异种移植和自体移植。同种异体移植是指同一种属不同个体间的包括皮肤在内的各种组织与器官的移植,又分为同种同质移植和同种异质移植。同种同质移植,也叫同卵双生移植,因为供者、受者的抗原结构完全相同,移植后几乎不会发生排斥反应;同种异质移植中的供者与受者虽属于同一种属,比如人与人,但他们的组织相容性抗原不同,移植后会发生排斥反应。尽管如此,后者也是临床上应用最广的一种移植。异种移植是指由于同种器官来源无法满足移植的需求,科学家或医师将以人之外的物种的器官或者人造器官移植于患者体内,以取代原有器官。自体移植指移植物取自受者自身,例如将自己的皮肤、骨髓、造血干细胞等先行割下或取出,再于适当时机移植或输入。

根据器官的来源,器官移植可以分为活体器官移植、遗体器官移植、胎儿器官移植、异种器官移植、人造器官移植等。根据死亡的标准不同,遗体器官捐献分为两类:即脑死亡遗体器官捐献和心死亡遗体器官捐献。

### 二、器官移植的历史与现状

1905 年,一名奥地利医师将一个因眼部外伤失明的男孩的角膜移植给了一个患眼病的工人,这是人类首例同种异体角膜移植手术。1954 年,美国外科医师约瑟夫·E·默瑞(Joseph Edward Murray)成功地进行了第一例同卵双胞胎之间的肾脏移植。1959 年,他进行了首例活体非亲属供肾的肾脏移植。1962 年,他又首次成功地用死者的肾脏进行了移植。在将人体器官移植技术变为现实并逐步改进提升的过程中,科学家们克服了三大技术难题:一是血管的缝合问题。二是免疫排斥问题。三是被移植器官的保存问题。贡献了"三个第一"的默瑞、发明血管缝合术的卡雷尔,以及发现免疫排斥和获得性免疫耐受的梅达沃分别于 1990 年、1912 年和 1960 年获得诺贝尔生理学或医学奖。

我国器官移植技术开始于 20 世纪 60 年代,起步虽晚但发展迅速。目前,我国已开展了数十种临床同种异体器官或组织移植,包括肾、肝、心、肺、小肠、胰肾联合、肝肾联合、心肺联合等多器官移植,并在胚胎器官移植、脾移植、胰岛移植等方面形成了我国自己的特色优势。自 2010 年启动公民逝世后器官捐献试点工作起,我国死亡器官捐献量逐步增加,已成为全球器官捐献和移植第二大国。器官移植年手术量占全球年总量的比例也从 2015 年的 7.9%(1.01 万例)增加至 2022 年的 13%(2.02 万例)。中国人体器官捐献管理中心数据显示,截至 2024 年 12 月 31 日,我国人体器官捐献系统共完成器官捐献 5.66 万例,捐献器官 17.5 万个,但这些数字还远远不能满足患者的移植需求。随着外科技术、药理学、免疫学、遗传学和基因工程技术的发展,我国器官捐献与移植的事业必将进一步发展壮大。

同时,科学家们还将目光投向了不同种属的动物器官。随着新技术不断打磨和不断修正,期待异种移植将获得更大突破,更多的危重患者将获得更长期、更良好的治疗效果。

当前,单个器官移植技术逐步成熟的同时,多器官移植和器官联合移植的研究也渐渐展开。如组织工程学(tissue engineering)以少量种子细胞经体外扩增后与生物材料结合,构建出新的组织或器官,用于替代和修复病变、缺损的组织器官,重建生理功能。特别是将干细胞与 3D 打印的生物材料相结合,通过使用从器官移植患者自身体内获取的细胞来构建替代器官,可最大限度地减少被组织排斥以及需要采取终身免疫抑制治疗的风险。

## 第二节 ｜ 人体器官捐献和移植的伦理问题

从移植技术本身、器官来源及器官分配等角度来看,人体器官移植往往引发许多伦理矛盾和问题。用不同的伦理标准和伦理学理论进行考量,得到的结论也会各不相同,其中还夹杂着政治、经济和社会公共政策等多种因素,需要进行全面的分析和思考,并完善相应的伦理及法律规范,对人体器官移植中的各种伦理矛盾和问题进行规避和化解。

### 一、移植技术的伦理问题

由于涉及患者之外的人和他们的组织、器官,人体器官移植不可避免地需要更多的伦理考量。总体来看,人体器官移植技术是能够得到伦理辩护的,但比一般医疗技术易引发更多的伦理争论。

（一）人体器官移植的伦理辩护

1. **人体器官移植符合道德上的"善"**　研发和应用器官移植技术的目的是挽救患者生命,减轻患者痛苦,以利于人类的生存和发展,其初衷本身就是"善"的,符合人类的道德善。该技术被广泛应用后,无数本来病入膏肓的患者因此获得了新生,许多曾经不可战胜的疾病被征服了。因此,这种技术符合人类整体利益,符合道德善的要求,是一种应该被认可的伦理行为。

2. **人体器官移植实现了人们的幸福目标**　在人体器官移植中,无论受者还是供者都得到了幸福。对于受者而言,健康的身体是幸福生活的起点。一个原本深陷重症疾病困扰的患者,接受了供者所提供的器官后,身体的痛苦得到缓解,甚至重新恢复了健康,这时对受者一方包括其家人来说,幸福的感觉是不言而喻的。对于供者一方,虽然付出了一定代价,但这种利他行为使供者实现了个体道德人格的自我完善,实现了精神上的升华。这种升华使供者对自身的存在给予高度肯定和评价,是幸福的最高层次和最高境界。

3. **人体器官移植弘扬了利他精神**　利他是社会伦理中大力推崇和褒扬的精神。人体器官移植时,供者将器官自愿捐献给受者,使受者恢复健康,这是一种利他行为。除了极少数国家允许有偿捐献外,绝大多数国家都要求无偿捐献。因此,能够捐献器官的人,具有大爱无疆的情怀和奉献自己、拯救他人的利他精神。这种利他精神和行为是人类生命互助的体现,是利他主义善行的体现。人体器官移植技术的实施,体现了利他的社会正向价值观,并在客观上对这种价值观起到了传播和促进的作用,应该得到伦理的认可。

### (二)人体器官移植的伦理争论

1. **人格统一性的争论**　英国哲学家约翰·洛克(John Locke)在其名著《人类理解论》中有一个著名的命题:如果一个王子和一个鞋匠互换灵魂,那么王子和鞋匠谁是谁? 在器官的更换上,人们也会产生相同的疑问:更换了器官后,这个人是否还是原来的那个人? 更换的器官越多,质疑就越大。一般来说,器官移植虽然对身体的某些部分进行了"更换",但这种"更换"因为融入了原有身体,并未对生命产生本质性的改变,未影响对身体归属的认定,虽然有质疑,但仍然能够得到公众的广泛支持。如果随着生物技术的发展,对生命和人格产生本质性改变的移植技术出现,如头颅移植,伦理上的反对声就不可避免了。头颅是一个人,身体是另一个人,这个人到底是谁? 这个问题在伦理和法律上解决不了,头颅移植技术就无法得到应用。上述移植仅为同种器官移植,尚且引起了很大的争议,如果实施异种器官移植、转基因器官移植等将会引起更为激烈的争议。

2. **因费用高昂产生的争论**　人体器官移植的费用远高于一般医疗技术。在整个移植手术过程中,从检查、手术到术后的抗排斥治疗,每个环节都要花费大量费用,普通家庭往往难以承受。且器官移植手术的研究费用非常高,社会为此投入了大量的人力、物力和财力。因此有质疑观点表示:为了一种只有部分人得益的技术,投入如此高,是否公平? 而且,器官移植不是每例都能成功,失败案例也不少。患者花费了高昂的费用,面对的却是一个充满风险的结果,又是否符合医学伦理学中的有利和不伤害原则呢? 这些观点都值得深思。

3. **因社会负面现象产生的争论**　人体器官移植技术问世后,面临的最大问题是供移植器官来源不足,愿意捐献器官的人尚不够多。等待移植患者要从正常渠道获得器官较困难,由此催生了许多社会问题,如器官买卖"黑市"的出现,因非法获取器官而产生的犯罪行为,部分人为获得经济利益而出卖器官等。社会将这些负面现象都归因于器官移植技术的出现。

## 二、器官来源的伦理问题

当前,人体器官移植中所供移植的器官来源主要为遗体器官和活体器官。以 3D 生物打印人体器官为代表的组织工程器官,以及异种器官等类型尚在研究中。每种来源都有相关的伦理问题值得探讨。

### (一)遗体器官

一个人在死亡后,将器官捐献出来用于救治他人,在道德上是一种高尚的利他行为,因此,将遗体器官用于移植,是伦理上争议较少的一种器官来源方式,也是器官移植的主要发展方向。但捐献器官数量不足一直是困扰遗体器官捐献的首要问题。经过多年的器官移植实践和舆论的大力宣传,以 2018 年为例,我国完成公民逝世后器官捐献 6 302 例,加上 2 545 例亲属间移植,每百万人口年捐献率(PMP)达到 6.8,创历史新高,捐献、移植数量均位居世界第二位。但 2020 年后发展趋势放缓,2022 年每百万人口年捐献率仅为 4.0。这个数字与我国每年仍有大量患者需要移植的需求相比有巨大的差距。器官捐献数量不足的问题,不仅在我国存在,也是一个世界性的难题。世界卫生组织数据显示,当前全球年器官移植手术量仅能满足约 10% 的移植需求,器官供给严重不足是当今全球范围内的困境。

根据中华医学会器官移植学分会发布的《中国公民逝世后器官捐献流程和规范(2019 版)》(以下简称《流程与规范》)的相关内容,我国公民逝世后器官捐献的流程主要包括信息的登记、捐献的评估与确认、器官的获取及分配,后续还包括遗体处理、人道救助、相关文书归档等 8 个环节。从目前实施的情况看,器官捐献环节在以下三个方面存在伦理问题。

1. **是否能真正体现捐献者意愿**　根据《流程与规范》,公民可在户籍所在地、居住地或住院地的人体器官捐献办公室、登记站或器官捐献网站完成器官捐献登记手续。虽然法律上规定公民生前未明确表示拒绝捐献的,近亲属可以共同决定是否捐献,但实际上近亲属可能出于经济压力等多种因素,决定放弃治疗,同意捐献,往往未能真实表达患者意愿。

2. **脑死亡作为死亡标准的问题** 《流程与规范》中,将器官捐献获取流程分为三类:脑死亡状态(C-Ⅰ)、心死亡状态(C-Ⅱ)、脑-心双死亡(C-Ⅲ)状态。2013年国家卫生计生委脑损伤质控评价中心出台了《脑死亡判定标准与技术规范》,并在全国开展了脑死亡判定质控合格医院的评定工作,要求合格医院须拥有脑死亡判定所需仪器设备(诱发电位、脑电图仪和经颅多普勒仪),院内一定数量的医师应有脑死亡培训和判断资质证书方能取得合格证书。

从器官捐献的质量而言,脑死亡器官捐献质量优于心死亡器官捐献质量。但实际上大部分捐献案例还是选择心死亡捐献。究其原因,一是脑死亡在我国尚未被大众及社会认可,接受脑死亡对患者家属来说是死亡观、生命观的巨大转变。被宣告脑死亡的人实际上并没有走完其生命的历程,这种做法存在伦理上的瑕疵。二是与目前我国法律规定的死亡标准不符。我国现行法律对死亡标准没有明文规定,但实践中均是以心跳呼吸停止作为死亡判定标准,脑死亡在我国尚未获得法律上的认可。

3. **器官捐献获取流程中医师职责问题** 在器官捐献获取流程中,有三类人员是必不可少的:一是由外伤或疾病导致不可逆脑损伤或脑死亡患者的主管医师,他们发现潜在器官捐献者后,应征询直系亲属是否有器官捐献意愿并向对应的人体器官获取组织(Organ Procurement Organizations,OPO)报告,告知患者家属患者的病情和状态,征求终止治疗意见,在确认捐献后适时宣布患者死亡;二是具有脑死亡判定资质的专业人员,负责判定患者是否已经脑死亡;三是OPO的人体器官移植协调员,负责征询确认患者家属捐献意愿,评估意愿的真实性和可行性,协助亲属办理器官捐献相关手续,见证器官捐献,并将捐献信息录入中国人体器官捐献志愿登记管理系统。前两类人员都属于医师。其中主管医师的职责是救治患者。如果患者要进行器官捐献,将先于传统的自然死亡时间撤除呼吸机、拔除气管插管、停用升压药物,并宣布患者死亡。这些似乎都和医师应该"不惜代价抢救患者生命"的认知不一致,极容易引起患者家属的反感和误解。因此,主管医师对家属的询问只能是在分析判断家属可能有捐献意愿后初步告知,对器官捐献不能过多参与。在心死亡器官捐献中,即使家属已经确认捐献,但在撤除生命维持设备后,为确定循环停止的不可逆性或永久性,应观察一段时间再宣布死亡。如果在撤除心肺支持后的特定时间里循环未发生不可逆的停止,患者应该返回预先安排的区域继续临终照顾护理。从事人体器官获取和移植的医师必须严格与抢救和宣布死亡的过程分离开来,不能参与其中。

具有脑死亡判定资质的专业人员在履职中也存在利益冲突。脑死亡需要专业人员用专业仪器在严格程序下完成,目前全国符合要求并通过脑死亡判定质控合格医院验收的医院仅有50多家,而且基本设有OPO。这些医院之所以申请脑死亡判定资格,很大程度上是为了更好地开展器官移植。没有脑死亡判定资格的医院,聘请的脑死亡判定专家也是来自对应的设有OPO的医院。在大众无判断权的情况下,对死亡的专业判定有可能被器官捐献的潜在利益所引导,必须进行严格规范。

### (二)活体器官

由于遗体器官捐献数量不足,活体器官成为重要的移植器官来源。相对于遗体器官移植,活体器官移植手术准备时间充分,所获取的活体器官离体缺血时间短、组织配型情况好、器官质量高,总体受者排斥反应发生率低,无论是受者的生存率还是生存时间均有优势。但因为是在活体身上实施,所以存在着更激烈的伦理争议。

1. **对供者的伤害问题** 活体器官捐献是以移植健康人的部分器官和组织为代价挽救另一条生命。这种捐献本身对供者就是一种伤害。虽然医务人员在实施手术的过程中努力将风险降低到最低,但移植过程中和移植后供者的后遗症还是屡有发生。这种损害健康人身心利益的做法本来是和医学伦理的不伤害原则相违背的,又因为损害的目的是拯救另一条生命,从功利主义的角度来考量,收益大于风险,才获得了伦理上的辩护。但这种收益除了生命本身的价值外,还必须包含活体器官供者自身因捐献带来的不含经济因素的伦理利益。因此,我国器官移植法规曾将活体器官的供者和受者严格限定于配偶、直系血亲和三代以内旁系血亲,以及养父母子女、继父母子女等因帮扶形成的亲情关系之间,而 2024 年 5 月 1 日起施行的《人体器官捐献和移植条例》将因帮扶形成的亲情关系排除在活体器官捐献的接受人范围之外,更加严格地限定了活体器官接受人。发生这种变化,很重要的原因是立法者认为只有因血缘和家庭而产生的联结,才会产生强大的非经济"利他"伦理利益,从而确保活体器官捐献的收益大于风险。然而即使有一定的伦理理由,这种以伤害健康人为代价换取患者健康的行为始终是不得已的。因此,当遗体器官捐献的数量逐步增加后,活体器官移植的减少是必然趋势。

2. **供者自愿的保障问题**　活体器官的来源绝大多数是家庭成员之间的捐赠,人们常常认为这是一种家庭互助的高尚行为而进行大力宣扬。但实际生活中家庭成员的价值取向是难以一致的,在家庭的压力下,供者很难做到真实意愿表达,难以实现真正的自愿。尤其是在我国这种家庭集体意愿色彩浓厚的社会背景下,来自家庭各方的压力可能会使成员无法表达自己真正的愿望,为了迎合家庭的利益被迫作出牺牲。如何保障供者的完全自愿,也是活体器官移植面临的重大问题。

由于遗体器官来源不足,活体器官移植即使在伦理上有较大的争议,目前还是器官移植的合法方式。由于活体器官移植对健康人有伤害,所以实施前必须经过详细论证和审查。至于非配偶和亲属间的活体器官移植,因为容易导致器官买卖行为的产生,应该被严格限制。各国在这个问题上态度都非常慎重,许多国家直接立法禁止非亲属间活体器官捐献。

### (三) 异种器官移植

异种器官移植首要关注的是移植安全问题。与人体器官移植不同,异种动物之间的免疫排斥问题更为复杂,接受异种器官的人体面临的风险更大。而且异种移植可能会把动物身上的疾病传递给人类,甚至诱发新的病毒。人类对动物病毒的感染没有免疫能力,一旦发生跨物种病毒传播,后果不堪设想。此外,要关注的是人与动物的关系问题,人的同一性和完整性问题以及人的尊严问题等。

### (四) 人造器官

人造器官目前主要有三种:一是完全用没有生物活性的高分子材料仿造机械性人造器官,并借助电池为其提供电力支持或驱动。二是将电子技术与生物技术结合起来的半机械性半生物性人造器官。三是利用动物身上的细胞或组织制造的生物性人造器官,目前应用较多的是以 3D 生物打印人体器官为代表的组织工程器官。人造器官移植的伦理难题有三个:一是种子细胞来源及研究的合法性问题。目前种子细胞的来源有四种:异种细胞、同种异体细胞、自体细胞及干细胞。其中异种细胞的伦理问题与异种器官移植有相同之处,而自体细胞伦理问题较少,最易产生伦理问题的主要是同种异体细胞及干细胞。2003 年,科技部和卫生部联合下发了《人胚胎干细胞研究伦理指导原则》,明确了人胚胎干细胞的来源定义、获得方式、研究行为规范等,要求进行人胚胎干细胞研究时,必须认真贯彻知情同意与知情选择原则,签署知情同意书,保护受者的隐私。二是人造器官是否可以作为器官移植的合法供体问题。目前用于器官移植的供体限于真正的人体器官,而人造器官并非真正的人体器官,是否可以作为器官移植的供体尚未得到法律的确认。三是人造器官的定性问题。如果将人造器官定性为生物制品或生物材料,是否可以如其他生物制品一样进行研发、制造、交易、使用,还是像人体器官一样进行限制,都需要界定。由于这一领域的研究目前尚未出台成熟的政策法规,需要有关部门与科学家密切配合,制定出既有利于患者,又能促进科技发展的产品标准和伦理、法律规范,以促进我国人造器官研究更好地发展。

## 三、器官分配的伦理问题

器官分配最大的伦理矛盾在于捐献的器官数量远远不能满足等待移植患者的需求。捐献器官是稀缺的资源,如何分配给患者进行移植,分配的标准是什么,怎样才能做到公平公正等都是非常重要的伦理问题。

医学标准是器官分配的首要标准。医学标准包括受者的年龄、健康状况、疾病状况、免疫相容性等因素。当一个可供移植的器官出现时,应该移植给最迫切需要它、适合接受它、能让它发挥作用的患者,这是器官分配的基本前提。医学标准很多都可以量化,因此在伦理上争议较小。但仅凭医学标准是无法实现器官的分配的,还需要考虑社会标准,这类标准的内容就要复杂得多,包括地理位置远近、等待时间长短、受者及近亲属是否有过捐献历史及受者自身情况等,都属于社会标准的考量范围。社会标准是医学伦理学要讨论的重点内容。在各国的社会标准中,都尽量纳入客观性较强的标准,如捐献意愿、捐献事实、登记时序、年龄因素等。但对于主观性较强的标准,如受者社会身份、社会贡献大小、移植的科研价值等,仅作为辅助和参考因素,主要是为了避免公众群体对这些标准判断不一,导致不公平争议发生。

我国现行的器官分配与共享规则要求遗体器官捐献的供者和受者处于互盲状态,捐献者或亲属如果明确指定捐献器官的具体接受人,难以避免器官买卖的发生。但有人提出,如果指定给具体个人不可行,在符合医学标准的前提下,捐献者生前能否对捐献群体进行指定呢?这个问题应该是可以商讨的。再者是受者的合格性问题,如果患者的疾病是因为之前的一些可归咎行为,如酗酒、吸烟等引起,是否应该将其排除出接受器官的名单,以便让那些真正因为疾病而需要器官的人获得器官?这个问题在器官移植伦理中也一直争论不休。

非本国公民能否允许得到器官的问题,在全世界范围广泛存在。外国居民申请到我国实施人体器官移植的,医疗机构必须向所在省级卫生行政部门报告,再报国家卫生健康委员会,根据回复意见实施。美国则是规定非本国公民获得美国器官的患者数量不能超过整个移植项目患者的 10%。欧盟国家内部则是可以自由流动。每个国家因文化背景和社会传统不同,在这些问题上的规定不一而足。必须结合本国实际情况制定完善器官分配规则,保证器官分配尽可能地公平。

## 第三节 | 人体器官捐献和移植的伦理规范与原则

自从器官移植技术问世以来,世界卫生组织、相关学会和各国都陆续制定了器官移植伦理和法律规范。在国际上影响最大的是世界卫生组织的器官移植指导原则。我国也依据该指导原则,结合我国人体器官移植的实际,总结出了相应的伦理原则,制定了器官移植法律规定。

### 一、人体器官捐献和移植现行国际伦理规范

早在 1991 年,世界卫生大会就以 WHA44.25 号决议批准了 WHO 人体器官移植指导原则。2008年,WHO 在"继续审查和收集全球关于同种异质移植的做法、安全性、质量、有效性和流行性的数据,以及伦理问题的数据,包括活体捐献"的基础上,更新了人体器官移植指导原则,并于 2010 年 5 月第63 届世界卫生大会上以 WHA63.22 号决议批准了《世界卫生组织人体细胞、组织和器官移植指导原则》(以下简称《指导原则》),该原则由 11 个部分的内容组成。

指导原则 1 为获取器官的许可方式。《指导原则》将"明确同意"和"推定同意"都视为合法的方式,认为采取哪一种方式要取决于每个国家的社会、医学和文化传统,由国家当局负责根据国际伦理标准定义。

指导原则 2 规定了医师的回避。"确定潜在捐献人死亡的医师,不应直接参与从捐献人身上获取细胞、组织或器官,或参与随后的移植步骤;这些医师也不应负责照料此捐献人的细胞、组织和器官的任何预期接受人",目的是避免由此引起的利益冲突。

指导原则 3 是对活体捐献的规定。要求活体捐献人一般应与接受人在基因、法律或情感上有关系。活体捐献必须在真实和充分知情抉择的前提下进行。

指导原则 4 规定对未成年人器官的获取。整体上禁止以移植为目的获取法定未成年人的细胞、组织或器官。能许可的例外主要是家庭成员间捐献可再生细胞(在不能找到具有相同治疗效果的成

人捐献人情况下)和同卵双胞胎之间的肾脏移植(当避免免疫抑制可对接受人有足够的好处,而且没有可在未来对捐献人产生不利影响的遗传病时,方可作为例外)。但在任何可能情况下都应在捐献前获得未成年人的同意。且对未成年人适用的内容也同样适用于没有法定能力者。

指导原则 5 是对器官买卖的禁止性规定。规定器官只可自由捐献,禁止买卖,但不排除补偿捐献人产生的合理和可证实的费用,包括收入损失,或支付获取、处理、保存和提供用于移植的人体细胞、组织或器官的费用。

指导原则 6 规定了禁止通过商业性的方式征求器官。可以依据国内法规,通过广告或公开呼吁的方法鼓励人体细胞、组织或器官的无私捐献。但禁止对细胞、组织或器官的商业性征求,这种商业性征求包括为细胞、组织或器官向个人、死者近亲或其他拥有者(如殡仪员)付款;该原则的对象既包括直接的购买者,也包括代理商和其他中间人。

指导原则 7 规定了对商业性方式获得器官的进一步限制。如果用于移植的细胞、组织或器官是通过剥削或强迫,或向捐献人或死者近亲付款获得的,医师和其他卫生专业人员应不履行移植程序,健康保险机构和其他支付者应不承担这一程序的费用。

指导原则 8 加强了指导原则 5 和 7 的规定。禁止所有参与细胞、组织或器官获取和移植程序的卫生保健机构和专业人员在细胞、组织和器官的获取和移植中牟取利益,不能接受超过所提供服务的正当费用额度的任何额外款项。

指导原则 9 规定了器官的分配问题。在捐献率不能满足临床需求的地方,分配标准应在国家或次区域层面由包括相关医学专科专家、生物伦理学专家和公共卫生专家组成的委员会界定,确保分配活动不仅考虑到了医疗因素,同时也顾及了社区价值和普遍伦理准则。分配细胞、组织和器官的标准应符合人权,特别是不应以接受人的性别、种族、宗教或经济状况为基准。且移植和后续费用,包括适用的免疫抑制治疗,应使所有的相关患者能够承受得起。也就是说,任何接受人都不会仅仅因为钱财原因被排除在外。且分配应该公平、对外有正当理由并且透明。

指导原则 10 是对移植程序的规定。要使细胞、组织和器官移植的效果达到最佳,需要具有一个以规则为基础的程序。在国家卫生当局的监督下,移植规划应监测捐献人和接受人,以确保他们获得适宜的保健,包括监测负责其保健的移植队伍方面的信息。评价长期风险和获益方面的信息,对于获得同意的过程和充分平衡捐献人以及接受人的利益都极为重要。对捐献人和接受人带来的益处一定要大于捐献和移植引起的相关风险。在临床上没有治疗希望的情况下,不允许捐献人进行捐献。

指导原则 11 是对移植透明性的规定。要求组织和实施捐献和移植活动以及捐献和移植的临床后果,必须透明并可随时接受调查,同时保证始终保护捐献人和接受人的匿名身份及隐私。

WHO 作为一个国际组织,它所制定的规则对于会员国具有普遍指导意义,但并不具有强制性。因此,《指导原则》内容虽然全面,但比较原则化,许多地方都是以"由国家和当局具体定义"来指代,将具体的规则制定权交给了器官移植地的立法机构。但《指导原则》的内容代表着大多数国家对器官移植规则的集体认可,对各国器官移植规则的制定仍然具有较强的指导意义。

除《指导原则》外,国际移植学会 1986 年发布的针对活体肾脏捐献和遗体器官分配的伦理准则,国际移植学会与国际肾脏病学会 2008 年发布的《伊斯坦布尔宣言》所界定的针对器官移植旅游、器官移植交易、器官移植商业化的 11 项伦理原则,以及美国等器官移植技术发达国家所制定的器官移植准则,都是在国际上影响比较大的伦理法律规范。

## 二、我国人体器官捐献和移植的法律与伦理规范

随着器官移植技术的蓬勃发展,我国器官捐献和移植数量呈现持续增长的态势。以 2022 年为例,当年全国完成公民逝世后器官捐献 5 628 例,捐献器官数量 17 557 个。与 2021 年相比,捐献病例数量上升 6.75%,捐献器官数量同比上升 5.20%。在技术水平不断提升的同时,我国大力完善人体器

官移植的法律和伦理规范,逐步建立了具有中国特色、体现中国智慧的人体器官移植法律与伦理规范体系。

### (一)我国人体器官移植规范体系的建设历程

从 20 世纪 60 年代开展移植手术以来,我国多年来一直没有相关法律对此技术进行规范。直到 1997 年,中华医学会医学伦理学分会第九届学术年会才讨论通过了《器官移植的伦理原则》,该文件从性质上看,仅是行业内部的一个倡议,并不具有强制约束力,但其内容全面、专业性强,为后来器官移植相关法律规范的制定奠定了良好的基础,也对立法工作的开展起到了一定的推动作用。

从 2000 年开始,全国各地陆续出台了相关的地方性规定,对当地器官移植技术进行规范。2007 年 3 月国务院颁布了《人体器官移植条例》(以下简称《条例》),从器官捐献、器官移植、法律责任等方面对我国的器官移植工作进行了规定。2009 年 12 月,卫生部发布了《关于规范活体器官移植的若干规定》,在《条例》的基础上,对活体器官移植的要求进行了细化。2010 年 3 月,中国红十字会总会和卫生部在全国开展人体器官捐献试点工作,逐步建立中国人体器官捐献体系。2010 年 12 月,卫生部发布了《中国人体器官分配与共享基本原则和肝脏与肾脏移植核心政策》,对我国人体器官分配与共享的基本原则、肝脏和肾脏分配与共享核心政策进行了规定。2013 年 7 月,中国人体器官分配与共享计算机系统(China Organ Transplant Response System,COTRS)正式上线运行。8 月,国家卫生计生委发布《人体捐献器官获取与分配管理规定(试行)》,对我国人体器官获取组织(Organ Procurement Organizations,OPO)的组织机构及工作流程进行了规定,人体器官分配与共享系统在全国被强制使用,具有器官移植资质的医院必须通过该系统进行捐献器官的获得和分配。2014 年 12 月,中国医院协会人体器官获取组织联盟(中国医院协会 OPO 联盟)正式宣布:从 2015 年 1 月 1 日起,我国全面停止使用死刑犯器官作为移植供者来源。自此,公民逝世后自愿捐献器官成为遗体器官移植的唯一合法供者来源。

2018 年,国家卫生健康委员会发布了《中国人体器官分配与共享基本原则和核心政策》,完善了分配与共享基本原则,增加规定了心脏和肺脏的分配与共享核心政策。国家卫生健康委员会 2019 年发布的《人体捐献器官获取与分配管理规定》,2021 年发布的《人体器官捐献登记管理办法》《人体器官捐献协调员管理办法》和《人体捐献器官获取收费和财务管理办法(试行)》等,促进了相关工作体系的逐步完善。2021 年 1 月,《中华人民共和国民法典》正式施行,第一千零六条中规定:"完全民事行为能力人有权依法自主决定无偿捐献其人体细胞、人体组织、人体器官、遗体。任何组织或者个人不得强迫、欺骗、利诱其捐献。""自然人生前未表示不同意捐献的,该自然人死亡后,其配偶、成年子女、父母可以共同决定捐献,决定捐献应当采用书面形式。"第一千零七条规定:"禁止以任何形式买卖人体细胞、人体组织、人体器官、遗体。违反前款规定的买卖行为无效。"

2023 年 10 月,国务院第 17 次常务会议审议通过《人体器官捐献和移植条例》,于 2024 年 5 月 1 日起施行。这次修订将原条例名称中"移植条例"更改为"捐献和移植条例",凸显了器官捐献的重要性,强化对器官捐献的褒扬和引导;同时也体现了器官捐献与移植相对独立但又相辅相成的特质,将两者相结合共同推动社会文明的进步和医学的发展。2024 年 4 月,国家卫生健康委员会在该条例的基础上,印发了《人体器官移植伦理委员会工作规则》,对人体器官移植伦理委员会的组成、工作职责、审查要求等进行了详细规定。新的条例和规则紧密地结合器官移植技术的发展现状,内容更加翔实完备,将对我国人体器官的捐献和移植起到更有力的规范和促进作用。

### (二)我国人体器官移植的组织管理系统

按照法律和政策的规定,中国人体器官捐献体系(China organ donation system,CODS)由国家和省(自治区、直辖市)两级人体器官捐献组织机构构成。2014 年,国家卫生计生委和中国红十字会总会联合成立了中国人体器官捐献与移植委员会,该委员会设立中国人体器官捐献管理中心,具体管理我国的人体器官捐献工作。同时自上而下建立了全国"人体捐献器官获取与分配工作体系",由 OPO、COTRS 以及具备人体器官移植资质的医院三方组成。OPO 建立在省(自治区、直辖市)级层面,是器官获取和分配的核心工作单元,具体组织协调捐献器官获取与运送的工作安排。各省必须成立一个或几个OPO,组建具备专门技术和资质的人体器官捐献协调员队伍,制订潜在捐献人识别与筛选医学标准,建立标准的人体捐献器官获取技术规范,配备专业人员和设备,以确保获取器官的质量。在日常工作中,OPO按照中国心脏死亡器官捐献分类标准实施器官获取,将潜在捐献人、捐献人及其捐献器官的临床数据和合法性文件录入中国人体器官分配与共享计算机系统,并使用器官分配系统实施捐献器官的自动分配,获取、保存、运送捐献器官,与移植医院进行捐献器官交接确认。任何机构、组织和个人不得脱离器官分配系统而擅自分配捐献器官,如有未通过器官分配系统分配捐献器官和未执行器官分配结果的情况,将视为违法行为进行处罚。具备人体器官移植资质的医院由国家卫生健康委员会进行认定,截至2023年11月,我国获得人体器官移植执业资格的医疗机构有188家。

#### (三)我国人体器官移植的分配与共享规范

从《中国人体器官分配与共享基本原则和核心政策》的内容来看,我国人体器官移植的分配与共享的标准主要为以下几个方面。

1. **医学标准**　在进行某一例人体器官移植时,首先要对接收者是否可以得到成功的治疗进行评估,评估的科学依据只能是医学标准,要考虑器官移植的适应证和禁忌证,如受者的生命质量、病情轻重和需要的紧急程度、受者与供者的配型相容性程度等,符合"超紧急状态的肝脏移植等待者"和符合"紧急状态的心脏移植等待者"在全国分配层级享受优先分配。

2. **捐献意愿**　"捐献者意愿"有至上性,无论是死后捐献者,还是活体捐献者,都应该尊重捐献者的捐献意愿。

3. **登记时序**　在同一分配层级内,医疗紧急度或其他匹配因素相同的移植等待者,通常按照登记的先后顺序获得器官分配。

4. **年龄因素**　肾脏分配时,因肾脏疾病和透析治疗对少年儿童正常的生长发育带来了严重的不良影响,应当尽早进行肾脏移植手术。因此,给予小于18岁的肾脏移植等待者优先权。12岁以下的儿童捐献者的肝脏将优先分配给12岁以下的儿童肝脏移植等待者。小于18岁的捐献者捐献的心脏、肺脏也将优先分配给小于18岁的等待者。

5. **等待者个人情况**　为鼓励公民逝世后器官捐献,同一分配层级内如果等待者的直系亲属、配偶、三代以内旁系血亲在逝世后曾经捐献器官的,或等待者本人登记成为中国人体器官捐献志愿者3年以上的,在排序时将获得优先权。另外,如果等待者本人曾经进行过活体肝脏、肾脏捐献,在需要分配相应器官时,也将获得排序优先。

从以上几方面可以看出,整个器官分配与共享规则的基本原则是避免器官的浪费,提高器官分配效率,在尽量降低等待者死亡率的前提下,优化器官与等待者的匹配质量,提高移植受者的术后生存率和生存质量。同时保证器官分配与共享的公平性,减少因生理、病理和地理上的差异造成器官分布不均的情况。并鼓励公民逝世后器官捐献,以促进我国器官移植事业的发展。纳入分配系统的均是符合公众认可的一般伦理规则,也是可以量化评判的标准,在系统中按照一定的计算方法为移植等待者评分。从现行规则来看,我国捐献器官的分配与共享基本做到了公平公正,近年来器官捐献者的数量和接受器官移植手术的人数不断增长。

### 三、我国人体器官捐献和移植的伦理原则

综合我国器官捐献和移植的法规政策,参考人体器官捐献和移植的国际伦理规范,我国医务人员在开展器官捐献和移植时应该遵守以下伦理原则。

#### (一)患者健康利益至上原则

该原则要求在人体器官移植技术的应用中,必须把是否符合患者健康利益作为医师行为伦理评价的第一标准。换句话说,只有医师的行为能够增进患者健康利益,才可以获得伦理辩护。

就当前医学发展水平来说,器官移植对患者仍然是一种风险过大的治疗方法。器官移植在成功

率、预后状况、经济代价、对患者机体的损伤等方面都还没有达到理想状态,一些器官移植尚处于人体试验阶段,手术痛苦大,患者存活率低。器官移植技术领域存在着"发展、掌握人体器官移植医学技术"与"维护患者健康利益"之间的伦理矛盾,容易出现医疗机构及其医务人员重视技术发展、轻视患者利益的情况。患者利益至上原则要求在两者矛盾的处理中,把患者的健康利益放在首位,绝对不能以发展、掌握人体器官移植医学技术为借口,让患者承担不适当的风险、遭受不必要的损害。

### (二) 知情同意原则

在医学领域,知情同意原则意味着医师必须披露充分的信息以便使具备表意能力的患者在充分理解的基础上自愿地就某种医疗方案、医疗行为和医疗措施作出是否同意的决定。具体到器官移植技术,该原则要求必须让器官的供者、受者及其家属知晓(即医师应该披露)关于将要实施的器官获取或器官移植手术的相关事实与风险信息,并获得关于手术的书面同意。

具体来讲,对于受者及其家属,知情的内容至少应包括:患者病情的严重程度;包括器官移植在内的所有可能的治疗方案;器官移植的必要性;器官移植的程序;器官移植的预后状况(包括可能的危险和死亡率情况);对并发症和排斥反应的预防和改进措施;需要终身随访;器官移植以及服用免疫抑制剂的费用等。同时告知受者有选择接受与不接受器官的权利。对于受者的选择,医方必须完全尊重和接受。

活体捐献者必须被告知有关器官摘除手术的目的、性质、结果和风险的信息,如获取器官对供者的健康影响、器官获取手术的风险、术后注意事项、可能发生的并发症及其预防措施等。同时,他们还必须被告知法律所规定的给予他们的权利和保障。他们尤其需要知道自己有权利从有经验的健康专家那里获得独立的关于此行为风险的建议,这些专家并不参与器官或组织的摘除和移植工作。

特别需要注意的是,在器官移植中,手术的知情同意必须采取书面形式,即签署知情同意书。

### (三) 保密原则

保密原则即医师应该尊重供者和受者的隐私权、保护其个人信息。《中华人民共和国民法典》第一千零三十二条规定:"自然人享有隐私权。任何组织或者个人不得以刺探、侵扰、泄露、公开等方式侵害他人的隐私权。隐私是自然人的私人生活安宁和不愿为他人知晓的私密空间、私密活动、私密信息。"从《中华人民共和国民法典》的规定看,"患者的隐私"是指患者的私人生活安宁和拥有的不愿为他人知晓的私密空间、私密活动、私密信息,医务人员不应刺探、侵扰、泄露、公开。

在器官移植中,该原则要求从事人体器官移植的医务人员应当对人体器官供者、受者和器官等待者的个人资料和数据信息保密。这种保密,一方面包括对社会和他人保密,如获取了供者的何种器官、移植给谁,以及受者接受了什么器官,健康状况如何等;另一方面,在遗体器官捐献中要坚持"匿名捐献",即不可向受者透露器官捐献者及其亲属的个人信息。同时,也不能向捐献方透露受者的信息。也就是说,要在供者与受者之间尽量保持"互盲"。对于活体器官捐献来说,患者家属的医学检查结果应该作为保密信息,尤其当配型合适而家属不愿意捐献器官时。

同时,需要注意的是,医师应给予患者合理保障的义务高于医师保障隐私权的义务。当两种义务出现冲突时,医师的合理保障义务是优先的。移植系统必须确保收集和记录器官和组织捐献与移植的可追踪性信息,以排除器官移植造成的从捐献者到受者的疾病传播风险和保存或运输器官过程中器官被污染的风险。

### (四) 禁止商业化原则

器官移植中禁止器官商业化的原则体现在:任何组织或者个人不得以任何形式买卖人体器官,不得从事与买卖人体器官有关的活动。实施人体器官移植手术,除向接受人收取获取活体器官、切除病损器官、植入人体器官所发生的手术费、检查费、检验费等医疗服务费及药费、医用耗材费,以及向从事遗体器官获取的医疗机构支付的遗体器官获取成本费用外,不得收取或者变相收取所移植人体器官的费用。

1984 年 9 月,美国政府通过《国家器官移植法》,使买卖器官成为非法。此后的 1989 年,英国政府以法律形式禁止买卖器官,德国也于同年作出了类似的法律规定。在20世纪90年代,韩国等国家也规定器官买卖为非法。我国的《人体器官捐献和移植条例》也明确规定,任何组织或者个人不得以任何形式买卖人体器官,不得从事与买卖人体器官有关的活动。

### (五) 尊重和保护供者原则

在器官移植中,供者和受者应得到平等的尊重和保护。之所以提出此原则,是由于在人体器官移植中,人们的注意力更多地集中在器官的受者身上,很容易忽视器官供者的利益。但器官移植手术能否成功,供者器官是否合适十分关键。不管是遗体器官供者还是活体器官供者,都为器官移植事业作出了很大的贡献,应该受到尊重和得到保护。知情同意是对供者的尊重与保护最重要的手段,除此之外,还有一些特殊方面的要求。

第一,应该尊重捐献者的遗体。同意死亡之后捐献器官用于移植的捐献者,理应得到整个社会的尊重。医师更应当尊重死者的尊严,在获取器官时,态度应严肃认真,内心应充满对死者的敬意;获取器官时不能有不必要的伤害;不能有侮辱性的动作;对于获取器官完毕的遗体,应当进行符合伦理原则的医学处理,除用于移植的器官以外,应当恢复遗体原貌;同时,对离体器官的处置必须符合公序良俗的要求。

第二,在遗体器官捐献中,除非捐献人已经依法确认死亡,否则不能从其身上获取任何器官或组织。这是遗体器官捐献的底线原则。

第三,在遗体器官捐献中,应该坚持"患者与捐献人分开原则",如照护捐献者、获取和使用器官以及照护受者的医务人员应该是不同的。同时,医师必须坚持患者利益至上,不能因器官移植目的放松对可能的捐献者合法合理的医疗标准的执行。尤其是医务人员应采用通行的受到社会认可的死亡标准,不能因为急于获得移植器官而过早获取器官。

第四,对于活体器官供者,除了应予以尊重外,还要给予必要的保护,促其伤口早日愈合,恢复健康。特别是捐献器官不同于一般的手术,器官的残缺一般会意味着生命质量的下降,活体器官供者是作出了很大牺牲的,所以要精心护理,尽量使其恢复原有的健康水平。

第五,只有当没有获得合适的遗体捐献器官,并且没有其他可选择的具有相似疗效的治疗方案时,才可以从活体器官捐献者身上获取器官。

### (六) 伦理审查原则

伦理审查原则是一个程序原则。这一原则要求每一例器官移植及器官获取都应在术前接受伦理委员会的审查,并在伦理审查通过后方可实施。负责遗体器官获取的部门(遗体器官移植时)或负责人体器官移植的科室(活体器官移植时)应该在术前按照规定的时间向伦理委员会提交关于进行器官获取或器官移植手术的申请,伦理委员会在接到申请后应该按照规定的时间和程序开展独立的审查工作,并按照公认的伦理原则决定是否允许手术。

人体器官移植伦理委员会应对"遗体器官捐献意愿是否真实""有无买卖或者变相买卖遗体器官的情形""活体器官捐献意愿是否真实""有无买卖或者变相买卖活体器官的情形""活体器官捐献人与接受人是否存在配偶、直系血亲或者三代以内旁系血亲的关系""活体器官的配型和接受人的适应证是否符合伦理原则和人体器官移植技术临床应用管理规范"等内容进行审查。经三分之二以上委员同意,人体器官移植伦理委员会方可出具同意获取器官的书面意见。人体器官移植伦理委员会同意获取的,医疗机构方可获取器官。

### (七) 器官分配公开公平公正原则

人体器官是稀缺的医疗资源,器官分配公开公平公正与否不仅影响着人们对器官移植技术的信任度,也直接反映并影响着社会公平和社会稳定。公平公正即同样的患者要被同等对待。在器官分配中,政府需要建立全国统一的器官捐献登记、联网、查询、信息共享系统和全国统一的器官分配系统;同时,还要设计并强制执行合理的器官分配规则。目前,我国的人体器官移植共享系统已经运行,良好的器官分配与共享体系初步构建,公平公正基本得到保证。

**?**

**思考题**

1. 遗体器官的来源存在哪些方面的伦理冲突？

2. 活体器官的来源存在哪些方面的伦理冲突？

3. 简述我国人体器官移植组织管理体系。

4. 尊重和保护供者应遵守哪些伦理原则和要求？

（张　珊）

# 第十二章 | 前沿医学技术伦理

基因、干细胞和现代信息技术不再局限于实验室的研究，它们已被广泛应用到疾病诊断治疗的各阶段，既是当前医疗领域最值得关注的技术应用，也是引发众多伦理争议的医学前沿技术热点。其研究与应用的基本指导原则是：基础研究适当宽松、临床试验合理规范、医疗准入审慎严格，以实现科学性要求与伦理要求的协调一致。

## 第一节 | 基因伦理

基因领域取得的研究成果已以各种技术形式服务于人类，但是，基因研究和技术应用引发的伦理问题日益突出。基因组研究、基因测试、基因诊断、基因治疗和基因专利等引发的伦理问题，需要有明确和可遵循的伦理原则，使得科学研究和医疗实践能够坚持维护人的尊严和造福人类。

### 一、基因技术的生命伦理审视

基因（gene）是具有遗传效应的特定核苷酸序列的总称，是染色体上具有遗传效应的 DNA 分子片段，是遗传物质在上下代之间传递遗传信息的基本单位。每一种生物都有不同数目和结构的染色体。人体共有 23 对染色体，每个染色体含有一个（未复制）或两个（复制后）双螺旋结构的 DNA 分子，每一个 DNA 分子中包含有许多基因，人类的遗传密码就储存在基因中，在世代间传递遗传信息。

#### （一）基因技术研究伦理

基因研究和人类基因组研究是遗传学研究的重要领域，包括基因测序、结构和功能分析、表达控制、特定基因定制、剪切和重组、人工合成生命等。相关研究不仅具有重要的自然科学基础理论价值，而且具有重要的应用价值。应用范围包括临床诊断治疗、考古与医学人类学、优生优育、心理健康、预防医学与公共卫生事业、新药研发、动物培育、体力智力增强、人体细胞组织器官培养和修复工程等相关领域。

生殖技术和优生学的研究和应用从细胞水平进入基因时代亦带来巨大的伦理冲击。2015 年 2 月 24 日英国上议院最终批准"一父两母"婴儿法案，这表明第四代试管婴儿技术，即卵胞质置换技术（germinal vesicle transfer，GVT）在英国合法运用，从而使辅助生殖技术进入基因时代。20 世纪 70 年代第一个试管婴儿诞生带来的伦理问题还没有完全消解，基因技术在辅助生殖方面的应用又带来新的更为尖锐的伦理难题。首先它让人类社会必须重新审视"父母"这个概念。如果说试管婴儿的诞生使得传统意义上的父母身份分解，那么基因技术的使用进一步使得父母身份"碎片化"，生物学母亲也被人为分解为两个甚至更多。支持卵胞质置换技术的学者解释说细胞质中存在的基因信息很少，基本不影响孩子的遗传信息，孩子的母亲只有一位。科学能否解释多少基因信息的改变就会影响到孩子，换句话说，如何精准确定多少数量的基因可以决定谁拥有母亲身份。再者 GVT 需要一个健康卵子，此卵子从何而来？取卵过程也是非常痛苦的，而且一个女性的卵子数基本是确定的，取卵必然会给捐卵女性带来身体的伤害。这样做是否合适？当人类可以进行 GVT，那么"一父多母"也就不存在技术的难题。父母可否借助基因技术选择、制造一个"完美"的孩子？当人们有能力代替自然作出生命选择时，基因操纵对人类的影响将非常可怕。克隆技术是基因技术的一种，克隆各类动物似乎已屡见不鲜，但是人类克隆依旧被世界各国所禁止，因为在技术之外人类有无法跨越的伦理鸿沟。

### （二）人类基因组计划及其伦理问题

**1. 人类基因组计划**　基因是生命的遗传单位,基因研究主要集中在针对特定基因片段的研究以及对整体基因组研究两个层次。人类对特定基因片段研究的深入和技术进步,使得人类整体基因组研究成为可能。对人类基因组开展整体测序、结构分析和功能研究始于 20 世纪 70 年代,生物医学科学家认为各种人类疾病都与基因直接或者间接相关,但是当美国开展的针对肿瘤特殊基因研究失败时,科学家认识到仅仅研究几个特殊的基因无法真正了解疾病的发病机制,更无法彻底根治。若想从根本上探讨疾病的发生变化规律,就必须从整体与局部的关系上分析和把握人类基因组的特征。1985 年,美国科学家率先提出人类基因组计划（Human Genome Project,HGP）,该计划于 1990 年正式启动。我国于 1998 年分别在上海和北京成立了国家人类基因组南方研究中心和北方研究中心,在 HGP 研究计划中承担其中 1% 的任务,即人类 3 号染色体短臂上约 3 000 万个碱基对的测序任务。2003 年 4 月 14 日,中、美、日、德、法、英六国科学家宣布人类基因组序列图绘制完成。

人类基因组计划的基本宗旨是:人类基因组图谱涉及巨大的人类共同利益,因此应通过国际合作来完成人类基因组图谱的破译工作,并建立完整的遗传信息数据库,成果为人类所共有共享,仅可以对每一个基因具体作用的研究成果授予专利。其根本任务是发现人类基因组所携带的完整的遗传信息,并将这种信息用于提高人类生命质量。

**2. 人类基因组计划涉及的伦理问题**　人类基因组图的成功绘制使人们看到了基因在决定人的性状、智力、健康、性格等方面的重要作用。可以说,生命的各种性质和活动都不同程度地受基因控制,基因异常通常会导致机体异常,甚至人类的精神活动也在基因的控制之下。遗传学上曾经的争论重新被人们重视,遗传决定论进入分子水平——基因决定论。我们用基因解释生命的本质,但是基因结构决定生命的一切吗? 人类基因组计划的开展引发多方面的伦理问题,主要包括:①基因功能伦理。基因有无好坏之分,致病基因就一定是坏的吗? ②基因检测伦理。隐私保护和歧视的伦理问题。③基因专利伦理。基因是全人类的还是个人的? 由此导致的遗传资源的掠夺问题。④基因使用伦理。基因技术如何安全合理地应用,如体细胞基因工程的伦理、基因增强工程的伦理以及转基因技术与伦理。

**3. 伦理应对**　人类基因组计划中专门设立 HGP 的伦理、法律和社会意义（Ethical,Legal and Social Implications,ELSI）的研究项目。它的目标是:预测和考虑 HGP 对个人和社会的意义,考查将人类基因组绘图和排序后可能引发的伦理、法律和社会后果。研究项目集中在四个领域:一是利用和解释遗传信息时如何保护隐私和达到公正;二是新基因技术应用到临床时,即"从板凳到床边"时,如何处理知情同意等问题;三是对于参与基因研究的人类受试者,如何做到知情同意,保护个人隐私;四是公众和专业人员的教育。

关于基因研究和应用,国际社会先后制定了多部国际规范。联合国教科文组织分别于 1997 年通过《世界人类基因组与人权宣言》;2003 年通过《国际人类基因数据宣言》;2005 年通过《世界生物伦理与人权宣言》等。依据上述国际公约,任何有关人类基因组及其应用方面的研究,尤其是生物学、遗传学和医学方面的研究,都必须遵守和维护一组共同价值。

（1）维护人的尊严,坚持人的尊严神圣不可侵犯:每个人的尊严和权利都应该受到尊重,无论其遗传特征如何。《世界人类基因组与人权宣言》声明,任何有关人类基因组及其应用方面的研究,尤其是生物学、遗传学和医学方面的研究,都必须以尊重个人或在某种情况下尊重有关群体的人权、基本自由和人的尊严为前提。违背人的尊严的一些做法,例如用克隆技术繁殖人是不能允许的。有关人类基因组研究的应用,特别是在生物学、遗传学和医学方面的应用,均应以减轻每个人及全人类的痛苦和改善其健康状况为目的。鉴于对人类基因组进行研究的伦理和社会影响,在从事这一研究的范围内,应特别注意研究人员从事活动所固有的职责,尤其是在进行研究及介绍和利用其研究成果时的严格、谨慎、诚实和正直态度。

（2）保护个人隐私:每个人的基因信息都是个人隐私,一旦泄露,都可能给个人带来伤害和意想不到的后果。除法律规定应当报告给有关部门的基因信息,一般均应为当事人保守秘密。同时必须考虑整个家庭(家族)的共同性,必须尊重家庭每一位成员的隐私,为家庭所有成员保密。对于各种有关遗传信息的记录都必须遵循保密准则,予以严格保护和管理。

(3)公平公正:人类基因具有突变性,人类的演化在很大程度上归结为个体基因的突变。即使是基因层面发生了一些所谓问题,也不一定能够表现出来,因此能否称为"患者"还值得商榷,更不能因此而受到歧视或者遭受不平等对待。按照罗尔斯的正义论,正义的本质是公平。所谓公平就是同样的人应该得到平等对待,不同的人应该得到差异对待;而差异对待应该更有利于脆弱群体获得利益,这样的差异对待才能够得到伦理学辩护。因此,差异对待绝对不是歧视,而是保护性的,不能有种族歧视或者家族歧视,也不存在所谓优等种族或者劣等种族。不存在绝对"优等基因"的个体,在某一些方面的缺陷或许在其他方面是一种优势。例如,地中海贫血与某种基因缺陷有关,而这种基因缺陷在某种程度上与疟疾的抵抗力有关联,携带该基因缺陷的人可能相对不容易患疟疾。人类基因的多样性是人类整体能够抵御某些突发疾病的福音。

(4)反对基因决定论:基因不是人的全部,人的生长发育与自然环境和社会环境的长期作用密不可分,人格形成与环境密切相关。全球必须在人类基因组研究中坚决反对基因决定论,不能把人看作一堆基因,不能以"还原论"的观点看待基因功能。

## 二、基因诊断伦理

### (一)基因诊断

基因诊断(gene diagnosis)是指利用分子生物学技术,进行 DNA 水平上的诊断(检测结构缺陷)或 RNA 水平上的诊断(检测基因表达异常),又称 DNA 分析法。基因诊断可以诊断疾病,也可以用于疾病风险的预测。

目前,基因诊断已应用在多个领域。

1. **遗传性疾病的基因诊断**　①症状前基因诊断:用于一些遗传病家系或有遗传病倾向的家系中目前未发病但有高度发病风险人群的诊断,特别适用于一些早期诊断后可进行预防性干预措施,避免出现严重不良后果的疾病;②产前基因诊断:主要是针对一些有生育患儿风险夫妇的胎儿进行诊断,对明确诊断为某种疾病的胎儿可采取干预措施,对目前尚无治愈可能的疾病的胎儿可实施选择性流产;③胚胎植入前遗传学诊断(preimplantation genetic diagnosis,PGD)。

2. **肿瘤的基因诊断检测**　①检测异常表达基因,如甲胎蛋白;②检测肿瘤细胞基因变异,如甲基化改变;③肿瘤易感基因变异检测,如易感基因 p53 等。

3. **传染病的基因诊断**　检测病原体的遗传物质和病原体引起的基因表达。

4. **个体识别和物证分析**　法医学中嫌疑人生物材料的物证分析和亲缘关系的确定。

### (二)基因诊断引发的伦理问题和实施的伦理原则

基因诊断是临床医学领域一种全新的诊断方法。针对常染色体疾病、性染色体疾病、单基因疾病和多基因疾病等都可进行基因诊断。但基因诊断同样也存在许多的伦理问题,主要分为:①基因诊断的内容,也就是检测什么,是遗传性疾病、倾向性疾病,还是与疾病并无关系的智力、体力、外表等人类自然素质?②基因诊断的目的,也就是为什么检测,是为了预警、预防、治疗,还是为了获得基因资源?③基因诊断的结果,如何面对结果?目前已经开始应用的基因诊断方法所测得的结果是否可靠?患者在诊断过程中出现的一系列心理问题,医院是否应负责任?被诊断为基因缺陷阳性的人信息如何保密?被诊断为基因缺陷阳性的人如何得到公平对待,使他们不受保险公司、用人单位和社会的歧视等。

应用基因诊断,要严格遵守以下伦理规范:①尊重。要尊重人权、尊重人格尊严,贯彻自愿原则,应将诊断目的、结果、后果、风险等相关情况如实告诉受检者;基因诊断前后应进行遗传咨询,检查结果发现某些特殊疾病,如有治疗和预防的方法,应毫不延迟地向患者提供;产前基因诊断的目的仅仅是向夫妇和医师提供胎儿健康状况,并根据情况提出合理的建议,患病胎儿的处置应由母亲或夫妇最终决定;基因诊断不能应用于非医学目的的性别选择。②保密。检测结果应注意保密,保护受检者的个人隐私。③防止基因歧视。未经本人同意不得披露给用人单位、保险公司、学校。④遗传资源保护。基因诊断方法所获得的有关个人及其家族的信息具有重要的科学价值。基于相关资料或信息进一步开展基础研究、应用研究或开发研究，必须征得当事人的知情同意；可识别的遗传信息必须去掉标识，并应妥善保管和处置采集的血样等生物标本；人类基因是遗传资源，具有重要的诊断、治疗和基因药物开发等应用价值，应注重保护人类基因这一重要的遗传资源。⑤保护医学样本提供者的知情权与专利收益分享权。基因作为一种生物资源，具有极大的经济价值，因而必须保障医学样本提供者享有真正的"知情同意"权和利益分配。国际人类基因组组织伦理委员会 2000 年在《关于利益共享的声明》中建议：全人类共享并拥有遗传研究的利益；所有的研究参加者最低限度应得到有关遗传研究成果的信息和感谢；谋取利润的单位应将一定百分比（例如 1%～3%）的年净利润用于医疗卫生基础设施建设和/或捐献给慈善事业。

## 三、基因治疗伦理

### （一）基因治疗概述

基因治疗（gene therapy）是指将正常基因植入靶细胞以代替遗传缺陷的基因，或关闭、抑制异常表达的基因，是一种能够达到预防和治疗疾病目的的临床治疗技术，是基于改变细胞遗传物质所进行的医学干预。

1975 年，一批联邦德国科学家使用病毒感染法对患有某种稀有酶缺乏症的两姐妹进行基因补充治疗，从此，基因治疗从实验室进入临床。现在的基因治疗手段主要包括：基因修复、基因替代、基因抑制/基因失活和基因激活。基因治疗的对象包括体细胞和生殖细胞两类。严格意义上的基因治疗，必须满足以下四个条件：一是其作用对象为人而非动植物或者微生物；二是所有物质为核酸而非其他药物；三是治疗机制在于影响基因的表达；四是对疾病相关基因应具有高度的选择性。

### （二）基因治疗存在的伦理问题和遵循的伦理原则

基因治疗研究与临床实践主要存在以下伦理问题。

1. 生殖细胞基因治疗目前被各国普遍叫停，其伦理争论主要集中在以下几个方面：人类基因是否已恶化到需人工干预的地步？现代人是否有改变未来世代人基因的权利？人们怎么保护自己的基因而不被别人操控？

2. 体细胞基因治疗研究与临床实践的伦理问题虽不涉及胚胎，敏感程度低，但是依旧存在许多问题：①基因治疗的目的之争。基因治疗是用于解决人类重大疾病还是用来改进人种的？如何确定"坏"的基因？②基因治疗的安全性之争。技术的安全性与导入基因能否稳定、高效表达。通过病毒等载体将外源基因携带入人体，可能干扰人体正常基因的活动；作为载体的病毒可能重组出新的高传染性病毒等。基因转移至人体后，专家还无法自由控制它表达的时间、方式和量的多少。③基因治疗的价值争论。基因治疗费用昂贵，经济上是否合理？目前的基因治疗需要花费大量的人力、物力和财力，而且有些疾病还是无法根治，基因治疗的投资与效益的价值问题值得商榷。④医疗公平性之争。因为费用昂贵，基因医疗是否会成为富人的专享？⑤技术具体实施的伦理之争。如基因治疗的隐私权和知情权的保护。

基因治疗中应遵循的伦理原则：①促进患者福祉，维护生命尊严；②尊重患者的知情权、自主选择权和隐私；③遵守有利无害的原则，即在体细胞基因治疗过程中，应注意技术操作的规范性，确保符合适应证、最终方案、科学性和安全性要求；④遵循公平公正的原则，资源分配、利益回报、治疗机会等方面都要强调公平公正。

基因专利的申请是一个有争议的问题。围绕着基因专利权，目前争论的焦点是"应不应该就基因本身申请专利"这一问题。一般来说，科学发现的东西是不能申请专利的，因为发现的是规律，规律是自然界本身所具有的，技术发明的东西才可以申请专利。但是具体到人体基因这一学科领域，严格区分哪些东西属于科学发现，哪些东西属于技术发明是非常困难的。一般认为，获得专利权的东西应当是发明的,而不是发现的。基因是属于发现的范畴,不属于发明的东西,因而它不能获得专利。为了人类的共同利益,不授予自然条件下人类机体的所有部分专利权,不授予疾病诊断和治疗方法专利权。只有这样,才能迅速地将那些新发现应用于为人类造福。在人类基因组数据和图谱基础上,通过研究表明某个特殊基因与某种疾病的关系,并针对这一基因开发的靶向基因药物,显然应该得到法律应有的保护,因为这可以促进新型医疗产品问世。到目前为止,联合国教科文组织虽然规定"自然状态的人类基因组不应产生经济效益",但是有关人类基因专利问题仍在争论之中。

## 四、基因编辑伦理

### (一) 基因编辑

基因编辑,又称基因组编辑(genome editing)或基因组工程(genome engineering),是指通过基因编辑技术对生物体基因组特定目标基因进行修饰的一种基因工程技术或过程。1963 年,诺贝尔生理学或医学奖获得者乔舒亚·莱德伯格(Joshua Lederberg)第一次提出了基因交换和基因优化的概念,开始基因编辑技术的探索。目前,基因编辑已开发出三大技术,即第一代的锌指核酸酶(zinc finger nuclease,ZFN)、第二代的转录激活因子样效应物核酸酶(transcription activator-like effector nuclease,TALEN)和第三代的成簇规律间隔短回文重复/成簇规律间隔短回文重复相关蛋白系统(clustered regularly interspaced short palindromic repeats/CRISPR-associated protein 9 system,CRISPR/Cas9 system)。

基因编辑技术已应用到多个领域,如动植物育种、微生物设计、抗癌药物筛选和环境修复微生物等的研发。基因编辑技术在医学上能够应用的范围有:①病因研究。通过构建疾病模型探索疾病发生发展规律。②疾病治疗。基因编辑技术可以对基因进行精准编辑,从而修复或修饰内源致病突变,治疗和预防个体自身基因引起的疾病。③预防性优生。可通过生殖细胞基因修饰使后代能够对各种烈性传染病免疫,并免于患有家族的遗传病和癌症等。④器官移植。借助基因编辑技术实现对动物脏器特定基因的修饰,使它们更适合替换人体已经发生功能障碍的脏器,如通过基因编辑的动物的肾脏和心脏移植给患者,研究人员通过基因编辑技术敲除会引起人类排斥反应的基因,并在动物的基因组中引入特定的人类基因,以减少移植后的免疫排斥反应。

### (二) 基因编辑引发的伦理问题

1. 技术本身引发的伦理问题　几代基因编辑技术都存在着技术的缺陷,即使是被科学界认为使用方便、构建简单的 CRISPR/Cas9 也存在着不稳定性、脱靶效应和非定向等技术应用的风险。在人类还没能完全了解遗传性状特定的基因表达的情况下,对特定基因进行编辑的结果也会是不明确的。因此就基因编辑技术的应用结果而言,可能使人类对自身自然性状的控制存在结果不确定风险。由于基因的复杂性及技术操作并非完全可控,技术在临床应用过程中存在的脱靶及嵌合风险,也可能会引发新的基因疾病。

2. 生命伦理的问题　CRISPR/Cas9 技术的发明者,2020 年诺贝尔化学奖得主珍妮弗·道德纳(Jennifer Doudna)设想过:"想象一下我们可以尝试设计制造人类,像是拥有更强壮的骨骼,或降低心血管疾病的诱发率,甚至拥有我们期待已久的特征,如不同的眼睛颜色,或长得更高。可以理解为'订制人'。虽然哪些基因具有这些特征还是未知的……这个充满契机的基因组编辑技术,也引发了各种我们必须认真思考的道德争议。因为这种技术不仅可以运用在成人细胞上,也可以用在有机体的胚胎上,包含我们人类自己。"基因编辑技术使用会带来的生命伦理问题包括:①人类尊严问题。人的自然本质和人的自我同一性将会被破坏。当人类出于非医疗目的,通过基因编辑技术修饰基因,从而改善人类的身体自然性状,提高人类的生命质量,将会打破人类从古至今所遵守的自然进化规律,破坏人类的自然本质。基因编辑技术将非自我的,甚至是非人类的基因嵌入人类个体,可能破坏人类的自我同一性,引起自我认同混乱的问题。②可能破坏传统的人伦关系。家庭人伦秩序是建立在一定相似的基因结构基础之上的,如果修饰和编辑子女的基因,导致父母和子女之间、兄弟姐妹之间基因差异,从而冲击传统的家庭人伦关系,家庭成员间的道德责任和权利也需重塑。③社会平等风险。当前社会资源占有多的群体更容易获得使用基因编辑技术的机会,更有可能为后代提供优质基因,这会使人群差异从基因层面表现出来,导致社会的不公平和阶层固化。

3. 生态伦理的问题 生殖细胞基因编辑具备可遗传及不可逆转的特征。此种基因编辑技术的实施在不确定有益的情况下改变了人类自然进化,进而改变整个人类基因库,造成人类基因池的污染,带来不可控的风险后果。

### (三)基因编辑应遵循的伦理原则

1. 促进患者福祉 基因编辑技术的应用,必须进行风险与利益的分析,首先考虑使患者受益,避免任何对患者的伤害。

2. 严格把握技术适用范围 ①基因编辑技术可以应用于体细胞治疗,患者体细胞经过基因修饰,仅影响患者自身,不会遗传给后代,即使发生问题,也只限于患者个体,不会影响人类基因库。但在将基因编辑应用于体细胞治疗时,必须坚持分析风险与获益的关系以及伤害与获益的关系,遵循知情同意的原则,需要医院伦理委员会审查同意。②临床应用遵循唯一原则,也可称为优后原则。即在临床治疗中,当现有的常规治疗方法都无法治疗患者的疾病时,医务人员才选择体细胞基因编辑技术的治疗方案。基因编辑技术应用到人类身体一定要审慎。

3. 当前应禁止将基因编辑技术应用于生殖系基因 我国某医师"人类胚胎基因编辑婴儿"事件引起国内外学术界和社会对基因编辑技术的再次广泛关注。该医师宣称,经过基因修改,婴儿出生后即能天然抵抗艾滋病。但是这种技术不完善、风险不可控,还可能导致人类物种的永久性改变。我国国家自然科学基金委员会在官网发表公开信称:"反对任何人、任何单位、任何组织以任何形式在技术不完善、风险不可控、违反科学伦理规范的情况下将基因编辑技术用于人类胚胎操作及临床应用。"《中华人民共和国刑法修正案(十一)》在刑法第三百三十六条后增加一条,"将基因编辑、克隆的人类胚胎植入人体或者动物体内,或者将基因编辑、克隆的动物胚胎植入人体内",视情节不同,予以不同的刑事处罚。

4. 目前不考虑基因编辑技术用于人类基因增强领域 基因编辑增强技术虽然已经在农业生产、生物制药等多个领域发挥了重要作用,但应用于人体的安全性不确定,面临着技术和伦理的双重挑战。

5. 遵循科研伦理的规范 当今大多数基因编辑技术还处于基础和临床研究阶段。医务人员在对这类患者进行治疗时,首先应严格遵循有关科研伦理规范,对研究参与者的招募,要按照科研伦理规范,谨慎选择,有充分可靠依据时才能进行试验性医疗。

## 第二节 | 人类干细胞研究与应用伦理

干细胞治疗是一种具有革命性的治疗疾病的方法,为许多重大疾病的有效治疗提供了新的思路,在再生医学领域具有不可估量的医学价值。但是由于干细胞获得方式的特殊性和应用效果的不可预测性,引发了除技术本身以外的伦理问题,比如胚胎地位、医患之间的利益冲突等。因此,在干细胞的研究与应用中,需要有明确和可遵循的伦理原则,以促进干细胞治疗健康发展。

### 一、人类干细胞研究概述

#### (一)干细胞的概念

干细胞(stem cell)是具有自我复制和多向分化潜能的原始细胞,是发育成人体各种组织、器官的原始细胞。干细胞的重要价值在于它具有发育成各种需要的组织,替代多种疾病发生时的损伤组织,恢复其组织结构、生理功能的潜能。

#### (二)干细胞分类

以干细胞来源为标准,干细胞一般划分为成体干细胞(adult stem cell)和胚胎干细胞(embryonic

stem cell）两大类。成体干细胞是指存在于已分化的组织和器官当中的未分化细胞。这种细胞是能够在组织和器官中自我更新并且能够分化成一些或全部具有特定功能的细胞类型。胚胎干细胞是受精卵分裂发育到囊胚期的内层细胞团或原始生殖细胞经体外抑制培养而筛选出的细胞。胚胎干细胞具有不断自我复制及多向分化增殖的能力，可无限增殖及诱导分化成机体内几乎所有类型的细胞。

根据分化潜能分类的不同，干细胞又可以划分为三种类型：全能干细胞（totipotent stem cell）、多能干细胞（pluripotent stem cell）和专能干细胞（unipotent stem cell）。因具有无限增殖及多向分化潜能，干细胞在人类许多疾病的治疗方面有着广阔的应用前景。

## 二、人类干细胞临床前研究伦理

### （一）人类成体干细胞研究伦理

目前，成体干细胞移植技术可以划分为三类：①不在体外进行特殊技术处理的人类原代细胞/组织为基础的产品，例如移植造血干细胞、角膜、软骨细胞等，治疗血液系统疾病、角膜损伤和软骨损伤，其中造血干细胞早在20世纪中期就已开始应用于临床治疗血液系统疾病，已属于常规治疗技术。②体外扩增和诱导分化培养等特殊处理的成体干细胞，例如神经干细胞、间充质干细胞等，用于一些疾病的临床试验治疗（研究），目前尚无对其系统的安全性和有效性的科学评价，处于临床试验研究阶段。③经基因处理后的成体干细胞，例如成体干细胞基因治疗、iPS细胞（诱导性多能干细胞）治疗，或以成体干细胞为载体的非医学目的的干细胞移植。这一类研究尚处于临床前的基础研究阶段，临床试验研究尚未受理，更不能应用于临床治疗。非医学目的的成体干细胞移植应明令禁止。

成体干细胞从研究到临床应用还需要经历一个漫长的过程。从科学角度看，干细胞及其最终的衍生物要确保其安全性、纯度、稳定性和有效性；干细胞的自我更新和分化难以控制，实验过程中不可避免会出现不均一性；许多疾病的动物模型不能准确地反映人类疾病，且动物毒理学实验难以预测对人类的毒性；人类细胞移植到动物机体的实验不能有效预测人体对移植细胞的免疫和其他生物学反应；干细胞及其产物作用于不同的靶点，同时产生有益或有害的作用，会产生异位组织和肿瘤，临床前的安全性证据极为重要；细胞移植将在患者身上持续数年或不可逆，故需对患者进行长期监测和随访；干细胞可能来源于不同年龄、性别和种族的捐赠者，含有不同的分子标记，关于捐赠程序的标准化、建立严格的成体干细胞来源质量控制等工作才刚刚起步。

### （二）人类胚胎干细胞研究伦理

人类胚胎干细胞的来源存在伦理争论。根据中国科学技术部和卫生部于2003年12月24日联合发布的《人胚胎干细胞研究伦理指导原则》第五条规定，用于研究的人胚胎干细胞只能通过下列方式获得：第一种是利用体外受精多余的配子或囊胚；第二种是自然或自愿选择流产的胎儿细胞；第三种是体细胞核移植技术所获得的囊胚和单性分裂囊胚；第四种是自愿捐献的生殖细胞。但在上述四种胚胎干细胞来源上都存在相关的伦理争论，因而必须严格遵循相关的伦理准则。

第一种胚胎干细胞的来源是利用体外受精多余的配子或囊胚。由于体外受精成功率的影响，需要从不孕妇女体内一次取出较多卵子，具体方式是通过激素刺激排出更多的卵子，在体外与精子结合，形成多个胚胎，除去植入的受精卵以外，其余冷冻保存，以备需要再次植入时使用。将多余胚胎用于科研所涉及的伦理问题包括：胚胎的道德地位，即胚胎是否是人；患者、医师、研究者三者之间的利益冲突等。美国国立卫生研究院制订了相关指导原则：如果干细胞源于人类胚胎，必须是治疗不孕症剩余的胚胎，而不是专门为了研究而制造出来的胚胎；科研人员必须是没有涉及不孕症治疗的、在捐赠人捐赠胚胎的决定中没有起任何作用的、没有为胚胎的捐赠提供经济上或任何其他诱因的人员；如果多能干细胞来源于胎儿组织，则必须遵守所有涉及人类胎儿组织研究和胎儿组织移植研究的法律和规定；剩余胚胎和胎儿组织的获得，必须经捐赠者的知情同意，而有些知情同意需要详细说明，包括捐献者不会得到捐赠之后任何有关胎儿组织或细胞试验的信息、一切有关该细胞的标识将被去除、捐赠者不会从该细胞研究中获得任何经济上的回报。

第二种胚胎干细胞的来源是自然或自愿选择流产的胎儿细胞,可以从中提取多能干细胞。科研人员应严格区别孕妇是因身体原因、情感原因或者社会原因而自然流产或者选择做流产手术,且与提取干细胞开展科研活动没有直接的因果关系,即不是因为需要开展人胚胎干细胞研究的目的而使孕妇流产。科学研究可以使用自愿捐献的流产胎儿尸体,提取其中的干细胞开展基础研究或应用研究,但应当经过捐献流产胎儿的女性及其家庭成员的知情同意。在实际工作中,应在实施人工流产手术之前告知孕妇,让孕妇充分知情、自愿同意。必须去掉标识,一定要为实施人工流产手术的孕妇保守秘密,充分尊重患者的隐私权等相关权利。如果提取的干细胞有临床应用前景或者其他经济效益,一定要充分地告知患者,并可以适当给予资金补偿或者物质补助,但是不能构成不当的物质诱惑。

第三种胚胎干细胞的来源是体细胞核移植技术所获得的囊胚和单性分裂囊胚,是一种克隆技术。克隆技术制造胚胎存在更尖锐的伦理争论,争论的焦点是能否区分治疗性克隆和生殖性克隆,以及胚胎的法律和伦理地位问题。

第四种胚胎干细胞的来源是自愿捐献的生殖细胞(包括精子和卵子),通过体外受精方式获得胚胎。除了胚胎的法律和伦理地位以外,伦理争论还包括精子、卵子的获得是否符合伦理,激素促排卵方式获得卵子诱发肿瘤的风险是否充分告知了妇女,实验剩余胚胎的保存和处置等。

在应用层面,干细胞技术也会产生一系列的伦理问题。正如其他现代医学技术一样,在应用前,干细胞技术也要进行规范的临床试验研究。这些试验潜伏着诸多不确定因素,因而有着很高的风险。其中,核心的问题是如何保证临床受试者的安全。国际干细胞研究学会强调,安全性、有效性和临床前研究非常重要,干细胞疗法在应用于患者前必须极其谨慎。即使干细胞技术被批准应用到患者身上,它本身所固有的不确定性也会带来相应的伦理问题。例如 iPS 细胞就易于诱发非原生性肿瘤,于是就有如何保证患者安全的问题。此外干细胞技术蕴藏了巨大的商机和经济利益,而利益冲突常常会在研究者、投资者以及管理者中引起职业伦理问题等。这些问题如果得不到解决,那么干细胞技术带来的好处很快就会被淹没。

胚胎干细胞研究的伦理问题还包括胚胎的体外培养、胚胎处置等问题。按照我国《人胚胎干细胞研究伦理指导原则》相关条款的规定,禁止进行生殖性克隆人的任何研究。进行人胚胎干细胞研究,必须遵守以下行为规范:利用体外受精、体细胞核移植技术、单性复制技术或遗传修饰获得的囊胚,其体外培养期限自受精或核移植开始不得超过 14 天;不得将所获得的已用于研究的人囊胚植入人或任何其他动物的生殖系统;不得将人的生殖细胞与其他物种的生殖细胞结合;禁止买卖人类配子、受精卵、胚胎和胎儿组织。

干细胞临床治疗疾病的安全性和有效性尚未得到充分证明,必须首先进行临床前研究和规范的临床试验。除前面所述不在体外进行特殊技术处理的人类原代细胞/组织为基础的产品,例如造血干细胞、角膜、软骨细胞等用于移植治疗血液系统疾病、角膜损伤和软骨损伤以外,其他干细胞治疗目前尚处于临床研究阶段。

## 三、人类干细胞临床试验及其应用伦理

### (一)临床应用伦理准则

我国国家人类基因组南方研究中心伦理学部起草的《人类成体干细胞临床试验和应用的伦理准则(建议稿)》认为,人胚胎干细胞和成体干细胞研究以及临床试验都应遵循相关的伦理原则:科学性原则、无伤害/受益原则、知情同意原则、公正性原则、公益原则、非商业化原则。

成体干细胞治疗技术的临床应用,应实行严格的准入制度。2009 年,我国卫生部颁布的《医疗技术临床应用管理办法》指出,干细胞治疗属于第三类医疗技术,应由卫生行政部门严格控制和管理。2015 年国家卫生计生委发布的《限制临床应用的医疗技术(2015 版)》目录再次指出,造血干细胞(包括脐带血造血干细胞)移植治疗血液系统疾病技术因"安全性、有效性确切,但是技术难度大、风险

高,对医疗机构的服务能力和人员技术水平有较高要求"而属于需要限定条件的医疗技术。2017 年,国家卫生计生委颁发了针对干细胞治疗的《造血干细胞移植技术管理规范(2017 版)》和《造血干细胞移植技术临床应用质量控制指标(2017 版)》,从技术操作和制度规范等方面严格把控干细胞治疗。成体干细胞属于具有人类细胞因子的医疗产品,应根据我国国家药品监督管理局颁发的《药物临床试验管理规范》严格审查,未经批准,不得进入医疗市场。2019 年国务院颁布《中华人民共和国人类遗传资源管理条例》,对干细胞研究中的样本采集、保藏、使用,以及出入境、国际合作等明确规定应当符合伦理原则,并按照国家有关规定进行伦理审查。2021 年 4 月起施行的《中华人民共和国生物安全法》要求,从事生物技术研究、开发与应用活动,应当符合伦理原则。从法律制度层面保障干细胞技术健康发展,维护国家生物安全。

### (二) 干细胞治疗存在的问题

我国对干细胞治疗一直秉持审慎的态度,针对应用干细胞治疗管理的法律法规和技术规范不断完善,我国相关主管部门制定了干细胞治疗的必要指导原则。同时,难治疾病患者对改善其病情的迫切需求,以及干细胞研究和临床应用的不断扩展,引发了相应的伦理问题。干细胞临床应用中存在的主要问题包括以下几个方面:①使用"干细胞治疗是创新疗法或试验性疗法"吸引患者注意,逃避相应监管。②夸大干细胞治疗效果,弱化治疗风险。干细胞自身存在着细胞老化、异常分化等不良特性,使干细胞治疗存在极大的生物安全隐患;免疫排斥又使得干细胞治疗存在医疗风险。而这些风险在告知患者时往往被弱化甚至是忽视。③盲目扩大干细胞治疗的适应证。目前在干细胞治疗领域,造血干细胞移植技术治疗白血病是唯一取得较好的临床效果,且得到世界范围认可的干细胞治疗方案,其他多数技术仍处于试验性治疗和临床试验阶段。但是目前能见到关于干细胞治疗的宣传几乎囊括了所有系统疾病。一些医疗机构在不具备开展干细胞治疗条件的情况下开展医疗活动,导致医疗纠纷频发,造成了恶劣的影响。

### (三) 干细胞临床研究与应用的伦理应对策略

**1. 加强各利益相关方之间的协商合作,处理好各种利益关系,避免利益冲突**　①加强科学家和临床医师之间的合作,使基础研究能够快速转化为临床试验,而临床试验中遇到的新问题也能够及时反馈给实验室再做进一步研究,从而实现双向发展,相互补充提高。②加强企业、研发单位与政府之间的合作。只有通过这种"三螺旋"式的合作,不确定性才有可能得到有效控制。③加强社会监督与对话。干细胞技术的发展已经引起公众的高度关注,而公众的态度和意见会对干细胞研究的开展和结果造成一定影响。公众的参与是干细胞技术治理的重要一环。允许公众参与、进行社会监督意味着干细胞技术的研究与应用应该在开放、透明的环境中进行。这样,公众就可以在伦理难题与实用价值之间自主地进行权衡与选择。

**2. 完善国家法律法规,尽快出台干细胞研究与应用的管理办法**　在综合治理的模式下,国家和政府仍然是重要的力量。严禁干细胞基因治疗用于非医学目的,例如增高、提升智商或提高运动成绩等。经临床试验证明安全和有效后,成体干细胞治疗的临床应用须经相关主管部门批准,取得准入资格后方可进行。建立国家级成体干细胞移植治疗专家委员会和伦理委员会。建立严格的准入制度。省、自治区、直辖市人民政府卫生行政部门对辖区内成体干细胞的临床试验和临床应用负有管理、监督责任。有关成体干细胞及其衍生物的临床试验和应用均应遵循伦理准则。

**3. 加强宣传,帮助公众理解干细胞技术**　干细胞技术研发的目标不仅在于将科学研究成果转化为临床应用,更重要的是要被患者和公众所接受。一方面,干细胞研究需要患者和公众参与到临床试验中,另一方面,公众对该研究的参与和理解程度也会影响到政府和国家的经费投入。因此,如何向公众准确地表述干细胞治疗,帮助公众理解干细胞科学,从而在科学家、医师与患者、公众之间建立起信任关系,对于干细胞技术的健康发展很有必要。

**4. 严格遵循干细胞临床研究伦理**　试验性治疗或创新疗法提供给患者,需要具备以下条件:①试验性治疗的对象应是个别晚期肿瘤或严重损伤的患者,已确实无其他更好的药物和医疗技术可供选择。②临床医师应提出试验性治疗的全面书面计划,包括选择成体干细胞治疗技术的科学合理性依据;有临床前研究的安全性和有效性科学数据;临床工作者的资质;患者确系自愿,有合格的知情同意书;有符合科学要求的干细胞技术操作设施;有应对副作用、并发症或不良反应的计划;有收集和使用数据评估有效性和不良反应的计划;有随访计划;有合适的资金来源等。③临床医师应致力于将从个别患者那里获得的经验最终转化为普遍性知识。书面计划还应包括:用系统和客观的态度来确定治疗结果;将治疗结果,包括阴性结果和不良事件在学术会议或专业杂志上向医学界报告;以及在一些患者身上获得阳性结果后及时转入正式的临床试验。④书面计划经伦理委员会的评审同意,并取得同级卫生行政部门的批准。

在干细胞治疗临床试验中,伦理委员会必须审查以下内容:成体干细胞是否由有资质的单位提供;提供临床前成体干细胞研究(包括实验室研究和动物研究)有关安全性和有效性的数据、报告、科学评估;研究者的资格、经验是否符合实验要求;临床试验的科学依据如何,试验方案是否科学;受试者可能遭受的风险程度与试验预期的受益相比是否合适,对受试者在研究中可能承受的风险是否采取了保护措施;在知情同意过程中,向受试者(或其家属、监护人、法定代理人)提供的有关信息资料是否完整易懂,获得知情同意的方法是否适当,知情同意书是否合适;对受试者的资料是否采取了保密措施;受试者入选和排除的标准是否合适和公平;是否向受试者明确告知他们应该享有的权益,包括在试验过程中可以随时退出而无须提出理由且不受歧视的权利;受试者是否因参加试验而获得合理的补偿,如因参加研究而受到损害甚至死亡时,给予的治疗以及赔偿措施是否合适;研究人员中是否有专人负责处理知情同意和受试者安全的问题;对受试者在研究中可能承受的风险是否采取了保护措施;研究人员与受试者之间有无利益冲突等。

## 第三节 | 智慧医疗伦理

高效、高质量的智慧医疗不仅带给患者便捷、安全、智能和优质的医疗服务,还使整个医疗生态圈的每一个群体受益,同时促进了医疗资源共享,解决了优质医疗资源不充足、不平衡的问题,为突发公共卫生事件的有效防范和应对提供了强力支撑。但是智慧医疗应用过程利用最先进的物联网、大数据、云计算、AI 辅助诊断技术等,在给医患各方带来了便捷、高效、共享等福祉的同时,也引发了安全、保密、公平和责任等许多伦理问题。由于智慧医疗中各项技术应用的侧重点不同,带来的伦理问题也有差异,其应用的伦理原则有所不同。

### 一、智慧医疗

#### (一) 智慧医疗概述

2009 年,"智慧医疗"的概念被首次提出。智慧医疗(smart healthcare)分为狭义和广义两种。2021 年 11 月 1 日实施的中华人民共和国国家标准 GB/T 40028.2—2021《智慧城市 智慧医疗 第 2 部分:移动健康》给智慧医疗的定义是:一种为了获得最高的防治效果、最大化的健康效益、最低化的卫生资源消耗和最小化的医源性损害而进行的工程,是"精准医疗"和"云医疗"的有机整合,包含疾病预防、精准治疗和健康管理等。这是广义的智慧医疗,其包括预防医疗、医疗救治、健康管理、卫生监管等内容。而狭义的智慧医疗,指仅针对医院内部,通过智能化系统、设备及手段实现患者、医务人员、医疗设备之间的数据传递、分析、诊断、反馈、互动。2014 年 8 月八部委联合发布的《关于促进智慧城市健康发展的指导意见》在国家层面首次提出"智慧医院"的概念,智慧医院建设的三大领域中以电子病历为核心的信息系统领域是面向医务人员的"智慧医疗",指的就是狭义的智慧医疗。

#### (二) 智慧医疗引发的伦理问题

智慧医疗是医疗信息化发展成熟迈入下一阶段的产物。无论是广义还是狭义的智慧医疗都是建立在医疗信息化的基础之上,都面临极为复杂的伦理问题。智慧医疗使用的现代技术很多,例如信息技术、物联网技术、人工智能技术等,任何一项技术的使用本身都会引发不同的伦理问题。

1. **引发数字鸿沟**　数字鸿沟(digital divide)是指在全球数字化进程中,不同国家、地区、行业、企业、社区之间,由于人们对信息、网络技术的拥有程度、应用程度以及创新能力的差别而造成的信息落差及贫富进一步两极分化的趋势。随着我国人口老龄化显著,老年人面临的"数字鸿沟"问题日益凸显。一些老年人不会上网,也不会使用智能手机,不仅使他们无法充分享受智能化服务带来的便利,甚至给他们就医带来不便。

2. **信息技术应用带来的伦理问题**　①不正当的网络行为带来的网络安全问题。②大数据时代的个人隐私问题。不同于其他网络数据环境使用的是数字身份,在智慧医疗服务体系中,人们使用的是实名制,就诊卡、医保卡和健康资料都是以实名制呈现。大数据时代,人们忧虑数字身份被盗用,可能造成财产损失、数字身份被追溯等问题。而智慧医疗中患者身份没有数字化,其信息安全、隐私保护则尤为突出。③数据权利的问题。大数据的资产属性和带来的科研商业价值,会引发数据资产的权属问题。医疗大数据的资产应该归属谁?患者是否有权获得数据开发应用带来的利益?如果可以,又将如何获得?

3. **物联网技术引发的伦理问题**　物联网可以简单理解为"物物相连的网",是指使用一定网络程序将原来独立的设备进行连接,实现智能识别、定位、跟踪、监测、控制和管理的一种网络。此过程不需要人与人、人与设备之间进行互动。物联网技术直接代替了人与人的交流、人与机器的交流,从而使得医患关系的物化趋势更为显著。

4. **人工智能引发的伦理问题**　医用人工智能(artificial intelligence,AI)在医疗服务、生物医学研究和医学教育方面作出贡献。但是医用人工智能的使用也引发诸多伦理问题,如安全和隐私问题,算法歧视、欺骗、算法自主性造成的不确定风险和信任危机都会影响到医疗决策。AI的巨大能力也可能影响患者疾病诊治,如发生决策冲突,一个在医疗界享有盛誉的AI医疗专家系统给出的建议与医师不同,谁的建议更合理?如果听AI的,最后治疗失败,由谁负责?

智慧医疗的普及应用涉及多种技术,其涉及的伦理问题也具有多样性和复杂性,因此根据使用技术和范围的不同需要分别讨论。

### (三) 医疗信息化建设遵循的伦理原则

在医疗信息化建设中应遵循的伦理原则如下:①尊重的原则。电子病历是患者就诊时为诊治疾病必须建立的电子凭证,但是病历信息属于患者的个人所有,必须尊重患者对病历信息的所有权。互联网技术使得患者的个人信息在医院信息系统几乎可以无障碍共享,坚持尊重的原则就非常重要。②科学性和唯一性原则。数据采集应坚持指定机构、统一标准,不能多渠道、多次采集。③安全原则。互联网安全非常重要,在数据管理过程中,要确保数据资料的安全,不会因互联网的安全漏洞而外泄。

## 二、"互联网+医疗健康"伦理

学界对于依托通信、移动技术、物联网、云计算、大数据等在内的信息技术进行线上医疗和健康服务的新型医疗形式如何命名,一直没有统一的说法。2018年4月12日,国务院常务会议确定发展"互联网+医疗健康",并给这一新型医疗形式定义为"互联网+医疗健康"。同年4月25日,《国务院办公厅关于促进"互联网+医疗健康"发展的意见》(以下简称《意见》)出台。《意见》指出"互联网+医疗健康"包括如下七个方面的内容:"互联网+"医疗服务、"互联网+"公共卫生服务、"互联网+"家庭医生签约服务、"互联网+"药品供应保障服务、"互联网+"医疗保障结算服务、"互联网+"医学教育和科普服务以及"互联网+"人工智能应用服务。

### (一)"互联网+"医疗服务

"互联网+"医疗服务是指医疗机构应用互联网等信息技术构建覆盖诊前、诊中、诊后的线上线下一体化医疗服务模式,开展诊疗活动和健康咨询的活动。《意见》指出,允许在线开展部分常见病、慢性病的复诊。医师在掌握患者病历资料后,允许在线开具部分常见病、慢性病处方。"互联网+"医疗服务要求互联网医院要与线下依托的实体医疗机构之间实现数据共享和业务协同,推进预约诊疗,鼓励运用智能物联终端设备开展慢性病患者和高危人群的特征指标数据的监测跟踪和管理,结合家庭医生签约服务,将健康管理下沉到社区服务站点。

"互联网+"医疗服务创新了医疗卫生服务模式、优化了卫生资源配置、提高了服务效率,普惠和便捷广大人民,不断满足人民群众日益增长的医疗卫生健康需求,但同时也带来伦理问题:①对于老年人、儿童、残障人士等群体,"数字鸿沟"显著存在;②需要对互联网医院人员、机构进行认证和监管,确保有资格进行相应的医疗服务;③互联网医院存在商业导向性强、硬性广告植入等问题;④线上线下医院资源共享后存在信息安全、隐私保护和责任问题。

"互联网+"医疗服务应遵循的伦理规范:①科学性原则。无论是网络共享资源,还是给个体提供的健康咨询,都必须保证信息的科学性,不能提供不科学、不准确的医疗保健信息服务。②保密原则。互联网信息的安全应该由使用者和建设者共同维护,上网数据和交流内容属于个人隐私,作为网站的建设者应该履行保密义务。③公平原则。极力消除"数字鸿沟",坚持线上线下一体融合,解决老年人等群体运用互联网技术的困难。④合规原则。遵守相关管理规范,严格把握"互联网+"医疗服务的适用范围。不能借助平台优势强行植入广告获取利益,在出现广告时要明确指出该信息的性质。

### (二) 远程医疗

根据 2014 年《国家卫生计生委关于推进医疗机构远程医疗服务的意见》,远程医疗服务是指一方医疗机构(以下简称邀请方)邀请其他医疗机构(以下简称受邀方),运用通信、计算机及网络技术(以下简称信息化技术),为本医疗机构诊疗患者提供技术支持的医疗活动。医疗机构运用信息化技术,向医疗机构外的患者直接提供的诊疗服务,属于远程医疗服务。远程医疗服务项目包括:远程病理诊断、远程医学影像(含影像、超声、核医学、心电图、肌电图、脑电图等)诊断、远程监护、远程会诊、远程门诊、远程病例讨论及省级以上卫生行政部门规定的其他项目。远程医疗使得患者在获取医疗服务时更加便捷和经济,更容易获得优质医疗服务,对于缺乏优质医疗资源的偏远或农村地区尤其有利;远程医疗使得医学专家减少出行、增加诊治人次和提高效率;远程医疗也为偏远和贫困地区医师提供了更多更有效的培训机会;远程医疗帮助医疗机构减少运行成本,提高资源利用率。

远程医疗的应用提供了新的医疗方式,它在带来诸多益处的同时也引发了伦理问题:①从医师的角度需要考虑的伦理问题。医师通过远程医疗进行的诊疗活动是否安全? 临床诊疗一般原则在远程医疗中如何实施? 体格检查在当前的疾病诊治中是必需的,远程医疗中如何获得体格检查的信息,并保障信息的真实性? 如何确保远程医疗质量? ②从远程医疗机构的角度需要考虑的伦理问题。偏远或农村地区在缺少优质医疗资源的同时,信息网络的建设也相对滞后,物联网、视联网信息能否及时传递? 使用远程医疗,患者疾病信息、影像检查信息、诊断结果、监护信息等全部资料都是呈现在互联网上,如何保障信息安全和隐私保护? ③从患者的角度需要考虑的伦理问题。患者是否提供了真实完整的疾病信息? 患者身份是否真实? 如何避免患者通过互联网医疗卫生信息进行自我诊治,修改、终止医嘱,最终造成伤害的情况发生? ④如何避免利益冲突? 毕竟疾病诊治信息资料具有临床、科研、商业等价值。

远程医疗应遵循的伦理规范:首先,传统医疗所遵循的伦理原则和规范在远程医疗中同样适用。其次,远程医疗运用中需要特别强调的伦理规范包括:①以人为本。在远程医疗过程中,尽量减少医患间人机交流所带来的弊端,加强医患沟通,从身体和精神两方面关心患者。②科学性原则。无论是中医诊病时的"望、闻、问、切",还是西医诊断要求的"视、触、叩、听",体格检查都是诊疗中必不可少的环节,远程医疗必须尊重科学,遵循临床诊疗的基本原则和规范。③安全性原则。

由于互联网本身存在的漏洞和安全隐患,远程医疗信息的保密形势严峻,因而应设立专职的网络安保,避免网站受到攻击,能够及时为患者提供医疗服务,避免信息丢失、被盗和篡改,避免身份被盗用等。

### 三、医用人工智能伦理

人工智能的概念 1956 年由约翰·麦卡锡首次提出,当时的定义为"制造智能机器的科学与工程"。我国《人工智能辞典》将人工智能定义为:"使计算机系统模拟人类的智能活动完成人用智能才能完成的任务。"人工智能技术在医疗领域的应用非常广泛,主要包括:①疾病诊断和预测。通过医疗数据收集,运用机器学习算法进行分析和建模,发现疾病的特征和规律,提高疾病的诊断精度和效率。②医疗图像分析。通过深度学习,对影像数据进行智能化分析和识别,辅助医师更准确地判断疾病类型和程度。③辅助医师决策,制订和推荐治疗方案。智能医疗系统依据患者病情和特点,生成个性化的治疗方案。④医用机器人代替人类完成医疗护理工作。如手术机器人、护理机器人、医用教学机器人和为残疾人服务的机器人等的应用。

#### (一) 医用人工智能使用中产生的伦理问题

**1. 技术安全方面的问题**　如算法带来的伦理问题,算法偏见(人工智能通过算法学习将人类的偏好扩大为"偏见")、算法歧视(被存在偏差的样本训练完的算法在运用到现实中时,可能出现决策偏差或误判,从而造成"歧视")、算法欺骗(深度伪造技术对一些人物的生物信息进行置换,产生虚假的医疗信息)等。

**2. 患者隐私保护的问题**　如智能化电子病历系统、可穿戴健康监测设备等的应用,使平台运营方能够大规模获取患者诊疗轨迹、生理指标等核心医疗数据。这些数据可能包含个人身份标识、疾病史等敏感信息,一旦医疗数据在采集、存储、传输、二次利用等环节存在管理漏洞,可能会导致医疗数据滥用、隐私泄露等危机,会产生对个人的伤害,危及人们对智慧医疗建设的信任。

**3. 技术使用的可及性和公平性问题**　如医用人工智能往往具有技术强、成本高、价格贵等特点,很难覆盖基层医疗机构,在一定程度上加剧了社会不公与资源分配不均,带来新的可及性和公平性问题。

#### (二) 医用人工智能使用应遵循的伦理原则

科幻小说家阿西莫夫曾提出以"不得危害人类"为核心的"机器人学三定律"。2017 年 1 月,在阿西洛马举行的有利人工智能(Beneficial AI)会议上,近千名人工智能和机器人领域的专家,联合签署了阿西洛马人工智能原则,呼吁全世界在发展人工智能的同时严格遵守这些原则,共同保障人类未来的利益和安全。2019 年我国新一代人工智能治理专业委员会发布《新一代人工智能治理原则——发展负责任的人工智能》,提出人工智能发展相关各方应遵循和谐友好、公平公正、包容共享、尊重隐私、安全可控、共担责任、开放协作、敏捷治理八项原则。2021 年我国新一代人工智能治理专业委员会发布了《新一代人工智能伦理规范》,提出了人工智能各类活动应遵循的六项基本伦理规范,即增进人类福祉、促进公平公正、保护隐私安全、确保可控可信、强化责任担当、提升伦理素养,还针对人工智能管理、研发、供应、使用等特定活动提出 18 项具体伦理要求。其使用伦理规范包括:提倡善意使用、避免误用滥用、禁止违规恶用、及时主动反馈和提高使用能力。2024 年 1 月 18 日,世界卫生组织发布了《卫生领域人工智能的伦理与治理:多模态大模型指南》,协助成员国规划与卫生领域多模态大模型有关的益处和挑战,并为适当开发、提供和使用多模态大模型提供政策和实践方面的指导。

为能够更好地运用人工智能为人类医疗健康服务,医用人工智能从其管理、研发、供应、使用上都应遵守一定的伦理规范,做到对技术的合理使用。医务人员在应用医用人工智能时应该遵循如下伦理规范:①"造福人类"原则。机器人不得伤害人类。②以人为本原则。机器人必须听命于人类,人类的最高目标不是发展和应用技术,而是人类的全面发展,技术只是为这个目标服务的手段。③公平原则。人工智能科技应该服务尽可能多的人。"阿西洛马人工智能原则"强调"开发是为了服务广泛认可的伦理观念,并且是为了全人类的利益而不是一个国家和组织的利益"。医疗机器人应该在未来能惠及更多的人。④预见和防范原则。新技术使用前要对风险进行合理预测。和传统的医疗相同,人工智能系统也可能造成风险,必须有针对性地计划,努力减轻可预见的冲击。缺陷技术必须叫停。⑤坚持科学原则。严格把握医疗机器人临床使用的适应证。⑥知情同意原则。从技术的选择权到可能产生的额外费用都需告知,让患者自主决定。

**思考题**

1. 简述基因诊断的分类及其引发的伦理问题。
2. 简述基因治疗的分类及其应遵循的伦理原则。
3. 为什么胚胎干细胞研究会引起如此激烈的伦理争论? 争论的核心问题是什么? 导致歧义的深层原因又是什么?
4. 简述智慧医疗引发的伦理问题。
5. 简述医务人员在应用医用人工智能时应遵循的伦理规范。

(魏 琳)

# 第十三章 | 医学科研伦理

医学科研就是利用人类已掌握的知识和工具,用试验研究、临床观察、社会调查分析等方法探求人类生命活动的本质和规律以及与外界环境的相互关系,揭示生命、健康、疾病发生发展的内在规律,探寻防病治病、增进健康的途径和方法。因研究对象不同,医学科研的两种主要类型是人体试验和动物实验,这两种类型的科研均存在不同的伦理争议和伦理问题,需要明确和遵循相应的伦理原则。作为科研人员,必须遵循医学科研道德要求,自觉加强科研诚信建设,只有这样才能在探求生命运动和疾病发生、发展规律中,寻找出保障人类健康、战胜疾病的有效方法和途径。

## 第一节 | 科研诚信与医学科研人员道德规范

科研诚信主要指科技人员在科技活动中弘扬以追求真理、实事求是、崇尚创新、开放协作为核心的科学精神,遵守相关法律法规,恪守科学道德准则,遵循科学共同体公认的行为规范。医学科研活动具有出现学术不端行为的可能性,需要研究者具备高尚的科研道德,也需要制定科研制度,规范科研行为,依靠科研人员在科研活动中遵循科研道德规范的自觉性,防患于未然,培育健康的科研生态和人文环境。

### 一、医学科研中的矛盾冲突

21世纪的医学科学研究者身处一个机遇与挑战并存的年代,需要应对随之而来的利益冲突。研究者需要理性地认识、辨别、权衡科学研究中的种种矛盾冲突,进而作出恰当的行为选择。

#### (一)利益冲突

所谓利益冲突(conflict of interest)是指在某种情境中,当事人或者机构对于主要利益的专业判断,容易受到次要利益的不当影响。科研活动中的利益冲突是指这种境况:科学家因处于某种(或某些)利益之中,有可能干扰他在科学活动中作出客观、准确、合理的判断。在科学的建制化完成之后,学院科学渐渐走出了象牙塔,越来越多地参与到社会发展中。企业对大学或医院科研的投入急剧增加,成为政府以外科学研究最大的资助者,大学或医院也开始主动与企业合作。科学家逐渐拥有了"双重角色",既要进行科学研究又要进行成果转化,既要科研成果又要经济收益。因此,现代的很多研究者处于无法避免的利益冲突之中。

利益冲突的来源和层级不同,其影响也不同,因此,对待不同的利益冲突我们的警惕性和态度也有所不同。一是来自科学家自身的专业相关或专业不相关的利益冲突,专业相关的如科学家的教育背景、理论偏好、科学声望、同行认可等可能会影响科学研究。但科学家对这些利益的坚持和追求,恰恰是整个科学事业发展的"原动力",它们是挥之不去和无法清除的。专业不相关的如科学家的政治立场等可能会影响科学研究。这些利益冲突有可能带来偏见,需要通过科学共同体发现并予以纠正,它们也是挥之不去和无法清除的。二是来自科学家与外界之间联系所产生的利益冲突,如为了获得企业资助而采用不当的模型和方法、在所研究产品公司任职等可能会影响科学研究。科学家对这些利益的追逐可能会阻碍科学事业的进步,可以通过制度安排尽量合理化和避免此类利益冲突。

由此可见,利益冲突是一种客观存在。科学活动中的利益冲突有两个鲜明特征:其一,利益冲突只是一种境况或际遇,而不是一种确已发生的行为;其二,利益冲突是同一个主体处于两种(或多种)不同利益的冲突情境之中,可能会影响科学的真实性和客观性,会威胁科研诚信。而在医学临床试验中,利益冲突可能会威胁到受试者的健康与生命,一个典型的例子就是宾夕法尼亚大学的基因治疗试验,18岁的杰西·基辛格(Jesse Gelsinger)在试验中死亡,这个试验因存在诸多利益冲突而导致在受试者招募、知情同意等方面存在重大伦理缺陷。因此,还是要对重大的、明显的利益冲突进行控制。根据利益冲突的大小,应对涉及人员分别采取回避、在不同范围内公开、审查、教育等不同对策,以控制和减少利益冲突带来的负面影响。

#### (二) 义务冲突

义务冲突是指当存在两个以上不能同时满足的义务时,为了履行其中的某种义务,而不能履行其他义务的情况。义务冲突产生的客观原因是受每一个人的能力、精力所限,科研人员难免遇到自己的其他重大事务与科研时间发生冲突,在同一时间无法很好地同时完成多项工作等。主观原因是个体对自己的能力、精力估计过高,一人身兼两职或多职,无法同时满足两组或多组职业义务,从而导致自身处于"两难困境"。

义务冲突在科研方面具体表现为科学家、教授、主要研究者、导师等除了必须完成本机构的教学、科研、服务工作之外,还拥有很多社会兼职,同时还可能有管理职务需要履行,以至于无法完成或高质量完成分内的管理和服务职责,这种义务和责任的冲突,可能不会直接导致科学判断方面的偏见,但由于人的时间、精力、能力有限,一旦身兼数职,就容易顾此失彼,损害判断能力,降低决策质量,导致哪一项义务也无法履行好,进而造成科研活动中的行为失范。

因此,大学或研究机构的科研人员,应保证完全履行教学、研究和对本机构的公共服务义务,严格遵守学术机构规定的机构外活动的类型和数量,及时如实向本机构上报自己的机构外服务情况。理性选择,坚持"有所为有所不为",保障学术活动的高质量。

### 二、医学科研中的学术不端行为

第二次世界大战以来,科学技术与人们的生活日益相关,政府、公司、财团对科研的经费投入越来越多,科研成果对人类的衣食住行乃至生命健康的影响越来越大,科研人员的责任和压力也越来越重,大量学术不端行为开始出现,这提醒我们需要对学术研究进行严格的约束和有效的监督。

#### (一) 学术不端行为概念

世界各国对学术不端行为的界定不完全一致。美国白宫科技政策办公室于2000年指出三项主要的学术不端行为,简称"FFP",即在计划、完成或评审科研项目或者在报告科研成果时伪造(fabrication)、篡改(falsification)或剽窃(plagiarism)。欧洲各国对学术不端行为的定义,在涵盖的范围上相较于美国更为广泛。中国学术界和政府部门对科研学术道德问题非常重视,近年来相继出台了一系列相关规范性文件,如科技部、教育部等十部门于2009年联合发布的《关于加强我国科研诚信建设的意见》,国家卫生计生委、国家中医药管理局于2014年颁布的《医学科研诚信和相关行为规范》(于2021年进行了修订),中共中央办公厅、国务院办公厅分别于2018年、2019年和2022年发布的《关于进一步加强科研诚信建设的若干意见》《关于进一步弘扬科学家精神加强作风和学风建设的意见》《关于加强科技伦理治理的意见》等。

医学科研中的学术不端行为,是指开展医学科研工作的机构及其医学科研人员在科研项目的申请、预实验研究、评估审议、检查、项目执行过程以及验收等环节中,故意伪造、篡改各类信息数据,抄袭、剽窃他人科研成果,侵害受试者权益,违反出版伦理规范,以及其他违反学术共同体公认的准则等行为。

#### (二) 医学科研学术不端行为举要

当前医学科研领域最典型的学术不端行为就是:伪造、篡改、剽窃和虚假同行评议。具体来说,根据我国2021年发布的《医学科研诚信和相关行为规范》以及国际相关规定,医学科研学术不端行为主要有以下表现。

**1. 研究选题与资源配置不合理**　杜撰不具备的相关研究基础;夸大科研项目的理论意义和实用价值;选题无创新性,低水平重复研究,或盲目模仿他人研究,或重复自己已做的研究;选题涉及人类受试者、实验动物,或需要使用涉及生物安全和生命伦理等问题的特殊材料而未经专门伦理审查机构批准;设定研究任务超出最大工作负荷,没有统筹安排临床工作与科研工作时间;课题经费预算不合理;将资源(包括但不限于研究时间)挪作他用;资源(包括但不限于承诺的研究配套经费或其他研究条件)配置不足;等等。

**2. 主观因素造成数据收集、保护和共享出现重大偏倚**　在研究材料中不真实地描述实际使用的材料、仪器设备、实验过程等;不适当地改动或删除数据、记录、图像或结果,使研究过程或结果不能得到准确的反映;未获知情同意而收集和使用个(他)人信息;对公众健康或公共卫生等有重要影响的数据未及时上报或公布;数据损毁、灭失或被篡改;应予以保密的数据泄露;数据归属和使用缺乏监管;等等。

**3. 学术成果署名与学术成果生产各环节不真实**　研究成果重复发表、自我抄袭、拿来主义、随意摘用或东抄西凑;一稿多投;在科研查新方面伪造和提供虚假信息;该署名者没署名,不该署名者署名,假冒他人署名;署名顺序未按贡献大小排序;剽窃他人学术思想、研究计划或研究成果;伪造证明材料,提供虚假信息;编造审稿人和同行评议意见;申请、评议、公示、审稿期间拉拢、贿赂评审人员或项目管理人员;等等。

**4. 科研管理与同行评议不严肃、不公正及隐性抄袭**　科研项目申请、审批、检查、督查和成果报奖材料真实性、准确性审核及程序公开、公平、公正存在漏洞;科研经费管理混乱;科研管理存在行政干预或违规行为;私下与被评议人直接接触;评议过程不客观、不公正;未经同意泄露他人科研成果;同行评议隐瞒重要科研成果或压制不同学术观点;对已知他人的科研不端行为故意隐瞒或给予配合;等等。

需要说明的是,学术不端行为不包括诚实的错误或者观点的分歧。判定某科学行为属于学术不端行为,必须依据:此行为严重背离相关研究领域的常规做法;此行为是蓄意的、明知故犯的或肆无忌惮的;对此行为的判定要有证据,而且证据是正当的、确凿的。为引导科研人员和科研机构、高等学校、医疗卫生机构等规范开展负责任的科学研究提供实践指南,2023 年 12 月,科技部监督司发布了《负责任研究行为规范指引(2023)》,旨在进一步推动弘扬科学家精神、恪守诚信规范成为科技界的普遍共识和自觉行动。

### (三)科研诚信建设策略

学术不端行为亵渎了科学研究追求真理的纯洁性,也阻碍了科学技术的发展和应用,是一种严重背离学术道德甚至违反相关法律法规的不良行为。各国政府和学术机构、学术团体等一直致力于制定相应的伦理甚至法律规范,以遏制和减少学术不端行为的发生。

我国有关部门和大多数医学院校、医学科研机构提出了相应的对策,防范、惩处医学科研不端行为:一是医疗行业和医学院校要建立健全处理学术不端行为的工作机构,充分发挥专家的作用,加强惩处行为的权威性、科学性。二是学术委员会是处理学术不端行为的最高学术调查评判机构。学术委员会要设立执行机构,负责推进科研道德建设,调查、评判学术不端行为等工作。三是各级学术机构要针对科研不端行为制定相应的伦理、法律规范,明确什么是科研不端行为、处罚的依据和标准、处罚的力度等。四是主管部门也要根据学术不端行为的性质和情节轻重,依照法律法规及有关规定对学术不端行为人给予警告直至开除等行政处分;触犯国家法律的,移送司法机关处理;对于其所从事的学术工作,可采取暂停、终止科研项目并追缴已拨付的项目经费、取消其获得的学术奖励和学术荣誉,以及在一定期限内取消其申请科研项目和学术奖励资格等处理措施。查处结果要在一定范围内公开,接受群众监督。五是要加强防范科研不端行为的科研道德教育,合理制定科研工作考核的标准与要求,防止科研工作急功近利的倾向。

总之,抵制科研不端行为是一项长期任务,需要从工作考核机制、科研道德教育、行为规范约束等多方面采取措施,才能够取得成效。显而易见,在强化他律的同时,也需要医学科研人员的严格自律。

### 三、医学科研人员的道德规范

医学科研的目的是揭示生命、健康与疾病发生发展的内在机制,探索战胜疾病、保障人类健康的有效方法和途径,提高人类的健康水平和生命质量。但是,由于科研工作的探索性和不确定性,研究过程潜藏着一定的负面效应。现代医学科研活动受到来自各方面利益的影响和干扰,这就要求医学科研工作者必须遵循一定的道德规范,以确保医学科研工作健康、有序地进行。

#### (一) 尊重科学,严谨治学

科学来不得半点虚假,医学科学研究必须尊重事实,坚持真理;假的科研成果不仅危害科学,而且违背国家、人民的利益,这是医学科研道德绝对不允许的。在医学科研实验中,实验材料、数据等是否客观、精确、可靠,直接影响着科研的进展及其结论的正确性,在实际运用时还可能影响到患者的健康和生命安全。在实验中,如果研究人员只按自己的主观愿望和要求,随心所欲地取舍数据,甚至伪造资料、杜撰不真实的结果,都是不符合科研道德的行为,有损医学科研的信誉。

#### (二) 动机纯正,勇于创新

纯正的动机能激励研究者发扬勇于创新、直面挑战、百折不挠、奋斗不息的精神。医学科研的目标是繁荣医学、造福人类,背离这一目标的研究是不道德的。医学科研的复杂性和艰巨性要求研究者不图名利,遵循医学伦理基本原则和医学科研试验的道德要求,坚持救死扶伤、防治疾病、增进健康的目标。创新的伦理素质主要包括:科学精神与人文精神的统一;实践品格与理性素养的统一;科学的怀疑精神与坚持真理的统一;个体意识与群体意识的统一。

#### (三) 谦虚谨慎,团结协作

科学研究是有继承性的,任何一项科学研究,都是以前人的研究成果为基础的。牛顿曾形象地比喻说:"如果说我比别人看得远些,那是因为我站在了巨人的肩膀上。"疾病和健康问题需要生物学与物理学、化学、计算机科学、心理学、伦理学、社会学等多学科的相互交叉与渗透才能得到解决。一项科技成就往往不是依靠个人的力量就能取得的,而是需要各方面力量的有机组合。它包括情报的相互提供,思想的互相交流,实验的互相配合,同事间的互相帮助,部门间甚至国际的相互协作等。

## 第二节 ｜ 涉及人的生命科学和医学研究伦理

作为人类为防病治病、增进健康、提高生命质量而进行的探索性和创造性的实践,涉及人的生命科学和医学研究是必要的,但不可随意、不可滥施。对医学科研实践进行趋利避害的价值选择与人道主义的必要规约具有重要意义。对此,我国历来重视,近年来尤其加强了管理和规范。2023 年 2 月,国家卫生健康委员会、教育部、科技部、国家中医药管理局联合颁布《涉及人的生命科学和医学研究伦理审查办法》,同年 9 月,科技部、教育部、工业和信息化部等十部门联合颁布《科技伦理审查办法(试行)》。

### 一、涉及人的生命科学和医学研究概述

涉及人的生命科学和医学研究(简称"涉及人的研究")是医学科学发展的基础和前提,古今中外,为了发展医学科学、促进人类健康,开展了许多涉及人的研究。涉及人的研究关涉到研究者、研究参与者(也称为"受试者")、资助者等各方利益,存在诸多伦理问题。遵循有关伦理原则、建立伦理审查机制、正确处理人体研究中的伦理问题,对于促进医学科学发展、维护人类自身利益,具有极其重要的意义。

### (一) 涉及人的研究的概念

涉及人的研究,也称"涉及人的生命科学和医学研究"(bioscience and medical research involving human subjects),一般是指以人作为研究对象所进行的科学研究。《涉及人的生命科学和医学研究伦理审查办法》(2023年)中明确"涉及人的生命科学和医学研究"是指以人为受试者或者使用人(统称"研究参与者")的生物样本、信息数据(包括健康记录、行为等)开展的以下四个方面的研究活动:一是采用物理学、化学、生物学、中医药学等方法对人的生殖、生长、发育、衰老等进行研究的活动;二是采用物理学、化学、生物学、中医药学、心理学等方法对人的生理、心理行为、病理现象、疾病病因和发病机制,以及疾病的预防、诊断、治疗和康复等进行研究活动;三是采用新技术或者新产品在人体上进行试验研究的活动;四是采用流行病学、社会学、心理学等方法收集、记录、使用、报告或者储存有关人的涉及生命科学和医学问题的生物样本、信息数据(包括健康记录、行为等)科学研究资料的活动。

### (二) 涉及人的研究正当性的伦理辩护

涉及人的研究是医学研究成果从动物实验到临床应用的唯一中介,是医学实验不可缺少的必要环节。它在道德上是可以接受的,并且也是道德所要求的。原因在于:第一,由于种属的差异,动物实验并不能完全取代人体研究,经动物实验所获得的研究成果必须经过人体研究验证,才能最终确定其临床应用价值。第二,人有不同于动物的心理活动和社会特征,人的某些特有的疾病不能用动物复制出疾病模型,这类研究就更离不开人体研究。如果取消涉及人的研究,而把只是经过动物实验研究的药物和技术直接、广泛地应用于临床,就无疑是在所有患者身上做试验。这是对广大民众的健康和生命不负责任,反而极不道德。

可见,医学涉及人的研究之所以可以得到伦理辩护,是因为通过涉及人的研究可以了解疾病的病因与发病机制,提高诊断、治疗和预防疾病的技术水平,促进医学科学的发展,从而更好地维护与增进人类健康,在整体上使更多的人受益。

### (三) 涉及人的研究曾出现的丑闻

以人为受试者的医学研究/试验可追溯到有记载的医学开始,有些是有害的,甚至是致命的。人类历史上某些时期某些研究人员打着科学研究的旗号,做了许多惨无人道的人体试验,这些试验常利用脆弱群体作为受试者,给受试者造成了严重的伤害。

尤其是20世纪以来,人体试验中的丑闻频繁曝出。1932—1972年美国公共卫生服务部在非洲裔人群进行的"塔斯基吉梅毒试验";第二次世界大战期间德国纳粹及日本法西斯所进行的极端反人道的人体试验;冷战期间美国利用儿童(孤儿、少数族裔、身体或智力有缺陷者、社会地位低下者)做了大量的辐射试验、阉割手术、额叶切除术等。

涉及人的研究缺乏伦理原则规范和伦理监督,其后果是严重的。在没有伦理意识的研究者眼中,脆弱群体的牺牲甚至是一种义务。而在人类历史上的某些时段,研究者可以轻易而廉价地利用脆弱受试者,科学的神化使监管体系失效,甚至参与其中。医学界不得不直接面对一些最根本的问题:涉及人的研究应当在什么条件下被允许? 涉及人的研究应该采用什么标准? 伦理应该如何介入涉及人的研究的具体操作? 伦理介入是否会阻碍现代生命科学技术的进步? 等等。

## 二、涉及人的生命科学和医学研究中的伦理问题

在涉及人的研究中,伦理问题常常引发争议而难以处理,随着人权意识的增长,人们自我保护的意识将会越来越强烈,未来涉及人的研究中的有关人类安危的问题将会越来越突出和尖锐。具体来说,涉及人的研究存在以下几个方面的伦理问题。

### (一) 风险与受益比的伦理问题

试验风险分为设计性风险与技术性风险。设计性风险主要源于双盲法与安慰剂的使用。科学的试验设计是消除主观因素干扰、达到客观效果的需要,但同时也给研究参与者带来设计性风险;技术性风险包括身体的、心理的、社会的和经济的伤害,对技术性风险的评估可以在定性和定量两方面进行。

研究预期受益分为研究参与者受益与社会受益。研究参与者参加研究的受益包括可能的缓解症状、对所患疾病有更深刻的认识、在研究期间获得研究者特别的监护、提前获得有临床应用前景的新药治疗等。但由于研究设计的需要，必定有一部分研究参与者被纳入安慰剂对照组，或者他们本身是Ⅰ期临床试验或生物等效性试验的健康研究参与者(志愿者)，他们所参加的研究并不会给他们提供诊断或治疗上的益处，这种研究对研究参与者没有直接受益，但增加了人类的生物医学知识从而使科学发展，使社会受益。

科学利益、社会利益与受试者利益，从根本上是统一的：受试者参与研究可以推动医学科学发展，使包括受试者在内的社会受益。但在具体研究中又可能发生矛盾，存在到底受试者健康利益与科学利益、社会利益哪个优先的伦理问题。

### (二) 研究参与者招募的伦理问题

涉及人的研究历史中的丑闻使得研究参与者一度被认为是研究中的"小白鼠"。在研究参与者招募过程中，研究参与者与研究者的目的和手段是不同的：研究参与者想通过参与研究而在某方面获得试验利益，而研究者为了获得研究成果需要让研究参与者作为科研对象承受研究的负担或风险。显然，让研究参与者(个体或群体)承受过分的负担或风险，而让其他人(研究者、申办方、资助者等)享有由此换来的受益的做法存在伦理问题。

### (三) 知情同意的伦理问题

在生物医学研究中，尊重人的核心问题就是尊重研究参与者的自主权和知情同意权，这是保障研究参与者权益的基础，因此，知情同意的内容和过程必须经过伦理委员会审查。知情同意中存在的伦理问题主要有：其一，并非真实的自愿同意。"同意"是以诱惑、欺骗或强迫手段获得的，此类同意是无效的、不道德的。其二，只有知情同意的结果，没有知情同意的过程。知情同意更重要的是交流过程，而不单单是签署知情同意书。其三，知情同意缺乏连续性。涉及人的研究项目是一个长期过程，知情同意书的签订并不意味着告知的结束。

### (四) 安慰剂与双盲法的伦理问题

设置安慰剂对照的目的是保证研究及其结果的客观可靠，但它是以削弱研究参与者的知情同意权为前提。在此情况下，研究参与者的知情同意自主权与医学科学发展的功利追求发生了严重碰撞，即：安慰剂的应用意味着必须停止对患者的治疗，患者很有可能因此而错过最佳治疗时机。

双盲法是在使用安慰剂对照的情况下，使研究参与者和观察者都不知道到底是谁使用了安慰剂以及谁使用了试验药物。此方法可以更大限度地避免各种主观因素的影响，保证研究结果的客观性，从而保证研究的科学性。但双盲法在伦理上也存在障碍，即：双盲法使研究参与者不能知悉自己参加研究过程的全部信息。但是，双盲法与安慰剂设计一样，其目的是尽可能保证研究及其结果的客观可靠，因此，设计合理的双盲法在伦理上也是可以得到辩护的。

## 三、涉及人的生命科学和医学研究伦理原则

涉及人的研究伦理准则中最早的国际文件是《纽伦堡法典》，最具广泛影响力的伦理文献是《赫尔辛基宣言》。我国近些年非常重视人体研究伦理方面的规范，相继制定、修订、颁布了《药物临床试验质量管理规范》《医疗器械临床试验质量管理规范》《药物临床试验伦理审查工作指导原则》《涉及人的生物医学研究伦理审查办法》《涉及人的生命科学和医学研究伦理审查办法》《科技伦理审查办法(试行)》等，均对涉及人的研究提出了明确的伦理要求。综合以上国际、国内伦理规范的要求，我们可以将涉及人的研究伦理原则概括为以下四个主要内容。

### (一) 研究参与者利益第一原则

强调对研究参与者利益的考虑必须高于对科学和社会利益的考虑，合理控制风险，力求使研究参与者最大程度受益，利益最大化；尽可能避免伤害，风险最小化。这是人体研究最重要、最核心的伦理原则。任何一项涉及人的研究如果有可能对研究参与者造成身体上和精神上较严重的伤害，那么

NOTES

**141**

无论这项研究的科学价值、社会价值有多大，无论这项研究对医学的发展和人类的健康具有多么重要的意义，这项研究也不能进行。具体要求包括：必须以充分的、确认对动物无明显毒害作用的动物实验为基础；确保人体研究方案设计、试验程序严谨科学。如：双盲法应严格遵循《赫尔辛基宣言》等各规范中的伦理要求，全力保障研究参与者的权益。危重患者、病情发展变化快的患者不能进行安慰剂对照试验，比如急性肾衰竭、急性心肌梗死、严重的糖尿病患者等；在涉及人的研究的全过程要有充分、有效的安全防护措施以处置各种不良事件；必须有严格的审批监督程序，须在具有相当学术水平和具有丰富临床经验的医学科研工作者的亲自参与和指导下进行；研究结束后必须作出科学报道。

### （二）尊重原则

**1. 尊重研究参与者自我决定权**　这是对研究参与者人格完整性的尊重。研究参与者的自我决定权是指具有民事行为能力的研究参与者享有在获得较充分的相关信息的基础上，就涉及人的研究的相关事项（是否参加研究、可否退出研究等）独立作出决定的权利。为保障此权利的实现，要做到事前无胁迫，事后无不利影响。

**2. 全面维护研究参与者知情权**　应如实告知关于研究的基本信息，在内容上至少包括：研究目的、基本研究内容、流程、方法及研究时限；研究者基本信息及研究机构资质；研究可能给研究参与者、相关人员和社会带来的益处，以及可能给研究参与者带来的不适和风险；对研究参与者的保护措施；研究数据和研究参与者个人资料的使用范围和方式，是否进行共享和二次利用，以及保密范围和措施；研究参与者的权利，包括自愿参加和随时退出、知情、同意或者不同意、保密、补偿、受损害时获得免费治疗和补偿或者赔偿、新信息的获取、新版本知情同意书的再次签署、获得知情同意书等；研究参与者在参与研究前、研究后和研究过程中的注意事项；研究者联系人和联系方式、伦理审查委员会联系人和联系方式、发生问题时的联系人和联系方式；研究的时间和研究参与者的人数；研究结果是否会反馈给研究参与者；告知研究参与者可能的替代治疗及其主要的受益和风险；涉及人的生物样本采集的，还应当包括生物样本的种类、数量、用途、保藏、利用（包括是否直接用于产品开发、共享和二次利用）、隐私保护、对外提供、销毁处理等相关内容。在程序上至少做到：给研究参与者以足够的时间和机会，鼓励他们提出问题；为研究参与者真正做到知情同意而与其保持联系，知情同意重要的是过程，而不单单是签署知情同意书。研究者要对研究的全部信息向研究参与者做充分的、可理解的动态告知；避免欺骗、不正当影响及恐吓研究参与者等现象；只有在研究参与者充分了解研究相关信息之后，方可征求其是否参加研究的意见，要特别注意隐蔽性的利诱会削弱研究参与者的理性和自主决定的能力；涉及人的研究项目是一个长期的过程，如果研究条件以及步骤有了实质性的改变，研究者必须及时通知研究参与者，使其了解变化了的研究信息，重新获得知情同意，每位研究参与者的知情同意书也需重新修改。

**3. 保护研究参与者隐私**　切实保护研究参与者的隐私权，如实将研究参与者个人信息的收集、储存、使用及保密措施情况告知研究参与者并得到许可，未经研究参与者授权不得将研究参与者个人信息向第三方透露。对研究参与者个人研究资料采取有效的保密措施，包括生活秘密、私生活空间及私生活的安宁状态。临床试验禁止采用实名制；研究参与者全名不得出现在病历报告表等所有记录及文件中，通常以姓氏拼音及入选编号组成的代码替代；相关信息的传阅除研究者之外，仅限于申办者、伦理委员会、药品监督管理部门在符合相关规定的情况下进行。

**4. 特殊保护**　对涉及儿童、孕产妇、老年人、智力障碍者、精神障碍者等特定群体的研究参与者，应当予以特别保护；对涉及受精卵、胚胎、胎儿或者可能受辅助生殖技术影响的研究项目，应当予以特别关注。

### （三）公正原则

**1. 分配公正**　研究参与者的选择与排除都要依据科学的入选与排除标准，受益与负担合理；研究设计应尽量采用随机双盲对照，以保证不同组别的随机分配；研究结果产生的利益在人群中应得到合理的分配。

2. **程序公正**　招募研究参与者的程序公正;研究参与者随机分组过程要保证公正;试验方案、知情同意书、招募广告都要经过伦理委员会审查。就招募广告来说,研究参与者的招募应有明确的医学标准,不允许用非医学标准来选择或排除研究参与者,不能有种族歧视、性别歧视和年龄歧视。不过多地利用某些人群成为研究参与者,也不轻易地排除某些人群成为研究参与者。

3. **回报公正**　研究参与者参加研究时,不得向其收取任何与研究相关的费用。对于他们在研究过程中因参与研究所产生的合理支出,应给予适当的经济补偿。应该尽力免除或减轻研究参与者因参与研究所承担的经济负担,包括但不限于交通费、误工费以及相关检查费用等。若研究参与者因研究而受到任何伤害,他们将获得及时且免费的医疗治疗,并应得到公平的经济补偿,以弥补其损伤、丧失的能力或残疾。若研究参与者因参与研究而不幸去世,其家属将有权获得相应的赔偿。在此过程中,研究参与者绝对不会被要求放弃其赔偿权利。他们完全有权依据相关法律法规及双方约定,得到应有的补偿或赔偿。

### (四) 接受监督原则

涉及人的研究本身具有十分复杂的伦理矛盾,化解矛盾、克服干扰,一方面依赖于研究者自律,另一方面依赖于对研究者加以他律,这种他律的机制就是伦理审查。实施伦理审查的主体名称有"伦理委员会""科研伦理审查委员会"或"药物(医疗器械)临床试验伦理审查委员会",国际上常用的名称是"机构伦理委员会"(institutional review board, IRB)。《赫尔辛基宣言》第 23 条对此机构及其审查程序作出了框架性规定,即:研究开始前,研究方案必须递交至独立的伦理审查委员会进行审查,通过审查之后方可开展研究;委员会必须监督正在进行的研究;研究人员必须向该委员会提供研究的全部信息,特别是任何不良事件的信息;未经该委员会考虑和批准,不得修改研究方案;在研究结束后,研究者应向伦理委员会递交最终报告,包含对于研究发现及研究结论的总结。

## 第三节 │ 动物实验伦理

在生物医学研究中,为了探求人体疾病的发生发展规律,研究人员不得不首先在动物身上进行实验。动物实验必定会给受试动物带来不同程度的疼痛、痛苦和伤害。确定善待实验动物的伦理原则,不仅可以保证生命科学研究的可持续发展,也是社会文明进步的一种表现。

### 一、动物实验概述

实验动物是用于科学研究、教学、生产、鉴定以及其他科学实验的动物,实验动物为人类的发展与进步作了巨大的牺牲,为了提高实验动物管理工作质量和水平,维护动物福利,促进人与自然和谐发展,适应科学研究和经济建设的需求,要科学、合理、人道地使用实验动物。

### (一) 动物实验的概念

动物实验(animal experiment)是指为了获得有关生物学、医学等方面的新知识,或者发现解决具体临床问题的新手段,而在实验室内使用实验动物进行的科学研究。

动物实验是由经过培训、具备研究学位或专业技术能力的人员进行的或在其指导下进行的,是生命科学研究中不得不采用的手段。尽管动物实验对生物医学、生物技术的发展起着非常重要的作用,但同时受到动物保护主义的严峻挑战。

### (二) 动物实验的意义

动物实验的目的是通过对动物生命现象的研究,进而推广到人类,以探索人类的生命奥秘,防治人类疾病,延长人类寿命,提高人类生命质量。

自 19 世纪中叶的实验医学问世之后,生物医学的每一次重大发展与进步,几乎都与动物实验息息相关,动物实验在整个生物医学发展历程中具有举足轻重的作用,例如动物模型广泛用于研究各种疾病的原因和治疗;很多商品及药品都利用动物做安全性实验;动物实验也成为包括心理学研究在内的很多科学研究的关键环节。

动物实验的重要性愈来愈被人们所认识,这是因为在医学和生命科学领域内,凡是关于人并最终应用于人的生命规律和保健知识及技术,必须首先进行动物实验,然后再做人体试验,最后才能够实际应用,而且三个阶段只有前一个阶段的研究结论具有可靠的科学性、安全性、有效性等,才可考虑转入下一个阶段;在药品、生物制品、农药、食品、添加剂、化工产品、化妆品、航天、放射性和军工产品的研究、试验与生产中,在进出口商品检验中,动物实验也是不可缺少的科研环节,并且总是由实验动物替人类先行承担安全评价和效果试验的风险与伤害;在当代医学科研中,高水平的动物实验是中标研究课题、顺利进行研究、获得重大成果的前提条件。

### (三)动物实验伦理

动物实验伦理是随着动物福利理念而出现的。动物福利就是让动物在健康快乐的状态下生活。早在 19 世纪初期,英国就开始关注动物福利问题,1822 年,理查德·马丁(Richard Martin)的反虐待动物法即"马丁法令"获得上下两院通过,被公认为动物福利史上的里程碑。1951 年,美国动物福利研究所成立,1966 年美国国会通过了《动物福利法》。1975 年,彼得·辛格(Peter Singer)的《动物解放》一书出版使动物保护运动进入高潮。目前,全世界已有几千个动物保护团体,有 100 多个国家或地区制定了禁止虐待动物法或动物福利法。

1988 年,我国出台了《中华人民共和国野生动物保护法》,明确了野生动物的法律地位,但对其他动物尚缺乏专门的动物福利法。在现代社会,动物福利已经不仅仅是一个观念问题,它是社会进步和经济发展到了一定阶段的必然产物,体现了一个国家社会文明的进步程度。20 世纪中叶以来,关于是否应该为了人类利益而利用动物进行实验的问题备受人们的关注乃至质疑。在这种情况下,不得不思考和讨论:开展动物实验是否符合伦理? 是否应该进行动物实验? 怎样的动物实验才符合伦理?

动物实验伦理是指对利用科学仪器设备,在动物模型上进行人为的变革、复制或模拟某种生物现象,突出主要因素、观察生命客观规律过程中的伦理问题并加以研究的学问。

## 二、动物实验的伦理观点

现代医学和行为学研究表明,动物与人类相似,是有感情的,它们在受到伤害或疼痛刺激时,也会表现出痛苦的表情和反应。特别是高等脊椎动物,它们是具有情感、记忆、认知和初级表达能力的。至于动物的理性,现在正处于研究状态。因此,有关动物实验的伦理争论从未间断过。

### (一)动物实验有必要的观点

各国医学界认为,动物实验仍然是现代生物医学研究的主要手段。现代医学各领域中许多最重要的进步都是以动物实验研究与探索为基础的。没有实验动物的巨大贡献,人类对于生命的理解是绝对不可能达到现在这个程度的。20 世纪许多诺贝尔生理学或医学奖获奖研究中都用到实验动物。如果禁止使用动物进行医学实验,将未经动物实验的产品、器械、治疗方法直接用于人类,将危及医学发展和人类自身的生命健康,显然"我们不能为了拯救动物的生命而牺牲人的生命"。医学界在这一问题上的一贯立场是,为了人类自身的健康,动物实验还要继续做下去。

### (二)动物权利主义的观点

动物权利主义是生态伦理学的一个流派,其代表是美国的汤姆·雷根(Tom Regan),该理论主张把道德关怀运用于非人类身上。它认为动物也是有生命的道德主体,动物和人一样拥有权利。动物权利论者认为,不仅要尊重人的天赋权利,还要尊重动物的天赋权利。在道德上,既然以一种导致痛苦、难受和死亡的方式来对待人是恶的,那么以同样的方式对待动物也是恶的。平等并不意味着必须对人和动物作出完全相同的行为,而是要平等地考虑人和动物的利益,把二者的利益看得同等重要。那些认为动物利益超出了道德关怀范围的人,实际上是犯了一种与性别歧视或种族歧视相类似的道德错误,即"物种歧视"的错误。

### (三)动物福利主义的观点

动物福利(animal welfare)是指人类应该避免对动物造成不必要的伤害,反对并防止虐待动物,让动物在健康快乐的状态下生存。此概念由国外学者弗雷泽(Fraser)提出,并受到广泛推崇。国际上普遍认可的实验动物福利为"五大自由",即"5F"(five freedoms)原则,包括享受免遭饥渴的自由(生理福利),享受生活舒适的自由(环境福利),享受免遭痛苦伤害和疾病威胁的自由(卫生福利),享受生活无恐惧、无悲伤感的自由(心理福利),享受表达天性的自由(行为福利)。

## 三、动物实验的伦理原则

法国科学家彭加勒曾说过:"即使对低等动物,生物学家必须仅仅从事那些实际上有用的实验,同时在实验中必须用那些尽量减轻疼痛的方法。"医者仁心,对待动物也不应例外。实验人员需懂得珍惜生命,妥善安置实验动物,不随意让实验动物暴露在公共空间,对生命善始善终,不仅是人类对道德底线的维护,也是医者对健康事业的守护。

在国际伦理规范中,传统的保护实验动物的"3R"原则是 1959 年英国学者在《人道主义实验技术原理》一书中提出的有关动物实验的伦理原则。我国《关于善待实验动物的指导性意见》(2006年)以及我国第一个已获批的国家标准《实验动物　福利伦理审查指南》(GB/T 35892—2018)中都认可并提倡"3R"原则,即替代(replacement)、减少(reduction)、优化(refinement)。1985 年,美国芝加哥"伦理化研究国际基金会"在此基础上增加了责任(responsibility),形成了"4R"原则。

### (一)替代

替代是指使用没有知觉的实验材料代替活体动物,或使用低等动物替代高等动物进行实验,并获得相同实验效果的科学方法。常用的替代方法分为相对替代和绝对替代。相对替代是使用比较低等的动物或者动物的细胞、组织、器官替代动物;绝对替代就是在实验中不使用动物,而是使用数理化方法模拟动物进行研究和实验,其中最常见的是计算机模型。

### (二)减少

减少就是在动物实验时尽量减少动物的使用量,使用较少量的动物获取同样多的实验数据或使用一定数量的动物能获得更多的实验数据的科学方法。具体的方法包括:充分利用已有的数据(包括既往实验结果及其他信息资源等);一体多用,重复使用;使用低等动物,以减少高等动物的使用量;使用高质量的动物,以质量换取数量;使用正确的实验设计和统计学方法,减少动物的使用量。

### (三)优化

优化是指在必须使用动物进行实验时,尽量减少非人道程序对动物的影响范围和程度,通过改善动物的生存环境,精心地设计实验方案和优化实验手段,优化实验操作技术,尽量减少实验过程对动物机体和情感造成伤害,减轻动物遭受的痛苦和应激反应。其主要方法包括:优化实验方案设计和实验指标选定,如选用合适的实验动物种类及品系、年龄、性别、规格、质量标准,采用适当的分组方法,选择科学、可靠的检测技术指标等;优化实验技术和实验条件,如麻醉技术的采用,实验操作技术的掌握和熟练,适宜的实验环境等。

### (四)责任

责任要求人们在生物学实验中增强伦理意识,呼吁实验者对人类、对动物都要有责任感。不仅要加强从业人员的技术培训和考核,更要加强动物实验中的人文教育,培养医学人文素养,在动物实验中通过"换位思考"的方式,考虑动物的感受,体验动物的伤痛,不把动物仅仅看作是工具,而是视为真正的生命,对其施以负责任的实验操作。一些具体的做法值得推广,如在动物实验课之前,教师带学生进行默哀:感谢实验动物,宣誓尽量做好实验,不得已造成动物的牺牲,会尽量减少其痛苦;涉及动物实验的科研论文也要求获得实验动物伦理委员会的伦理审查,要求作者详细介绍实验动物的品种、数量、选取原则,以及对实验动物的麻醉方法,介绍尽量减轻动物的恐惧和疼痛的操作方法。为实验动物"画好休止符",是对生命的尊重,也是对科学的敬畏,只有在道德和法律层面上都合乎规范,才是完整的实验。

**?**

**思考题**
1. 科学活动中的利益冲突的含义及特征是什么?
2. 请简述人体研究的具体原则及其主要内容。
3. 请简述动物福利主义的观点。
4. 请简述动物实验伦理原则的主要内容。

(邓　蕊)

# 第十四章 | 医学伦理委员会及科技伦理治理

本章数字资源

医学科学研究、技术创新是医学发展的必然要求,科技伦理是促进科技健康发展的重要保障,也是科技活动需要遵循的价值取向和行为规范。当前医学创新快速发展,新兴技术面临诸多科技伦理挑战,需要进一步提升科技伦理治理能力,有效防控科技伦理风险,不断推动科技向善、造福人类。医学伦理委员会是科技创新主体履行责任、开展科技伦理治理的重要载体,负责对生命科学和医学研究、技术创新等科技活动进行独立的伦理审查、监管、咨询和指导,为保护医学科技活动对象的安全与权益,维护医学科技活动目的、方案、过程和结果的正当性与合理性提供了制度保障。

## 第一节 | 医学伦理委员会概述

医学伦理委员会作为保护科技活动对象权利和福祉的重要组织,主要负责对生命科学和医学研究、技术创新等科技活动进行独立的伦理审查、监管、咨询和指导。了解医学伦理委员会的起源和历史发展,掌握医学伦理委员会的组成与分类,熟悉医学伦理委员会的职能与运行机制,才能更深入地理解医学伦理委员会的价值和作用,更好地平衡科技创新和保护科技活动对象之间的关系,促进现代医学科技更好地造福于人类。

### 一、医学伦理委员会的起源及其历史发展

#### (一) 医学伦理委员会的产生

医学伦理委员会是应对生命伦理困境和医学道德难题的直接产物,反映了现代医学科技活动中的同行评议和公众参与的思想,其逻辑前提是相信集体的智慧优于个人决策,是医学科技工作者和医务人员与同行、专业团体和社会公众共担风险与责任的体现。医学伦理委员会的宗旨是保护研究参与者、实验动物等科技活动对象的权利和福祉。

一方面,现代生命科技与生物医学技术进步带来了诸多科技伦理难题,这些难题通常极为复杂,涉及多个学科领域,如是否撤除生命维持装置? 如何分配稀缺的医疗资源? 怎样对待有严重出生缺陷的新生儿? 接受医学专业训练的医务人员往往难以找到可以被普遍接受的合理医学解决办法。为此,由不同人员组成,代表不同利益群体的医学伦理委员会应运而生,该委员会从不同学科和多元化的价值视角出发,深入分析、讨论,理解和把握问题的实质,协商出一个并非完美但可被接受的最佳方案。例如,1962 年美国华盛顿州西雅图市的瑞典医院,为了解决给肾衰竭患者公正分配有限的肾透析设备的临床伦理难题,成立了由律师、牧师、家庭主妇、银行家、工人代表和医师组成的非医疗委员会,这是现代医学伦理委员会的雏形。

另一方面,医学科技创新主要以包括动物实验和人体试验在内的生命科学和医学研究活动为基础,其顺利开展需要政府的支持、社会的资助以及公众的信任。第二次世界大战期间,非人道的人体试验以及战后诸多令人发指的医学研究丑闻,如塔斯基吉(Tuskegee)梅毒研究、柳溪(Willowbrook)肝炎研究和犹太人慢性病医院癌症研究等,引发了社会公众对医学科学共同体的信任危机。国际社会相继制定《纽伦堡法典》和《赫尔辛基宣言》等伦理规范,强调要保护研究参与者的权益,规定建立医学伦理委员会对涉及人的生命科学和医学研究进行必要的伦理审查。美国作为第一个建立研究参与者保护制度的国家,早在 1953 年就出台了关于医学研究方案的集体评议指南,并在部分大学建立

了伦理委员会审查制度;1974年制定了《国家研究法案》(National Research Act),建立了国家伦理委员会,规定开展人体试验的机构必须成立机构伦理委员会。

### (二) 我国医学伦理委员会的历史与发展

我国医学伦理委员会的建设起步稍晚,但发展迅速,且日趋规范,大致经历了三个发展阶段。

第一阶段(1987—1996年)是发展初期。当时的医学伦理委员会是在医学伦理学专业学者和专业学会推动下,在大型医疗机构内部设立的旨在促进医德医风建设,改善医患关系、处理医疗纠纷,对医疗实践中临床疑难病例的伦理难题提供伦理咨询和指导的群众性自我教育组织,主要发挥临床伦理咨询服务的功能。在伦理审查方面,最初是为了适应国际科研合作、满足国际研究伦理规范的要求产生的。

第二阶段(1997—2006年)是快速发展期。随着生物医学研究国际合作项目的增多和国家相关法规的出台,我国医学伦理委员会得到快速发展,卫生行政部门、有关医疗机构相继成立医学伦理委员会,其职能也从最初的伦理咨询扩展到了伦理审查、伦理教育培训、政策研究等。为规范医学科技活动,保护研究参与者和研究者的合法权益,强化法治观念,2000年我国首次成立卫生部医学伦理专家委员会。2001年起,卫生部相继颁布了《人类辅助生殖技术管理办法》《人类精子库管理办法》《产前诊断技术管理办法》等;2007年,国务院颁布《人体器官移植条例》,均将成立机构伦理委员会作为技术审批的必要条件。此后,医疗机构纷纷成立了药物/医疗器械临床试验伦理审查委员会、新技术伦理审查委员会、生殖医学伦理委员会、器官移植伦理委员会、干细胞伦理审查委员会等不同类型的医学伦理委员会。

第三阶段(2007年至今)是成熟期。这一时期我国医学伦理委员会建设日趋成熟,医学伦理委员会的组织和运作逐渐呈制度化、规范化和标准化发展。2007年卫生部颁布《涉及人的生物医学研究伦理审查办法(试行)》,2016年国家卫生计生委予以修订;2010年国家食品药品监督管理局颁布《药物临床试验伦理审查工作指导原则》,它们是推动我国医学伦理委员会建制化发展的标志性部门规章和指导性文件。

在我国深化科技体制改革、改善科技创新生态的背景下,为了推动构建覆盖全面、导向正确、规范有序、统筹协调的科技伦理治理体系,2020年我国成立了国家科技伦理委员会。2023年国家卫生健康委员会、教育部、科技部和国家中医药局联合印发了《涉及人的生命科学和医学研究伦理审查办法》;国家卫生健康委员会医学伦理专家委员会办公室和中国医院协会制定了《涉及人的临床研究伦理审查委员会建设指南(2023版)》,为医学伦理委员会的组成设置、组织管理、职责权利、制度章程、伦理审查标准操作规程等作出了更具指导性、可操作性的技术规定。

当前我国高等医学院校、医学科研院所、二级以上医疗卫生机构普遍成立了医学伦理委员会。为了完善伦理委员会机制,确保伦理审查质量,提高多中心研究伦理审查效率,四川、山东、广东以及北京、上海等省市还先后成立了区域伦理委员会,推动建立委托审查、协作审查和审查结果互认机制。

## 二、医学伦理委员会的组成与分类

### (一) 医学伦理委员会的组成

医学伦理委员会的人员组成关系到伦理委员会能否充分履行职能和发挥作用,能否对医学科技活动对象的安全与权益提供充足的保护。经过几十年的实践探索,国际社会对医学伦理委员会的组成基本达成了共识,并在诸多规范性文件中进行了明确规定。医学伦理委员会组成的基本要求是:一是伦理委员会须保证独立性,以确保其工作不受政治、经济、机构等外部影响;二是伦理委员会成员应当具备一定的资质和专业素养,能保证其有能力对提交的研究项目和临床伦理难题进行客观、公正、透明和规范的伦理审查;三是伦理委员会的成员组成应当多样化,涵盖多学科、多背景人员;四是伦理委员会成员在专业、年龄、性别等方面应有科学合理的构成比例;五是伦理委员会应具备一定的规模,以保证其能顺利地履行职责。

根据医学伦理委员会的类型和职责不同,其具体组成要求略有差异。目前我国《涉及人的生命科学和医学研究伦理审查办法》第八条规定:"伦理审查委员会的委员应当从生命科学、医学、生命伦理学、法学等领域的专家和非本机构的社会人士中遴选产生,人数不得少于7人,并且应当有不同性别的委员,民族地区应当考虑少数民族委员。""伦理审查委员会可以聘请独立顾问,对所审查研究的特定问题提供咨询意见。独立顾问不参与表决,不得存在利益冲突。"第九条规定:"伦理审查委员会委员任期不超过5年,可以连任。伦理审查委员会设主任委员1人,副主任委员若干人,由伦理审查委员会委员协商推举或者选举产生,由机构任命。"《人体器官移植伦理委员会工作规则》第五条规定:"人体器官移植伦理委员会应当由医学、法学、伦理学等方面专家和非本机构的社会人士组成,人数不得少于9人,且为奇数,委员表决权平等。委员会中从事人体器官移植的医学专家不超过委员人数的四分之一。"第六条规定:"医疗机构移植临床学科负责人、器官获取组织负责人不得在人体器官移植伦理委员会中担任副主任委员以上职务。"

### (二) 医学伦理委员会的分类

根据工作范围和职责的不同,通常可以将医学伦理委员会分为四类。

1. **医学伦理咨询委员会**(Medical Ethics Advisory Committee,MEAC) 一般是国家和省级卫生行政部门设立的专家咨询和政策研究组织,主要针对涉及人的生命科学和医学研究中重大伦理问题进行研究、咨询和培训;对省级医疗机构开展的研究者发起的非以产品注册为目的的临床研究项目开展备案审核,对干细胞临床研究等特殊重大项目予以伦理审查;指导和督促辖区内伦理专家委员会工作,并共同检查和评估机构伦理委员会工作,承担伦理咨询、指导、培训等职责;成立复核专家组,对纳入清单管理的科技活动开展专家复核。

2. **机构伦理委员会**(Institutional Review Board,IRB) 也称医院伦理委员会(Hospital Ethics Committee,HEC),主要负责所在机构的伦理咨询、伦理审查、伦理培训和政策研究等工作。一方面,机构伦理委员会以保护患者权益为目标,确保医疗机构及其医务人员按照法律规范实施临床诊疗,针对个别复杂有争议的、具有深刻社会影响的临床伦理难题,为临床医师的具体诊疗决策和医疗干预提供个案伦理咨询;对医疗机构内特定医疗技术合理规范的临床应用和医疗资源的公正分配等进行伦理审查、政策研究、提出咨询意见。另一方面,机构伦理委员会,以规范生命科学和医学研究、促进科研诚信,保护研究参与者和实验动物权益为宗旨,依据国内外相关法规和伦理准则,遵循规范的审查流程,对涉及人的生命科学和医学研究、动物实验及其实施过程进行系统的、独立的伦理审查和伦理监管;同时为伦理委员会委员、研究者和医务人员进行医学道德、临床伦理和研究伦理培训,提升其伦理素养,促进良好的医学实践与负责任的科研创新。

3. **区域伦理委员会**(Regional Ethics Committee,REC) 指为了提高伦理审查效率,保证伦理审查质量,在某个地域、学科领域或更广义的区域范围内成立的伦理委员会。区域伦理委员会最早源于欧美,主要有两种模式:一是在区域范围直接建立区域伦理委员会;二是依托现有机构伦理委员会,在其基础上成立区域伦理委员会。运营方式上,有的是政府主导的公益模式,有的采用商业模式。我国区域伦理委员会是为了适应生命科学和医学研究的伦理审查需要,探索建立的新型医学伦理审查机制。2017年国家《关于深化审评审批制度改革鼓励药品医疗器械创新的意见》首次使用了区域伦理委员会概念,规定"各地可根据需要设立区域伦理委员会,指导临床试验机构伦理审查工作,可接受不具备伦理审查条件的机构或注册申请人委托对临床试验方案进行伦理审查,并监督临床试验开展情况。"同年出台的《药品注册管理办法(修订稿)》第五十七条规定:"申请人提出药物临床试验申请前,应将药物临床试验方案交由拟开展药物临床试验的组长单位的机构伦理委员会或委托区域伦理委员会审查批准。经药物临床试验组长单位或区域伦理委员会审查批准后,其他成员单位应认可审查结论,不再重复审查临床试验方案。"上述政策法规进一步明确了区域伦理委员会具有接受委托审查,承担多中心临床研究组长单位伦理审查的职责。

4. **医学社会组织伦理委员会**(Medical Association Ethics Committee,MAEC) 是在医学专业人员

和医学科技工作者自愿组成的学术性和行业性社会组织内部成立的专业委员会,又称道德建设委员会,主要为指导和规范学术性和行业性社会组织成员的执业和科技活动,制定医学道德规范和行为准则;开展道德教育培训和宣传工作,促进学风道德和科研诚信建设;监督和检查社会组织道德建设工作,促进医学伦理学的研究;提供有关道德、伦理方面的咨询。

### 三、医学伦理委员会的职能与运行

#### (一)医学伦理委员会的职能

1. **咨询指导** 医疗实践活动、生命科学和医学研究面临着多元道德选择和科技伦理风险,医学伦理委员会以专业的伦理思维与判断,针对相关伦理挑战和有争议的伦理难题,为临床医师和患者及其家属、研究者和研究参与者提供伦理咨询指导,为最佳临床决策和良好医学实践提供专业建议和进行伦理监管,指导医务人员和研究者负责任地开展医疗实践与科技创新活动。

2. **审查批准** 经有关部门或机构授权,伦理委员会依照国内外相关法律法规和伦理文件,对授权范围内的生命科学和医学研究及其实施过程、特定医疗技术的临床应用进行独立的伦理审查、批准、管理和监督;作出批准、不批准、修改后批准、修改后再审、暂停或者终止已同意的研究的决定;确保生命科学和医学研究、特定医疗技术的临床应用有利于医学发展和社会整体利益,确保实验动物、研究参与者和患者的福利和权益得到有效保障。

3. **教育培训** 对伦理委员会委员、研究者、临床医师、患者及其家属以及社会公众进行伦理教育和培训,丰富其伦理理论素养和伦理实践能力,使其及时了解生命科学和医学研究、医疗实践的相关伦理法规政策,掌握必要的伦理知识和思维方法,自觉遵循和践行医学伦理原则。

4. **受理投诉** 研究参与者可能在研究过程中产生各种担忧、质疑或抱怨,伦理委员会负责受理研究参与者的投诉,及时了解、调查、核实有关情况,处理、报告并向主要研究者反馈伦理委员会的处理意见,保证研究参与者的健康安全,维护其正当权益。

5. **政策研究** 在国家和地区层面上,为生命科学和医学研究、预防保健和医疗实践相关伦理法规政策的制定提供专业意见和指导;对医疗机构的发展战略、科研方向、利益分配、高新技术配比等重大问题提供专业的伦理建议。

#### (二)医学伦理委员会的运行

严格的管理制度、规范的审查流程和标准操作规程是医学伦理委员会高效运行和高质量伦理审查的重要保障。

严格的管理制度可以保证医学伦理委员会工作的独立性、公正性和透明性。一般情况下,伦理委员会的制度包括:伦理审查申报程序、审查批准程序、会议制度、监督管理制度、定期或不定期检查与抽查制度、常设机构(办公室)的工作制度、伦理咨询制度、伦理培训制度等。

标准操作规程(standard operating procedure,SOP)是指为达到均一性完成一个特定工作职责,制订该项特定工作统一的、详细的、标准的操作步骤。当前在我国各类医学伦理委员会中,以机构伦理委员会的标准操作规程最为普遍、规范。一般情况下,标准操作规程需要对机构伦理委员会的审查方式(会议审查、紧急会议审查、快速审查)、审查类型(初始审查、跟踪审查、复审)、审查决定的传达、实地访查以及文档制度等进行规定。例如,我国《涉及人的生物医学研究伦理审查办法》第二十三条规定:"伦理委员会作出决定应当得到伦理委员会全体委员的二分之一以上同意。"为此,机构伦理委员会一般会在标准操作规程中明确,会议审查的法定人数需要满足到会委员人数超过伦理委员会半数成员;到会委员应包括医学专业、非医学专业、独立于研究实施机构的委员,以及不同性别的委员等条件。

### 第二节 | 科技伦理治理

生命科学和医学是科技伦理治理的重要领域。科技伦理治理是有效防范科技伦理风险,塑造科技向善的文化理念,努力实现科技创新高质量发展与高水平安全良性互动,促进我国科技事业健康发展的重要保障机制。了解科技伦理治理的起源与发展,明确科技伦理治理的产生、内容、要求及重大意义;掌握科技伦理原则;熟悉科技伦理治理的目标、主体、对象和治理模式,进一步完善科技伦理体系,是实现高水平科技自立自强,增进人类福祉、推动构建人类命运共同体的必然要求。

## 一、科技伦理治理的核心要义

### (一)科技伦理治理的起源与发展

**1. 科技伦理治理的概念**　"治理"(governance)的词源意义是控制、引导和操纵。常与"统治"(government)一词等同使用,主要是指政府的管理和控制行为。20世纪90年代,治理理论在政治发展研究和公共管理领域得以发展,其核心思想是政府和其他社会行为主体围绕解决价值或利益冲突的目标,采用包括自上而下、自下而上的协调和磋商互动方式,使用治理工具,共同管理公共事务的过程。

良好的治理也称善治(good governance),主要遵循共同参与、法治、透明、反馈、寻求共识、包容、高效、负责任等原则。

科技伦理治理是应对和解决科技发展带来的社会伦理问题产生并发展的。随着不同领域新兴技术的快速进步,前沿科技发展的不确定性、风险和应用的复杂性以及与社会更广阔的相关性更加突出地表现出来,在应对新技术发展各种挑战中,对科学前沿和新技术发展从"统治"转向"治理"的思想逐渐被许多国家认识并接受。各国都认识到,需要新的治理机制,发展共同的知识基础,协调政府、科学共同体、利益相关者、社会团体和公众等多方关系,以科技伦理原则为指导,确保科学技术为人类的安康与福祉服务。

科技伦理治理包含两个层面:一方面,以治理推动科技伦理,强调以科技治理的方法、原则、工具来治理科技伦理的具体问题,例如由人工智能、大数据等新兴技术引发的关乎人类自主性、隐私安全等伦理问题,需要科技治理的手段加以规制。另一方面,以伦理保障科技治理,强调科技伦理的价值导向为具体的科技治理框架和行动提供理论支撑,积极发挥科技伦理在社会治理中的作用。

**2. 科技伦理治理的产生与内容**　我国科技伦理治理概念是近年形成的,但从国际经验看,生命科学和医学领域科技伦理治理的思想可以追溯到20世纪80—90年代,主要内容包括五个方面。

第一,通过全球对话,建立共同遵守的伦理准则。为了应对人类共同面临的生命伦理问题,通过对话形成全球共识,推行国际公认和共同遵守的伦理准则。如世界医学会颁布的《赫尔辛基宣言》,国际医学科学组织理事会(The Council for International Organizations of Medical Sciences,CIOMS)联合世界卫生组织制定的《涉及人的健康相关研究国际伦理准则》反映了国际社会对医学研究的共同伦理要求。

第二,建立严格的监督管理机制,确保伦理准则的执行。由政府牵头设立专门的职能部门,明确责任分工,管理相关科技活动,降低科技风险,保证科技发展的安全。如美国设立了人类研究保护办公室(Office for Human Research Protections,OHRP),监察全美伦理委员会,协调政府不同监管部门和科研机构之间在伦理规则具体应用方面的活动,发挥监管作用。我国设立国家科技伦理委员会,负责指导和统筹协调推进全国科技伦理治理体系建设工作。

第三,为政策法规制定提供决策咨询。决策咨询是制定科学、可靠、合法、可接受的伦理规范政策的重要保障。良好的决策咨询包括提供科学的决策证据、专业的决策工具和合理的决策建议,有助于促进政策法规的可信性和可接受性,也是政策法规制定的合法性和可靠性的保证,有利于促进科学技术的良性发展。

第四,建立规范的伦理审查机制。以医学伦理委员会为基础,通过建立规范的伦理审查机制,坚持科学、独立、公正、透明原则,开展对科技活动的科技伦理审查、监督与指导,切实保证科技伦理原则落到实处,有效防范应对科技发展的伦理风险与挑战,保护科技活动对象的安全与权益。

第五,促进公众参与。科技活动涉及人类福祉和社会整体利益,促进利益相关者和公众参与,不但可以充分反映相关群体的利益和社情民意,而且有助于增进社会对于科学共同体的信任。实践表明,科学共同体与公众之间建立畅通的沟通渠道,形成真正的对话,有助于保证政策措施的执行实效。

## (二)科技伦理治理的要求

近年来,从"干细胞疗法滥用""头部移植手术"到"基因编辑婴儿"等诸多违背科技伦理的事件的发生,促使我国加快推进科技伦理治理的脚步。为进一步完善科技伦理体系,提升科技伦理治理能力,有效防控科技伦理风险,针对科技伦理治理提出了如下要求。

1. **科技向善,伦理先行** 科技活动应以造福人类为宗旨,追溯治理源头,防治结合,在科技活动全过程践行"伦理先行"的伦理治理要求,促进科技活动与科技伦理互融互促,实现良性互动与健康发展。

2. **遵规守法,制度保障** 依照法律法规开展科技伦理治理工作,推动科技伦理治理法律制度的建设与完善,为科技伦理治理提供法律与制度保障。

3. **动态调整,协同治理** 对于潜在科技伦理风险给予及时的预判与评估,构建有效的多元对话和协商机制,多方协同共治,动态调整伦理治理的方式方法与行为规范,敏捷、灵活应对技术革新带来的伦理挑战。

4. **体现特色,立足国情** 科技伦理治理应遵循科技创新规律,又蕴含时代和文化特征,需要立足我国科技发展的历史阶段及社会文化特点,建立健全符合中国特色社会主义道路的科技伦理体系。

5. **开放合作,共建共享** 坚持开放发展理念,推动国际合作,凝聚共识,形成合力。以我国主导的科技合作为基点,在相关领域规则制定中发出"中国声音"。尊重差异,考虑不同国家和地区、不同发展阶段对于科技伦理的需求,努力提升国际科技伦理治理领域的话语权,为全球科技伦理治理贡献中国智慧和中国方案。

## (三)加强科技伦理治理的重大意义

1. **加强科技伦理治理是推动科技事业健康发展的重要保障** 科技伦理治理是实现科技事业健康发展的保障,推动科技向善,必须坚守伦理底线,完善风险预警机制,严格落实伦理审查和伦理监管制度。

2. **加强科技伦理治理是实现高水平科技自立自强的有力支撑** 科技伦理治理是科技治理能力和水平的重要体现,直接影响科技创新的质量和效率。建设世界科技强国,实现高水平科技自立自强,需要全面加强科技伦理建设。

3. **加强科技伦理治理是增强国际科技竞争力的必然要求** 当前,加强人工智能、生命科学、医学等前沿科技领域的科技伦理治理是全世界共同面临的挑战。要强化、细化伦理治理措施和规则,加快提升科技伦理治理能力和水平,积极参与全球科技伦理治理,在国际科技竞争中掌握科技伦理话语权,必须加快建立符合中国国情、适应科技发展规律和阶段性特点的科技伦理治理体系。

## 二、科技伦理原则

科技伦理治理的基本思想是不同治理主体以多种不同的方式解决伦理和价值冲突,共同的科技伦理原则为采取一致行动和达成共识提供了理论支撑。加强科技伦理治理,需要明确科技伦理原则,主要包括如下五个方面。

### (一)增进人类福祉

科技活动应坚持以人为本的思想,科技研发及应用应以增进人类在物质、精神、社会等方面的全面幸福和安康为宗旨,不断增强人类的幸福感与安全感,促进人类社会和平与可持续发展。

### (二)尊重生命权利

科技活动应秉持对所有生命形式的认同、敬重和保护的原则。尊重人的生命价值和尊严,最大限度避免对人的生命安全、身体健康、精神和心理健康造成潜在威胁或伤害,保障科技活动参与者的隐私权和自主权等。使用实验动物应符合"替代、减少、优化"等要求。

### (三) 坚持公平公正

科技活动中应坚持分配、程序和回报的公正,应尊重科技活动对象在宗教信仰、文化传统、社会地位、知识水平等方面的差异,公平、公正、包容地对待不同社会群体,防止歧视和偏见。

### (四) 合理控制风险

科技活动应客观评估和审慎对待技术的不确定性和潜在风险,力求有效规避、防范与控制可能引发的风险,防止科技成果的误用、滥用,避免危及社会安全、公共安全、生物安全和生态安全。

### (五) 保持公开透明

科技活动应鼓励利益相关方和社会公众合理参与,建立涉及重大、敏感伦理问题的科技活动信息披露机制,提高信息公开的透明度,做到客观真实。

## 三、科技伦理治理体系

### (一) 科技伦理治理的目标

科技伦理治理目标在于推动科技向善发展,促进科技创新与科技伦理良性互动,保证科技发展增进人类福祉、促进社会的可持续健康发展。因此,需要跟踪新兴科技发展前沿动态,及时开展伦理风险研判预警,快速灵活应对科技创新带来的伦理挑战。

### (二) 科技伦理治理的主体

科技伦理治理涉及相关行业主管部门,高等院校、科研机构、医疗卫生机构、企业等创新主体,科技社团、专业协会等行业组织,科技工作者、医务人员和社会公众等。相关行业主管部门应当完善科技伦理治理体制机制;科技创新主体应当自觉履行科技伦理治理主体责任;行业组织应当主动参与,发挥行业自律自净作用;广大科技工作者、医务人员需要增强科技伦理素养,坚守科技伦理底线,自觉接受伦理监管,主动与公众交流沟通,涉及公众利益的重大科技创新活动要保障公众知情权,促进公众参与科技伦理治理决策。

### (三) 科技伦理治理的对象

科技伦理治理的对象是科技活动的全过程,包括创新科技发展战略部署和研究资助、研发活动以及研发成果应用的伦理治理。国家科技伦理委员会负责协同相关行业主管部门做好科技伦理治理的关口前置工作,在创新科技战略部署和研究资助布局中纳入伦理考虑和道德敏感性设计,做好伦理风险研判和相关政策规划。在研发活动过程中,对研究项目的目的、研究对象、试验设计和实施过程等做好伦理审查,确保程序正当、过程规范。在研发成果应用时,借助伦理监督把控好科技伦理治理的"后门",避免伦理失范造成不良后果。

### (四) 科技伦理治理的模式

1. **整体协同治理** 科技伦理治理需要站在人类福祉和社会整体利益的高度考量,遵循整体性原则。坚持和加强党中央集中统一领导、促进创新与防范风险相统一、制度规范与自我约束相结合,建立符合我国国情、与国际接轨的科技伦理制度。通过构建伦理协商和对话平台,开展多主体协同共治,共同对科技活动的伦理和社会影响作出伦理预判、构建汇集并解决伦理问题的互动协商机制。

2. **主动源头治理** 科技伦理治理的首要环节就是评估科技活动的伦理风险,提前规避科技活动实施及其成果应用给个人和社会带来的负面效应,这要求科技伦理治理必须遵循前瞻性、预见性和预防性的主动治理原则,做到"伦理先行"和"源头治理"。

3. **适应敏捷治理** 科技创新具有不确定性、变革性和风险性,传统治理范式难以有效应对,亟须革新治理范式。科技伦理治理主体需要具备适应环境变化的能力,持续跟踪新兴科技发展前沿动态,对科技创新可能带来的规则冲突、社会风险、伦理挑战加强预警与研判,一旦发现潜在风险,迅速灵活地作出调整和变化,始终保持良好的道德敏感性和治理敏捷性。

NOTES

## 第三节 ｜ 医学伦理审查

医学伦理审查是科技伦理治理的重要内容,是保护人的生命和健康,维护人格尊严,保护研究参与者的福祉与合法权益;保护实验动物福利;促进生命科学和医学研究健康发展,加强科技伦理治理的重要制度保障。掌握医学伦理审查的适用范围,了解医学伦理审查的程序,熟悉医学伦理审查的主要内容和监督管理,有利于科技创新主体自觉履行科技伦理主体责任,自觉遵守科技伦理规范。

### 一、医学伦理审查的适用范围

明确医学伦理审查范围直接决定了伦理委员会是否对相关伦理申请予以受理和审查。涉及人的生命科学和医学研究活动,以及用于医学科学研究、教学等活动的动物实验是医学伦理审查的重要范围,分别遵循《涉及人的生命科学和医学研究伦理审查办法》《实验动物福利伦理审查指南》等部门规章和指导性文件。

此外,《科技伦理审查办法(试行)》规定开展以下科技活动应进行科技伦理审查,具体包括:①涉及以人为研究参与者的科技活动,包括以人为测试、调查、观察等研究活动的对象,以及利用人类生物样本、个人信息数据等的科技活动。②涉及实验动物的科技活动。③不直接涉及人或实验动物,但可能在生命健康、生态环境、公共秩序、可持续发展等方面带来伦理风险挑战的科技活动。④依据法律、行政法规和国家有关规定需进行医学伦理审查的其他科技活动。

为了减少科研人员不必要的负担,促进涉及人的生命科学和医学研究开展,《涉及人的生命科学和医学研究伦理审查办法》规定,使用人的信息数据或者生物样本,不对人体造成伤害、不涉及敏感个人信息或者商业利益的以下情形,可以免除伦理审查,具体包括:①利用合法获得的公开数据,或者通过观察且不干扰公共行为产生的数据进行研究的;②使用匿名化的信息数据开展研究的;③使用已有的人的生物样本开展研究,所使用的生物样本来源符合相关法规和伦理原则,研究相关内容和目的在规范的知情同意范围内,且不涉及使用人的生殖细胞、胚胎和生殖性克隆、嵌合、可遗传的基因操作等活动的;④使用生物样本库来源的人源细胞株或者细胞系等开展研究,研究相关内容和目的在提供方授权范围内,且不涉及人胚胎和生殖性克隆、嵌合、可遗传的基因操作等活动的。

### 二、医学伦理审查的程序

#### (一)申请与受理

生命科学与医学研究,器官移植、辅助生殖和医疗新技术临床应用等科技活动的项目负责人,如主要研究者(principal investigator,PI)在项目开展前应进行伦理风险评估,向医学伦理委员会递交初始伦理审查申请。

初始审查的申请材料主要包括:①科技活动概况,包括项目名称、目的、意义、必要性以及既往伦理审查情况等;②科技活动实施方案及相关材料,包括项目方案,可能的伦理风险及防控措施和应急处理预案,项目成果发布形式等;③科技活动所涉及的相关机构的合法资质材料,参加人员的相关研究经验及参加伦理培训情况,经费来源,利益冲突声明等;④知情同意书,生物样本、数据信息、实验动物等的来源说明材料等;⑤遵守科技伦理和科研诚信等要求的承诺书;⑥医学伦理委员会认为需要提交的其他材料。

医学伦理委员会收到申请材料后,应当及时受理,组织初始审查。保证每个委员在会前及时收到申请材料并有足够的时间审阅,包括通过参加网络视频会议审查的委员应收到申请材料的电子文本。

#### (二)一般程序

伦理审查一般采取会议审查的方式,包括但不限于初始审查和复审程序。初始审查是指申请人在科技活动实施前首次向医学伦理委员会提交的审查申请。复审则包括再审、修正案审查、跟踪审查、严重不良事件审查、违背方案审查、暂停和/或终止研究审查、结题审查等。为保证伦理审查效率，医学伦理委员会应在申请受理后的 30 日内开展伦理审查并出具审查意见，特殊情况可适当延长并明确延长时限。审查决定应及时送达申请人。

医学伦理委员会对审查的科技活动可作出批准、不批准、修改后批准、修改后再审、继续研究、暂停或者终止研究的决定。修改后批准或修改后再审的，应提出修改建议，明确修改要求；不予批准的，应当说明理由。申请人对审查决定有异议的，可向作出决定的医学伦理委员会提出书面申诉，说明理由并提供相关支撑材料。申诉理由充分的，医学伦理委员会应重新作出审查决定。

医学伦理委员会应对批准的科技活动开展伦理跟踪审查，必要时可作出暂停或终止等决定。跟踪审查间隔一般不超过 12 个月。

### （三）简易程序

简易程序审查也称"快速审查"。医学伦理委员会主任委员指定两个或以上具有相关专业背景和经验的委员进行简易程序审查，并出具审查意见。简易程序审查结果应当在伦理审查会议上予以报告。

有下列情形之一的科技活动，通常适用简易程序审查：①伦理风险发生的可能性和程度不高于最低风险；②对已批准的方案作较小修改且不影响风险受益比；③前期无重大调整的科技活动的跟踪审查。所谓最低风险（minimal risk），主要是指科技活动实施过程中预期的伤害或不适的发生概率和严重程度不应该大于健康个体在日常生活中或进行常规体格检查、心理测试时遇到的伤害或不适。

在实施简易程序审查时，医学伦理委员会主任委员（或者指定委员）可以履行所有职权。值得注意的是，简易程序审查并不意味着审查标准的不同，也不必然缩短审查时间，简易程序只是在程序上免除了会议审查。简易程序审查过程中，出现审查结果为否定意见的、对审查内容有疑义的、审查委员之间意见不一致的、审查委员提出需要调整为会议审查等情形的，应调整为会议审查。

### （四）专家复核程序

生命科学、生物医学、人工智能等新兴科技对人类的健康与生存发展可能产生较大的伦理风险挑战，为了加强科技伦理治理，国家权威部门发布需要开展专家复核的科技活动清单，纳入清单管理的科技活动，通过医学伦理委员会的初步审查后，报请所在地方或相关行业主管部门组织开展专家复核。多个单位参与的，由牵头单位汇总并向所在地方或相关行业主管部门申请专家复核。

2023 年我国《科技伦理审查办法（试行）》规定，如下 7 类科技活动需要开展专家复核程序审查：①对人类生命健康、价值理念、生态环境等具有重大影响的新物种合成研究。②将人干细胞导入动物胚胎或胎儿并进一步在动物子宫中孕育成个体的相关研究。③改变人类生殖细胞、受精卵和着床前胚胎细胞核遗传物质或遗传规律的基础研究。④侵入式脑机接口用于神经、精神类疾病治疗的临床研究。⑤对人类主观行为、心理情绪和生命健康等具有较强影响的人机融合系统的研发。⑥具有舆论社会动员能力和社会意识引导能力的算法模型、应用程序及系统的研发。⑦面向存在安全、人身健康风险等场景的具有高度自主能力的自动化决策系统的研发。现代科技发展的日新月异决定了专家复核审查清单不是一成不变的，需要根据科技创新的发展情况进行动态调整。

地方或相关行业主管部门负责组织成立复核专家组，由相关领域具有较高学术水平的同行专家以及伦理学、法学等方面的专家组成，不少于 5 人。医学伦理委员会委员不得参与本委员会审查科技活动的复核工作。复核专家应主动申明是否与复核事项存在直接利益关系，严格遵守保密规定和回避要求。

复核专家组应当作出同意或不同意的复核意见，复核意见应经全体复核专家的三分之二以上同意。地方或相关行业主管部门一般应在收到复核申请后 30 日内向申请单位反馈复核意见。医学伦理委员会应根据专家复核意见作出伦理审查决定。

### （五）应急程序

医学伦理委员会应当坚持以最高的科学与伦理学标准对科技活动进行独立、客观、公正的审查，保证伦理审查的质量与时效。在突发公共事件等紧急状态下,应根据事件紧急程度实行分级管理,及时启动应急程序审查。

**1. 审查时限**　对突发公共事件等紧急状态的科技活动,应及时启动应急程序审查,一般应在72小时内实施伦理审查并出具审查意见,并不得降低伦理审查的要求和质量。对于适用专家复核程序的科技活动,专家复核时间一并计入应急程序审查时间。医学伦理委员会在正式受理应急程序审查申请后,应立即转发给各位委员。收到审查申请材料后,委员应尽快开展审查,并提交审查意见。伦理委员会应形成伦理审查决定及时传达给科技活动负责人。

**2. 审查人员及审查方式**　应急程序审查应有相关专业领域的委员参与;无相关专业领域委员的,应邀请相关领域顾问专家提供咨询意见。必要时,可以采用网络视频会议审查形式,委员应尽可能为应对突发公共事件等紧急状态的科技活动投入额外精力。

**3. 制度保障**　医学伦理委员会应制定科技伦理应急审查制度,明确突发公共事件等紧急状态下的应急审查流程和标准操作规程,组织开展应急伦理审查培训。

## 三、医学伦理审查的主要内容

### (一) 医学研究的伦理审查内容

**1. 涉及人的生命科学和医学研究伦理审查的主要内容**　当前以研究参与者及其生物样本、信息数据(包括健康记录、行为等)开展的生命科学和医学研究活动,从伦理审查内容上看,因研究类型的不同,伦理审查要点各有侧重。结合目前医学伦理审查工作的实际,需要重点掌握药物和医疗器械临床试验伦理审查、社会学与行为学研究伦理审查、干细胞临床研究伦理审查的主要内容。

(1)药物和医疗器械临床试验伦理审查的主要内容:包括研究者的资格、经验、技术能力等符合试验要求;研究方案科学,有充足的临床前研究依据,并符合伦理原则;中医药项目研究方案的审查,还应当考虑其传统实践经验;纳入和排除标准公平合理;研究参与者可能遭受的风险损害与研究预期的受益相比在合理范围之内;对研究参与者在研究中可能承受的风险有预防和应对措施;知情同意书提供的有关信息完整易懂,获得知情同意的过程合规正当;向研究参与者明确告知其应当享有的权益,包括在研究过程中可以随时无理由退出且不受歧视的权利等;对研究参与者参加研究的合理支出给予合理补偿;研究参与者参加研究受到损害时,可以获得及时的治疗和合理赔偿;由具备资格或者经培训后的研究者负责获取知情同意,并随时接受有关安全问题的咨询;对研究中涉及的利益冲突进行必要的规避和管理;充分评估研究可能存在的社会舆论风险;其他需要审查的内容。

(2)社会学与行为学研究伦理审查的主要内容:以心理学、社会学、行为学、人类学、政治学、经济学和人文科学为代表的社会学与行为学研究,其研究类别主要包括:实验室研究、田野实验、自然行为直接观察类研究、访谈调查、已有数据的二次研究等。

社会学与行为学研究与生物医学研究的伦理审查流程、审查要素基本相同,但因自身的特点,实际工作中需格外注意如下要点。

第一,要结合社会学和行为学研究的专业特点,应安排心理学、社会学或行为学专业委员担任主审,确保审查质量。

第二,要重点关注研究参与者的心理伤害、歧视和污名化、财务损失、信息泄露等社会伤害,正确评估最低风险,如一个常规的心理测试对一个严重抑郁症患者带来的风险很可能大于最低风险。

第三,要审慎判定免除知情同意或免除知情同意书签字的情况。知情同意是保护研究参与者权益的重要环节。但有些情况下,免除知情同意也可以得到伦理上的辩护,甚至有些情况下免除签署书面的知情同意,更有利于对研究参与者的保护。当研究符合下列全部条件时,伦理委员会可以免除知情同意:研究不大于最低风险;免除知情同意不会影响研究参与者的权益;如不免除知情同意,则研究无法实行;在任何适当的时候,研究参与者结束研究后需得到相关信息。还有些情况下,知情同意文件是联系研究参与者和研究的唯一记录,且研究主要伤害的风险来自泄密。这时研究者需要询问每一位研究参与者是否愿意保留说明其与研究关联的文件,要尊重研究参与者的真实意愿。如果研究参与者不同意,可以免除知情同意书签字。

第四,欺瞒性研究应做到及时的事后说明。有些社会学及行为学研究可能会有目的地操控一些研究环境,在研究的某些方面隐瞒或欺骗研究参与者,例如主动隐瞒真实的研究目的,或故意提供一些错误信息以观察研究参与者的反应。伦理委员会在审查时一般会要求研究者证明:研究确实有科学、教育或社会层面的价值;没有其他可行的方法实现研究目的;研究会对研究参与者有直接或间接的潜在获益;研究参与者的尊严和其他权益得到了足够的保护;当欺瞒的途径无法避免时,研究者最好在资料搜集完后,立即向研究参与者说明,最迟不得晚于研究结束时。任何欺瞒均不得导致不可逆的伤害。

(3)干细胞临床研究伦理审查的主要内容

第一,干细胞的来源和获取过程应符合伦理。用于研究的人胚胎干细胞只能通过下列方式获得:体外受精时多余的配子或囊胚;自然或自愿选择流产的胎儿细胞;体细胞核移植技术所获得的囊胚和单性分裂囊胚;自愿捐献的生殖细胞。利用体外受精、体细胞核移植、单性复制技术或遗传修饰获得的囊胚,其体外培养期限自受精或核移植开始不得超过14天,且不得将其植入人或任何其他动物的生殖系统;不得将人的生殖细胞与其他物种的生殖细胞结合。

第二,应采取有效的风险管控措施。参与研究的机构和研究负责人、研究者的资质符合相关技术标准和规范。研究的科学依据充足、研究目的符合伦理、研究设计已通过科学评审,研究结果的用途明确。研究是否对研究参与者进行干预,是否增加研究参与者的额外负担,是否采取了预防措施,是否涉及子宫中胎儿、无法成活的胎儿/流产的胎儿、儿童、孕妇/哺乳期妇女等脆弱群体。对于风险较高的项目,设置重点监控措施,购买相关保险,对发生与研究相关的损害提供治疗及相应赔偿。

第三,应公平公正招募和筛选研究参与者。有明确的纳排标准和筛选流程,招募中明确告知研究名称、申办方或研究单位与研究者信息,研究目的、研究性质及简要的纳入和排除标准。

第四,应做好知情同意。干细胞临床研究人员用通俗、清晰、准确的语言告知研究参与者干细胞临床研究的目的、意义和内容,预期获益和潜在风险,研究参与者自愿签署知情同意书。

第五,应及时报告严重不良事件。在24小时内上报严重不良事件,如传染病、造成人体功能或器官永久性损伤、威胁生命、死亡,或必须接受医疗抢救的情况;在发生严重不良事件后应当立刻停止临床研究,并及时、妥善对研究参与者进行相应处理;从干细胞制剂的制备和质量控制,干细胞供者的筛查记录、测试结果,以及任何违背操作规范的事件等方面说明严重不良事件发生的原因和采取的措施,并在处理结束后15日上报。

第六,应保护研究参与者的隐私,做好研究保密工作。对研究涉及的个人隐私,详细说明将如何使用代码、加密或其他方式保护研究参与者的隐私;规定获得原始数据或研究记录的人员及其权限;研究完成后,说明如何处理原始数据;说明在论文报告中不公开研究参与者的敏感个人信息。

第七,应做好研究参与者的随访与监测。干细胞临床研究结束后,制订明确的计划对研究参与者进行长期随访监测,并对发现的问题进行评估上报,以评价干细胞临床研究的长期安全性和有效性。

**2. 动物实验伦理审查的主要内容** 动物实验伦理审查的宗旨在于保护实验动物福利,审查主要内容如下。

(1)参与动物实验人员的资格,包括个人健康状况、曾经参与动物实验的经历与相关培训和技术资质、参与动物实验的时间。

(2)动物实验中使用动物的种属、品系、年龄、性别、动物数量及动物来源的合理理由;尤其对使用动物的数量,应从科学角度和统计学意义方面说明使用动物的科学性与合理性,并提供文献资料证明。

(3)动物实验方法上尽量采用较温和、较不具侵害性的操作;或在满足实验目的的情况下,尽量使用低等动物、分离的器官、细胞或组织培养或计算机仿真模式替代。

（4）对动物实验过程中的操作程序给实验动物带来疼痛和应激程度进行评估，采用麻醉剂、镇静剂等方法预防或减轻疼痛或应激反应的措施，或采用更好的方法来避免疼痛或应激。

（5）动物实验方案中涉及存活或非存活性手术操作，术中需进行镇静、镇痛及麻醉程序，设计合理的镇痛剂和麻醉剂种类、剂量、给药途径和给药频率；应尽可能减少实验动物的不适、痛苦和应激反应；保定器具应结构合理、规格适宜、坚固耐用、安全卫生、便于操作。在不影响动物实验的前提下，对实验动物身体的强制性限制应减少到最低程度；设置仁慈终点，在不影响动物实验结果的前提下，尽可能减少实验动物承受痛苦和应激的时间。

（6）动物实验方案中如果涉及危险性或感染性试剂，如放射性物质、致癌物/致突变物、感染物质、重组 DNA、肿瘤等细胞系、组织或抗血清以及其他有害物质，必须标明具体试剂名称、拟使用剂量、给药途径及给药频率，并详细描述对人或实验动物的潜在毒性，并简述安全操作和处理受污染动物及材料的方法及程序，保证对实验人员、实验动物以及周边人畜实行恰当充足的保护措施。

（7）实验动物饲养过程中饲养环境、饲养方式应符合相关规范要求，饲养人员不得有戏弄或虐待实验动物的行为，应根据动物食性和营养需要，给予足够的饲料和清洁的饮水；新进实验动物在使用前应给予一段时间的适应性饲养；健康的和患病的实验动物应有效地隔离；充分满足实验动物在妊娠期、哺乳期、不同的实验期、术后恢复期对营养的特殊需要；在因实验需要，不得不对实验动物饮食进行限制时，应有充分的科学理由和必要性说明。

（8）动物实验结束后处死实验动物时应按照安乐死的标准选择合适的安死术，一般情况下不推荐颈椎脱臼安乐死，如必须使用，应给出合理的理由；对于二氧化碳、麻醉过量和麻醉后放血处死等方法，需详细说明麻醉剂名称、使用剂量、频率和给药途径，以尽量缩短死亡过程、减少动物的痛苦。

（9）废弃物与尸体的处理方式应符合相关法规和技术规范要求。

### （二）医疗技术临床应用伦理审查的主要内容

**1. 人体器官捐献和移植伦理审查的主要内容** 开展人体器官获取与移植的医疗机构负责本单位的人体器官捐献和移植伦理审查工作，包括遗体器官获取伦理审查、活体器官获取伦理审查。

（1）遗体器官获取伦理审查应当对下列事项进行审查：①自愿无偿捐献遗体器官的书面意愿是否真实，如是否存在组织或个人强迫、欺骗或利诱他人捐献人体器官的情况。②遗体器官捐献相关知情同意书是否符合法律法规的规定，如已逝世公民的器官捐献是否有法律效力的遗嘱；已逝世公民生前未表示不同意的，其器官捐献决定是否获得了该公民配偶、成年子女、父母的共同授权。③有无买卖或者变相买卖遗体器官及跨服务区转运潜在遗体器官捐献人的情形。④遗体器官捐献人及捐献器官医学评估情况。如审查相关临床医学评估报告及其真实性。

（2）活体器官获取伦理审查应当对下列事项进行审查：①活体器官捐献意愿是否真实，如伦理委员会可通过单独谈话了解器官捐献人的真实动机，告知其可以随时中止捐献行为，对其放弃捐献的原因予以保密，并在必要时设置一定时间的冷静期，防止其作出有违自身真实意愿的选择。②有无买卖或者变相买卖活体器官的情形，如审查是否存在以所谓营养费、误工费或劳务、实物相抵等形式变相买卖器官的情形。③活体器官接受人是否为捐献人的配偶、直系血亲或者三代以内旁系血亲。查验相关材料的真实性，如审查活体器官捐献人、接受人双方合法身份证明文件和反映其亲属关系的户籍证明或司法部门认可的亲属关系证明，活体器官捐献人无偿捐献器官的书面材料，获取活体器官和器官移植手术风险及其术后并发症知情同意书，活体器官捐献人健康及风险评估情况，活体器官获取必要性、适应证评估及配型情况，伦理委员会认为需要提供的其他相关材料。④活体器官的配型和移植接受人的适应证是否符合人体器官移植技术临床应用相关技术规范。⑤活体器官捐献人的健康和心理状态是否适宜捐献器官。

**2. 生殖医学伦理审查的主要内容** 我国《人类辅助生殖技术管理办法》《人类辅助生殖技术和人类精子库伦理原则》《产前诊断技术管理办法》等部门规章和指导性文件对医疗机构开展安全、有效、合理、规范的人类辅助生殖和人类精子库技术、产前诊断技术提出了伦理审查要求。针对上述技术临床应用的特点,目前生殖医学伦理审查的主要内容包括以下几个方面。

(1)医疗卫生机构和医务人员的资质证明,如机构和人员的资质、经验是否满足技术开展的需要,人员配备及设备条件等是否符合临床技术标准要求。

(2)技术方案路线是否适当,包括技术目的、技术方法、检查方式是否会使患者及其后代等利益相关者受到潜在风险或伤害,风险获益比是否合理,技术应用是否具有科学性、准确性和合法性。

(3)知情同意书的信息资料是否科学准确、完整易懂,获取知情同意的过程是否适当。如辅助生殖技术的信息告知主要包括:所选辅助生殖技术的必要性、替代治疗/其他选择、治疗程序、本机构稳定的成功率、潜在的获益、每周期大概治疗费用及进口或国产药物的选择、短期和长期的潜在身体和心理上的风险(包括多胎的风险、异常怀孕、自然流产和对未来后代的任何不利结果等)以及为降低这些风险所采取的措施;治疗过程中医师和患者的义务和责任,包括后代享有的法定权利和义务;夫妇双方可随时中止辅助生殖治疗,并且不会对其今后的治疗产生影响;对夫妇及出生后代进行长期随访和评估的必要性。产前诊断技术的信息告知主要包括:产前筛查疾病范围和胎儿畸形的疾病分类;产前诊断疾病信息及其可能的危害,使孕妇或家属理解技术可能存在的风险和结果的不确定性;现实案例中相同或类似疾病的风险判断和处置;产前诊断意见出具的流程和注意事项;在发现胎儿异常或出生缺陷的情况下,继续妊娠和终止妊娠可能出现的结果以及进一步处理意见;社会救助体系及相关机构信息等。

(4)夫妇双方个人信息及相关资料的保密措施是否符合要求。

(5)技术实施涉及的利益冲突和社会舆论风险。

(6)生殖医学伦理委员会伦理审查要求提供的其他资料和信息。

**3. 医疗新技术临床应用伦理审查的主要内容**

(1)科室和人员资质:医疗新技术应用负责人和操作人员简介和技术资质,科室相关诊疗场所、设备、设施、其他辅助条件和辅助支持科室情况。

(2)医疗新技术实施方案:开展新技术临床应用的目的、意义和依据,新技术在国内外的应用现状及领先水平;与同种疾病其他诊疗技术的风险、费用及疗程比较;具体操作方法和步骤;新技术的适应证、禁忌证和不良反应;安全性检查和检验指标等。

(3)知情同意:知情同意书通俗易懂,内容全面,包括:本机构和相关人员开展此项新技术的资质;新技术目前的安全性和疗效评价;对患者的预期风险与获益;新技术应用的适应证、禁忌证和不良反应;可替代的治疗方案;治疗费用和相关收费标准;发生严重不良反应后的治疗及相关赔偿。

(4)应急预案:不良事件监控制度,包括不良事件的上报制度、应急预案和处理措施。

(5)随访与监测:随访与监测制度,依据治疗例数、治愈好转率、死亡例数、病死率、1年生存率、5年生存率等评估指标,对医疗新技术进行定期跟踪随访,了解其对疗效、生存质量的评价,患者心理上的感受,以及对其家庭和社会生活的影响等。

## 四、医学伦理审查的监督管理

医学伦理委员会的伦理审查工作需要接受国家、地方、相关行业主管部门的管理、指导和监督。对不同责任主体在科技活动中违反科技伦理规范、违背科技伦理要求的行为,任何单位或个人有权依法向科技活动承担单位或地方、相关行业主管部门投诉举报。

若医学科技活动承担单位、科技人员存在以弄虚作假方式获得伦理审查批准,或者伪造、篡改伦理审查批准文件;未按照规定擅自开展需要伦理审查和专家复核清单管理的科技活动;超出伦理审查批准范围开展科技活动;干扰、阻碍伦理审查工作等违规行为,由有管辖权的机构依据法律、行政法规和相关规定给予处罚或者处理;造成财产损失或者其他损害的,依法承担民事责任;构成犯罪的,依法追究刑事责任。

　　若医学伦理委员会、委员存在为科技活动承担单位获得伦理审查批准提供便利,徇私舞弊、滥用职权或者玩忽职守等违规行为,也应受到同样处罚。

　　高等学校、科研机构、医疗卫生机构、企业等是科技伦理违规行为单位内部调查处理的第一责任主体,若单位或其负责人涉嫌科技伦理违规行为,由其上级主管部门调查处理,没有上级主管部门的,由其所在地的省级科技主管部门负责组织调查处理。

**思考题**

1. 我国法规中对医学伦理委员会的组成和职能有哪些要求?
2. 涉及人的生命科学与医学研究伦理审查的主要内容是什么?
3. 如何遵循"五大自由"和"3R"原则开展动物伦理审查?
4. 医学伦理审查有哪些程序?

(杨　阳)

# 第十五章 | 医院管理与卫生政策伦理

当今世界,国民健康已经成为衡量一个国家社会进步的重要标志之一。与此相适应,世界各国也越来越重视对卫生事业的改革和管理研究,其中,医院管理、卫生保健制度、医药卫生体制改革是卫生事业管理中的核心内容。我国的卫生事业是政府实行一定福利政策的社会公益事业,卫生事业发展不仅涉及政治和经济,也涉及民生和伦理问题。当前,卫生事业发展面临的主要问题是人民群众的巨大需求和资源有限性之间的矛盾,它决定了在卫生事业的制度设计、目标实现和现实运行中都无法回避伦理道德的审视。

## 第一节 | 医院管理伦理

医院是依法定程序设立的从事疾病诊断、治疗、预防、保健活动与紧急救治各类疾病患者并设立住院床位的医疗场所,是维护人民健康的主体。不断提高医疗服务质量,为人民群众提供安全、适宜、优质、高效的医疗卫生服务,是国家和社会对医院的基本要求;而加强医院管理伦理建设,是提升医院服务质量的重要保障。

### 一、医院管理的概念

#### (一)医院管理的含义

管理是人类社会的客观需要,管理活动是人类各种活动中最重要的活动之一,它广泛存在于人类社会活动之中。所谓医院管理(hospital management),是指为了有效地实现组织目标,按照医院工作的客观规律,由管理者运用相关知识、技术和方法,对医院活动进行决策、组织、领导、控制并不断创新的过程。

在实践中,对医院管理的理解一般有狭义和广义之分,狭义的医院管理主要是指医院医疗服务的流程管理。其主要任务是,通过科学的组织、计划与控制,使医疗过程的诸要素——医务人员、医疗技术、医疗设备、医疗物资和医疗信息得到合理的结合,以提高工作效率,提高医疗质量和技术经济效果。其内容包括人力资源管理、门诊管理、住院诊疗管理、护理管理、药事管理、病案管理、质量管理,等等。而广义的医院管理,除包括对疾病诊断、治疗和康复外,还关注医院的医疗服务和宏观社会关系,更多的是从全院组织管理和健康照顾服务体系的视角来界定管理内容,如医院组织管理、医院预防保健与社区卫生服务管理、医院宏观管理等。

#### (二)医院管理的特征

1. **医院管理的目的是有效地实现医院预定的目标** 管理本身不是目的,管理是为医院目标的有效实现服务的。医院是由各个部门组成的一种特定的社会组织,也是具有独立法人资格的经济实体。医院这种特殊的行业性质决定了医院活动的双重功能,既要为社会公众的健康提供优质的医疗服务,同时在市场经济体制下,也要为医院自身的生存和发展谋求一定的经济利益。为了协调好医院的正常运转,必须进行一定形式的管理。

2. **医院管理的主体是具有专门知识、利用专门技术和方法来进行专门活动的管理者** 医院是以诊疗疾病、照护患者为主要目的的医疗机构,是一个专业技术强、科技含量高、安全要求严、部门繁多、流程交错、各类人员密集、庞大而复杂的系统,面对这样一个特殊的社会组织和高科技的维护生命健康的专业活动,对管理者的知识、能力和素质的要求是不一样的。

**3. 医院管理的客体是医院活动及其参与要素**　医院需要通过特定的活动来实现其目标,活动的过程是不同资源的消耗和利用的过程。为促进医院目标的有效实现,管理需要研究怎样充分地利用各种资源,如何合理地安排组织的目标活动。

**4. 医院管理是一个包括多阶段、多项工作的综合过程**　决策虽然在管理劳动中占有十分重要的地位,但是管理不仅是决策。管理者制定了正确的决策后,还要组织决策的实施,激发医院成员的工作热情,追踪决策的执行进展,并根据内外环境的变化进行决策调整。因此,医院管理是一个包括决策、组织、领导、控制以及创新等一系列工作的综合过程。

## 二、医院管理中的伦理问题

### (一) 社会效益与经济收益之间的协调问题

医院作为卫生服务体系的重要组成部分,坚持为人民健康服务的宗旨,体现了国家卫生事业的公益性和保障性,同时,作为独立的法人实体,医院还具有生产性和经营性的特点。

医院的双重属性,决定了在医院的管理中,必须正确处理经济收益和社会效益之间的关系问题。从根本上说,社会效益与经济收益是一致的。但在现实中,医院的社会效益和经济收益之间的矛盾已经成为医院管理伦理中一个突出的问题,其突出表现是公立医院的逐利行为愈发明显,公益属性逐渐淡化。具体表现在以下几个方面。

**1. 公立医院医疗行为的过分市场化**　20世纪90年代中后期以来,我国对公立医院推行自主化改革,从全额预算拨款单位转变为差额预算拨款单位,公立医院走向自主经营、自负盈亏的发展道路。政府投入不足迫使部分公立医院将医疗公益化推向了市场化。医院管理者为了医院的发展和医护员工的收入,为了追求经济收益,将医护人员的收入直接与处方挂钩,采用过度检查、过度开药等过度诊疗做法,将医疗药品和设备的购置成本直接转嫁给患者,损害了广大百姓的利益,造成了医患关系紧张的局面。

**2. 重治疗、轻预防**　新中国不同时期的卫生工作方针都明确指出卫生工作应以预防为主,但出于对经济收益的盲目追求,我国医院往往倾向于重视对疾病的治疗而忽视预防工作。疾病预防工作严重滞后于人民群众的健康需要,许多医疗机构并未主动采取措施提高辖区人民群众的防病、抗病能力,而是被动接收并治疗到医院求诊的患者,或在治疗过程中为提高医院或个人经济收益而进行过度诊疗,盲目趋利,加重了群众的看病就医负担,造成了不好的就医体验,有损医院及医务人员的社会形象。

**3. 公立医院规模的盲目扩张**　部分公立医院大规模扩张带来了巨大的债务压力,在财政补助难以增加的情况下,医院只能通过自我创收来解决这个问题。但患者的医疗需求不会随着公立医院规模的扩张而快速增加,同时公立医院在医疗服务的定价上面临着严格的价格管制,不允许其随意定价。有些公立医院通过诱导需求的方式,刺激需求短时间内快速增加,以提高医院的医疗收入。这一做法既造成卫生资源的极大浪费,也造成消费者不应有的经济损失;既扭曲了医院的公益性质,也损害了公众对医务人员的信任。

### (二) 医联体伦理

**1. 医联体建设情况**　医联体即区域医疗联合体,是将同一个区域内的医疗资源整合在一起,在三级医院、二级医院与社区卫生服务中心之间加强联合。逐步建立完善不同级别、不同类别医疗机构间目标明确、权责清晰、公平有效的分工协作机制,推动构建分级诊疗制度,实现发展方式由以治病为中心向以健康为中心转变。

当前我国主流的医联体模式主要有城市医疗集团、县域医共体、专科联盟、远程医疗协作网四种。

城市医疗集团是指在市级城市由一所三级医院联合若干二级医院和社区卫生服务中心组成的跨行政隶属关系、跨资产所属关系的医联体。城市医疗集团的优势是能够调整并优化医疗资源布局,促进医疗卫生资源下沉,提高基层服务能力,壮大基层队伍。

县域医共体是一种以管理和资产为纽带组成的紧密型医联体,该医疗服务体系以县医院为龙头、乡镇卫生院为枢纽、村卫生室为基础。县域医共体是连接基层医疗服务和城市优质医疗资源的重要纽带,在夯实县域基础、提升基层卫生服务能力方面起着关键性作用。

专科联盟指的是以一所特色专科医疗机构为主,通过协议或契约方式与其他同类专科机构建立起协作经营关系,促进各医疗机构之间的业务协作、分级诊疗的模式。

远程医疗协作是指医疗机构利用计算机技术开展的异地、交互式的指导、检查、诊断、治疗等医疗会诊活动的行为。

**2. 医联体运行中的伦理问题** 医联体建设的推行符合我国国情,它与卫生事业发展的现实需求相符,有利于优化卫生资源配置,能够促进卫生资源合理利用,是整合医疗卫生服务体系构建的必然趋势。但在运行过程中,也出现了一系列的问题,如各地城市医疗集团建设过程中,存在法人治理机制不明确、利益分配机制不清晰、优质资源下沉不完全等问题。部分医疗集团的组织形式较为松散,未能形成利益和责任相关体,各个医疗机构管理体制和目标不同,会导致沟通效率低、协调难度大等问题。具体包括以下几点。

(1)县域医共体内部统一配置人力资源、提供较为有效的政策支持,但是基层医务人员往往没有制度性的上升通道;在薪酬制度方面,医共体对结余资金并不能够完全自主留用;此外,医保基金管理方式的制度细节设定十分关键,如"总额预付"与"总额预算","超支合理分担"与"合理超支分担"等,这些政策表述实质存在重要差异。

(2)专科联盟应不破坏各医院原有的体制和机制,因而可能会出现联盟组织松散、成员间工作信息系统不兼容等问题。联盟内部利益的分享机制与风险的分担机制不完善,各成员之间的"责权利"关系尚处于摸索中,针对医联体的具体医保政策不够详细,这也是影响专科联盟发展的重要因素。

(3)远程医疗协作网受援地区网络通信等基础设施覆盖、普及率较低,相关技术规范尚未形成;远程医疗服务分类标准不一致,无法统一管理;远程急救技术亟待完善;法律法规及监管体系欠缺,网络信息安全管理制度还有很多不足;等等。

### (三)分级诊疗伦理

**1. 分级诊疗制度的基本情况** 分级诊疗(hierarchical medical system),是指通过对各层级医疗机构进行功能划分,根据疾病的轻重缓急选择不同层级医院诊治,优化医疗资源的合理配置,营造良好就医环境,形成基层首诊、双向转诊、急慢分治、上下联动的分级诊疗模式。

建立分级诊疗制度,是合理配置医疗卫生资源、切实推进基本医疗卫生服务公平可及的重要举措。为加快建立分级诊疗制度,国家陆续推进国家医学中心和国家区域医疗中心规划设置和布局建设,集中力量开展疑难危重症诊治技术攻关。省级区域医疗中心建设有序开展。同时,提升市级和县级医院专科能力。聚焦重点病种和专科,布局省级区域医疗中心,缩小地市重点疾病诊疗水平与省会城市的差距。另外,加大城市医院对口支援力度,持续推进县级医院专科建设,补齐短板弱项。加强乡镇卫生院和社区卫生服务机构建设,发展社区医院,深入开展"优质服务基层行"等活动,双向转诊机制得到优化。

**2. 分级诊疗制度推行中的伦理问题**

(1)医疗资源配置的公平问题:我国人口众多,且整体卫生资源有限,导致基层医院和三级医院、发达城市和偏远农村地区的医疗资源分配存在显著差异。分级诊疗制度建设过程中,政府开始逐步加大对农村乡镇卫生院的财政支持力度,基层医疗机构资源配置情况有所改善。但是,如果政府支持不能持久,农村乡镇卫生院将回到经营困难的老路。农村乡镇卫生院的人员水平不足,难以适应医疗服务的需要。

(2)对患者的尊重问题:分级诊疗模式应尊重患者在首诊、转诊过程中的知情选择权,满足社会多样化的医疗卫生需求。但在分级诊疗中,存在诸多不够尊重患者知情选择权的现象。例如,由于宣传教育方面的不到位,患者对医疗机构的功能和服务可能并不了解,无法做到知情选择;在临床治疗中,由于医患沟通时间短暂等因素,医师可能并未向患者提供足够的转诊信息等。

(3)分级诊疗的效率问题:管理体系和衔接机制的不顺畅,导致分级诊疗制度中的"上下联动"没有很好地落实。在政府层面,各级医疗卫生机构设置存在上下部门工作协调不顺畅等问题。相关行政部门改革政策和监督实施的权力分散。医院之间的联系不规范。各地试点形式多样,有院办院管形式,有对口支援形式,没有形成统一制度、机制和考核标准。

(4)患者对医疗卫生机构的信任问题:随着人们的生活水平提高,对健康的重视程度也在不断加强,由于各级医疗卫生机构报销比例之间差别甚小,二、三级医疗卫生机构的医疗资源和就医环境相对于基层医疗卫生机构更好,所以患者更愿意选择就医环境好的医疗机构就医。各级医疗卫生机构之间协作较弱,存在着检查结果互不认可的现象。

## 三、医院管理伦理要求

### (一) 以患者为中心

"以患者为中心",是指医院管理者在管理过程中,从维护患者利益出发,将为患者服务、满足患者合理的医疗卫生需求作为医院各项工作的中心,把患者至上、一切为了患者的伦理要求落实到具体的管理措施中。

"以患者为中心的医疗服务"理念最早由美国提出,1996年,世界卫生组织发布题为《迎接21世纪的挑战》的报告,指出21世纪的医学将由"以疾病为中心"向"以患者为中心"(patient-centered)发展。在我国,"以患者为中心"的医疗服务理念始终贯穿医药卫生体制改革进程。1996年,全国卫生工作会议提出,把"以患者为中心"作为我国医院的办院宗旨,推动"以患者为中心"理念在全国范围内推广。2005年4月,卫生部等在全国开展医院管理年活动,促进各类医院端正办院方向,牢固树立"以患者为中心"的服务理念。2021年国务院办公厅发布《关于推动公立医院高质量发展的意见》,强调要强化患者需求导向,坚守纯粹医者信念。在一系列政策的引导下,我国逐步朝着"以患者为中心"医疗服务模式发展。

在医院管理中,"以患者为中心"主要体现在医院制度文化建设和导向上,要强化引导和支持医务人员开展"以患者为中心"诊疗行为。在坚持"以人为本"管理理念的同时,关注患者就医体验。将患者导向纳入医院发展战略规划,在建设医院自身特色组织文化内核中深度嵌入患者导向的服务理念,通过组织文化建设推动医院、医师和患者利益紧密结合,纠正医师只重技术不重服务的错误认识,引导医师树立正确的患者导向理念。要引导医务工作者强化患者需求导向。坚守纯粹医者信念,尊重医学科学规律,遵守医学伦理道德,遵循临床诊疗技术规范,为人民群众提供安全、适宜、优质、高效的医疗卫生服务。要持续改善医疗服务,推行分时段预约诊疗和检查检验集中预约服务,开展诊间(床旁)结算、检查检验结果互认等服务。加大健康教育和宣传力度,做好医患沟通交流,增进理解与信任,为构建和谐医患关系营造良好社会氛围。

### (二) 以医务人员为本

"以医务人员为本"是指以医务人员为中心,强化医务人员的主体地位,强调人是目的的理念,将其作为医院发展的重要对象,强调对医务人员的尊重、关心与理解。

广大医务人员是医院管理的客体,也是医院工作的主体,是医疗服务的实践者和直接提供者。医院开展工作,没有广大医务人员的积极参与,终将成为空谈。"以医务人员为本"是"以人为本"的原则在医院管理中的具体体现,要求医院管理者重视医务人员的价值,维护其尊严和权利,以调动医务人员的积极性、做好医务人员的服务为根本。

医院管理者要树立"以医务人员为本"的管理理念,全面落实人本管理思想,实现人性化管理,为员工排忧解难,保证广大医务人员的利益不受损害。要改革薪酬分配制度。落实"允许医疗卫生机构突破现行事业单位工资调控水平,允许医疗服务收入扣除成本并按规定提取各项基金后主要用于人员奖励"要求。建立主要体现岗位职责和知识价值的薪酬体系。医院要设立体现医疗行业特点、劳动特点和岗位价值的薪酬项目,充分发挥各项目的保障和激励作用。

要建立保护关心爱护医务人员的长效机制。改善医务人员的工作环境和条件,减轻工作负荷,落实学习、工作、休息和带薪休假制度,维护医务人员的合法权益。鼓励公立医院通过设立青年学习基金等多种方式,关心年轻医务人员的成长。健全职工关爱帮扶机制,切实解决医务人员的实际困难。建立医务人员职业荣誉制度。加强医院安全防范,强化安保队伍建设,完善必要安检设施。将解决医疗纠纷纳入法治轨道,健全完善医疗纠纷预防和处理机制,依法严厉打击医闹、暴力伤医等涉医违法犯罪行为,坚决保护医务人员的安全。

### (三) 服务质量至上

医疗服务质量(medical service quality)是指医院所提供的医疗服务能够满足患者规定和潜在需求的特征和特性的总和,即服务工作能够满足被服务者需求的程度。服务质量不但影响患者的就医体验,而且事关医院的声誉和效益,决定医院的生存和发展。

医疗服务质量的优劣,主要取决于广大医务人员的技术水平和医德水准。医院管理者要注意挖掘整理医院历史、文化特色和名医大家学术思想、高尚医德,提炼医院院训、愿景、使命,凝聚支撑医院高质量发展的精神力量。大力弘扬崇高职业精神,激发医务人员对工作极端负责、对人民极端热忱、对技术精益求精的不竭动力。

要整合医疗、教学、科研等业务系统和人、财、物等资源系统,建立医院运营管理决策支持系统,推动医院运营管理的科学化、规范化、精细化。以大数据方法建立病种组合标准体系,形成疾病严重程度与资源消耗在每一个病组的量化治疗标准、药品标准和耗材标准等,对医院病例组合指数(case mix index,CMI)、成本产出、医师绩效等进行监测评价,引导医院回归功能定位,提高效率、节约费用,减轻患者就医负担。

要坚持和强化公益性导向,全面开展公立医院绩效考核,持续优化绩效考核指标体系,重点考核医疗质量、运营效率、持续发展、满意度评价等。要改革公立医院内部绩效考核办法,以聘用合同为依据,以岗位职责完成情况为重点,将考核结果与薪酬分配挂钩,进一步强化广大医务工作者的质量意识,严把医疗质量关,以优质的服务质量赢得患者的信任和认可。

### (四) 将社会效益置于首位

医院工作效益包含社会效益和经济收益。其中的社会效益是指医院在防病、治病中对保护社会劳动力、提高群众健康水平以及维护社会稳定方面所作出的贡献。

医院管理应将社会效益放在首位,主要是由医院的公益属性所决定的。公益性(public welfare)是指使社会公众受益的性质。《医疗机构管理条例》规定,医疗机构以救死扶伤,防病治病,为公民的健康服务为宗旨。《中华人民共和国基本医疗卫生与健康促进法》规定,医疗卫生与健康事业应当坚持以人民为中心,为人民健康服务。医疗卫生事业应当坚持公益性原则。同时明确,政府举办的医疗卫生机构应当坚持公益性质,所有收支均纳入预算管理,按照医疗卫生服务体系规划合理设置并控制规模。正是卫生事业的社会公益性决定了医院的公益性。医院还是具有生产和经营属性的单位。医院的主要产品是提供医疗服务,通过一系列的医疗、预防、保健及康复活动,使患者恢复健康,延续生命,这是社会劳动力的维护和再生产活动。医疗活动需要人力、物力和财力的投入,必须讲究投入与产出的关系。这就要求医院既要遵循医疗工作的内在规律和要求,又要遵循市场规律,获得一定的经济收益。

医院工作必须兼顾社会效益与经济收益,在观念上不可将二者对立起来。合理的医疗经济收益也是发挥医院社会责任和体现其道德价值的基础。医院管理要适应市场经济和新时代中国特色社会主义的发展要求,注重经营质量,但必须坚持以社会效益为最高准则,杜绝因追求经济收益而忽视质量管理和社会效益的错误做法。医院管理如能够处处为患者利益考虑,提高医疗质量,改善服务态度,必定会促进医院运营效率,从而带动较好的经济收益。好的经济收益当然可以吸引更优秀的医疗人才,也可用来改善医院环境及设备设施,从而保障医院治病救人的使命得以有效落实。

## 第二节 | 卫生保健制度伦理

卫生保健制度是一个国家社会制度的重要组成部分,是多种因素的产物。它与一个国家或地区的社会经济制度、经济发展水平和财政实力、卫生服务组织的状况等因素密切相关,并随着这些因素的变化而变化。构建何种卫生保健制度以达到既能够平衡社会各方面利益,又能满足社会成员不断增长的健康保障需求,成为世界各国必须关注的重要议题。

### 一、卫生保健制度概述

#### (一) 卫生保健制度的含义

卫生保健制度(health care system)是指一个国家或地区为解决居民防治疾病问题而筹集、分配和使用医疗卫生保健费用而采取的一系列综合措施。卫生保健制度与医疗保健制度、医疗保险制度、健康保险制度、健康保健制度、疾病保险制度等基本上属于同义的概念,是不同学科或不同情形下的特定表述方式。它是一个国家的政治、经济和文化特征的总体反映,也是政府及其政党对国家卫生事业的政策导向的体现。

社会所能提供的医疗卫生资源总是有限的,而人们的医疗卫生需求却是无限的。为了保证有限资源在不同社会成员之间以及不同医疗卫生需求之间进行公平分配,以达到卫生保健制度的目标,必须采取筹集、分配和使用医疗卫生保健费用的综合措施,即建立卫生保健制度。

#### (二) 卫生保健制度的构成和分类

完整的社会卫生保健制度,至少包括四个主要构成部分,即医疗财政制度(healthcare financing system)(包括筹资和支付)、医疗提供制度(healthcare delivery system)、医疗产业制度(health-related industries system)和公共健康制度(public health system)。这四个子系统紧密相关、相互影响、博弈共存并综合作用,以一种极为复杂的结构构成完整的卫生保健制度系统,即医药卫生体制。

对卫生保健制度的划分,一般采取综合分类法,依据是国家的经济制度和经济发展水平、卫生保健的管理体制、费用的筹集和支付方式等。国际现存卫生保健制度模式主要有国家卫生保健制度模式、社会医疗保险模式、商业医疗保险模式、储蓄医疗保险模式、社区医疗保险模式。

### 二、卫生保健制度中的核心伦理价值

#### (一) 改善质量

改善质量是卫生保健制度的重要伦理价值取向,主要包括:改善人口的健康状况和注重卫生保健制度的反应性两个方面。

**1. 改善人口的健康状况**　健康权是公民最基本的权利,1978年世界卫生组织在《阿拉木图宣言》中强调了政府的健康责任,提出政府有责任提供适宜的技术与方法促进公民健康。可以说获得最高质量的健康是全世界共同追求的目标。一个国家建立卫生保健制度,其根本目标就是为了最大限度地保持和促进民众的健康,其测量目标主要包括"人口的健康状况""卫生保健制度的反应性"和"筹资的公平性"三个方面。

**2. 注重卫生系统的反应性**　卫生系统在多大程度上满足了人们对其在改善健康方面的普遍的、合理的期望,成为从服务质量角度评价卫生绩效的重要指标。它一般包括"对患者的尊重"和"以患者为中心"两个方面。

(1) 对患者的尊重:包括尊严、自主性和保密性三个方面。尊严(dignity)是指患者在接受卫生服务时应该受到尊重,患者的身体隐私应该受到保护,应该保护特殊患者的人权。自主性(autonomy)是指在诊疗时,卫生服务的提供者应该尊重患者的知情同意权;卫生服务的提供者应该尽可能提供多种可供选择的诊疗方案,告知每个方案的利弊,并提出医务人员的建议,以便于患者选择。保密性

（confidentiality）是指卫生服务的提供者应该为患者在接受卫生服务时的有关隐私情况保密；卫生服务的提供者应该对与患者交谈的情况保密。

（2）以患者为中心：包括及时关注、社会支持网络、基本设施质量和卫生服务提供者的选择性四个方面。及时关注（prompt attention）是指从患者住宅到卫生保健机构的距离应该足够短，到达不需花费太长时间；急诊服务应该及时；患者有权在合理的时间内获得诊治，包括非急诊治疗和手术，候诊时间要短；患者在医疗机构等候咨询和实验室检查的时间不应该太长。社会支持网络（social support networks）是指允许患者亲戚、朋友进行探视；允许亲戚、朋友提供食品或其他礼品等。基本设施质量（quality of basic amenities）是指清洁的环境；足够的家具；卫生营养的食品；良好的通风条件；清洁的饮用水；清洁的厕所；干净的被褥以及医疗卫生机构建筑和设施的维护等。卫生服务提供者（choice of health providers）的选择性是指自主选择医疗卫生机构；有权选择卫生服务提供者；可以对卫生服务提供者进行二次选择；患者有选择专家的权利。

### （二）体现公平

体现公平是卫生保健制度的灵魂。卫生保健制度中的公平是指经济公平和社会公平在医疗卫生制度建构、实施、运行中的具体体现。主要包括医疗卫生筹资的公平、医疗卫生服务提供的公平、医疗卫生利用的公平和医疗卫生产出的公平四个方面。

1. **医疗卫生筹资的公平**　又称支付能力原则，是指个人或家庭对医疗卫生服务的投入，应当按照其收入水平和支付能力而定，而不是按照其获得的服务成本来确定。医疗卫生服务筹资的公平包括水平公平和垂直公平。水平公平是指具有相同支付能力的人应支付相同的费用，垂直公平是指具有不同支付能力的人支付的卫生费用不同，支付能力高的人应该支付更多的费用，支付能力低的人则可以负担较少的费用。

2. **医疗卫生服务提供的公平**　是指卫生保健制度为民众提供合理的卫生服务，具体包括如下两个方面。

（1）医疗卫生资源配置的公平：使构成卫生资源的各要素形成合理的组合，这种组合使得卫生资源能够得到充分有效地利用，使该地区的居民能得到所应得到的卫生服务。这里的卫生资源是指用于提供卫生服务的人、财、物，即主要是指硬性卫生资源。尤其值得重视的是高、精、尖和大型先进医疗设备的公平配置，包括人口分布公平性和地理分布公平性。

（2）医疗卫生服务的可及性公平：所谓医疗卫生服务的可及（accessibility）是指服务对象寻求且获得服务的难易程度。可及性公平要求考虑服务对象是否确实能方便、及时和实际地获得负担得起的和可接受的服务。狭义的医疗卫生服务的可及性公平，主要是指地理距离方面的可及性，即民众如果有医疗卫生服务的需求，是否可以公平地在一定区域中及时地得到相应的卫生服务。

3. **医疗卫生利用的公平**　又称医疗卫生需要/需求的公平，是指有同等医疗卫生保健服务需要的社会成员，能获得同样的医疗卫生服务，而有更大卫生保健服务需要的社会成员，应能获得更多的服务。医疗卫生服务利用的公平同样包括横向公平和纵向公平：横向公平主要是指具有相同的卫生服务需要的人群，应该获得相同的卫生服务利用。纵向公平是指具有不同卫生服务需要的人群，应该获得不同的卫生服务利用，或者对于不同健康状况的个体需要提供不同的卫生服务。

4. **医疗卫生产出的公平**　即健康公平性或卫生服务的健康公平，也称结果/结局方面的公平，就是指不同社会人群的健康水平相等或相似，健康状况分布均衡。要求在不同的社会、经济、人口和地理环境的人群间，不存在可以避免的一个或者几个方面的健康差异。

### （三）提高效率

卫生保健制度中的效率是指在一定的卫生保健制度设计和实际运行过程中所反映出的投入与产出、成本与效益之比的状况，是卫生服务各项目的成果同花费的人力、物力、财力等之间的比较情况，是所有医疗卫生服务相关制度与卫生服务各要素的适应程度。

效率的根本原则是投入最小而产出最大，卫生保健制度效率的根本原则同样是以最小的医疗卫生资源投入,取得最大的医疗卫生服务产出。其中医疗卫生资源的投入主要是指资金的投入,而体现卫生系统产出的指标有健康状况、反应性、筹资公平性以及它们的水平和分布等。应该说,卫生保健制度中的效率,就是要在有限的医疗卫生资源下,实现医疗卫生服务系统产出的最优化。它不但包括获得更多的产出,而且要获得更恰当的医疗服务;除了考虑医疗服务的数量和成本之外,还应该重视医疗服务的质量以及在医疗服务整个过程中提供恰当的服务。

当前,卫生保健制度中的效率,一般分为配置效率和技术效率。配置效率是指卫生资源在不同地区或服务项目之间的配置可能达到最大收益的程度。通常评价配置效率的指标有临床利用率、医师日均担负诊疗人次等。

技术效率是指利用最佳的生产要素组合和最佳的管理方式,在一定的资金条件下,生产出最大数量的符合消费者需要的卫生服务。相对于人们的医疗卫生需求,医疗卫生资源总是有限的,因此,应该有效地利用卫生资源,使其能发挥最大的效益。通常用平均医疗费用、平均住院日等指标进行评价。

### 三、国际上典型卫生保健制度模式的伦理评价

#### (一) 国家卫生保健制度模式

国家卫生保健制度模式(national health service model),又称全民(政府)医疗保险模式、国家税收模式或贝弗里奇模式,是一种福利性模式。这种模式通过征税方式筹集卫生保健费用,卫生服务的费用支付方式或补偿方式有公共集成式和公共契约式两种。两者的代表分别是英国和加拿大。

国家卫生保健制度模式的价值优势表现为公平性好,不仅表现为筹资方面,还表现为制度覆盖方面,体现了国家责任、普遍覆盖、全面受益的特征。但其价值劣势也是非常明显的。一方面,筹资的可持续状况堪忧;另一方面,医疗服务的提供效率和质量往往较低。

由于资金渠道单一,国家的医疗费用负担重;由于全民免费医疗,国家为此要从税收中划拨相当数量的经费。从长远来看,财政压力会越来越大,最终不堪重负,从而影响到这种模式的可持续性。

公共集成式医疗体系由于忽视市场的调节作用,卫生服务效率低下,供不应求的现象较为突出,患者缺乏自主性,转诊看病等待的时间太长,患者合理的医疗需求得不到满足,不少患者为了及时得到治疗只好选择私立医院。医务人员的工作积极性不高,服务质量难以提高,导致高水平医务人员流失,英国为此进行改革和完善。公共契约式的医疗体系往往采用按服务项目补偿的方式,医疗机构提供的服务项目越多,得到的补偿也就越多,很容易诱导需求。

#### (二) 社会医疗保险模式

社会医疗保险模式(social health insurance model)由国家通过立法形式强制实施,卫生保障基金社会统筹、互助共济,主要由雇主与雇员按一定比例缴纳,政府给予一定补贴。德国是典型代表,卫生服务的费用支付方式或补偿方式有公共集成式、公共契约式和患者赔偿式三种。

社会医疗保险模式的价值优势不但表现在有较好的公平性,而且还具有一定的效率和质量优势。在筹资公平方面,通过国家立法进行强制,保险基金由国家、雇主和劳动者共同负担,基金有稳定来源,有利于筹集到更多的卫生保健费用,政府负担相对较轻;而且个人缴费义务与享受健康保险的权利相关,强化了个人的健康责任。在服务公平方面,强调互助共济,实行社会统筹,使疾病风险在参保者之间分担,通过风险共担实现社会再分配功能,有利于促进公平性。在效率和质量方面,通过设计合理的保险方案能够有效控制卫生费用的迅速上涨,管理成本相对较低,医疗保险基金还可以发挥集体购买者的独特作用而提高效率和质量。

社会医疗保险模式的价值劣势表现在实现价值取向存在着许多制约因素。首先,这种模式以就业和有固定收入作为筹资的前提。对于无收入、低收入和非正规就业部门的就业人群,通过社会医疗保险筹资是困难的。其次,医疗保险费用负担的代际转移问题突出,特别是在老龄化程度较高的国家或地区,这个问题更为突出。容易出现逆向选择现象。另外,这种模式由于过分追求互助共济,健康

保险如同吃大锅饭,投保人、医院、药房、保险公司等医疗费用意识缺乏,结果是医疗费用增长,保险费率也逐年增加。

### (三) 储蓄医疗保险模式

储蓄医疗保险模式(medisave model)又被称为保健储蓄医疗保险模式。这种模式通过立法强制设立储蓄医疗基金,把个人消费的一部分以个人公积金的方式储蓄转化为保健基金。目前采用这种模式的代表性国家是新加坡。

储蓄医疗保险模式的价值优势是:首先,强调了个人责任和家庭价值,为筹资公平寻求一种新的途径。这种模式使每个人通过纵向积累,筹集患病时所需医疗费用,有利于代际公平。储蓄以家庭为单位,较好地解决了医疗费用负担的代际转移问题。同时有利于满足不同层次的健康需求。其次,新加坡的范例显示,这种模式的管理效率较高,效果较好。其价值劣势表现在公平性不够完善:在注重代际公平(纵向公平)的同时,没有社会统筹,忽视了社会互助共济、共同分担疾病风险的公平(横向公平)。

### (四) 商业医疗保险模式

商业医疗保险模式(private health insurance model),也被称为私营医疗保险、自愿医疗保险。这种模式通过商业性自愿医疗保险方式来筹集卫生保健费用。在这种模式中,保险公司自由经营,医疗消费者自愿投保,与社会医疗保险模式最大的不同是,雇主与雇员之间参与医疗保险的规定不是强制的。美国是这种模式的典型代表。

商业医疗保险模式的价值优势在医疗服务的质量和效率方面。每一个人自由投保,多投多保、少投少保,体现了效率原则;医疗保险经营者之间自由竞争,对健康需求反应灵敏,能够"以患者为中心",满足个体化的医疗需求,从而提高医疗保险费用的效率;医疗机构及其医务人员之间的自由竞争,能够提高医疗服务水平,使医学科技迅猛发展;自由的市场经济体制同样可以为医疗卫生领域吸引更多的资金、人才和技术。

其最大的价值劣势是公平问题:健康保障主要受支付能力的限制,社会公平性较差。一方面,难以实现全民医保。商业医保首先强调风险控制和赢利,这就导致保险公司在选择客户群体和设计保费时考虑了过多的商业因素,这种完全以市场选择为主的体制势必会导致一部分脆弱人群被排除在医保之外。另一方面,不同收入人群享有的保障程度差别过大。另外,医疗费用飞涨。出于营利目的,大量资源投入高水平医疗服务,满足医疗高消费,导致医疗费用的快速增长。巨大的医疗支出牵涉了巨额的利益分配和社会道德问题。

### (五) 社区医疗保险模式

社区医疗保险模式(community-based health insurance model)是某一社区基于自愿和互惠互利的原则,通过动员该社区成员而筹集、分配和使用卫生保健基金。近年来,这种模式在许多低收入或中等收入国家中发挥着越来越重要的作用。我国 20 世纪 50—60 年代兴起的农村合作医疗就属于这种模式。

社区医疗保险模式,针对其目标人群,从一定意义上可以改善预防服务,进而减少疾病的发生,改善卫生保健可及性和服务质量,促进健康状况和风险分担,提高这些人群的抗疾病风险能力,从而促进公平、改善质量和提高效率。但这种模式具有一定的无奈性。因为其保险基金有限,风险池太小,而且容易出现逆向选择问题,对政府补助金存在过度依赖,筹资与管理存在一定的困难,难以实现可持续性发展。

## 第三节 ｜ 我国医药卫生体制改革伦理

人民健康是社会文明进步的基础,是民族昌盛和国家富强的重要标志。实现人人享有基本医疗卫生服务的目标,提高全民健康水平,是医药卫生体制改革的出发点和落脚点。

## 一、医药卫生体制改革的背景与历程

### (一) 医药卫生体制改革的背景

中华人民共和国成立初期,最基本的医疗卫生体系极为薄弱,社会公众的健康缺乏保障,婴儿死亡率接近 200‰,孕妇死亡率高达 1 500/10 万,人均预期寿命也只有 35 岁。为了解决人民群众的基本健康问题,国家组织开展了规模庞大的卫生运动,主要任务是建立公共卫生服务体系,发展壮大城乡基层医疗卫生服务组织,向人民群众提供传染病防治、妇幼保健为主的基本医疗卫生服务。1950年第一届全国卫生会议召开,提出了"面向工农兵、预防为主、团结中西医"的卫生工作方针,1951年,卫生部颁布了《农村卫生基层组织工作具体实施办法(草案)》,确定了中华人民共和国成立初期的基本医疗卫生服务内容。政府对医疗服务、医疗保障、卫生防疫等实行统一管理,逐步形成了包括医疗、预防、保健、康复、教学科研等在内的比较完备的、布局相对合理的医疗卫生保健制度和运行体系。

其政策措施和经验可以概括为:建立城乡"三级医疗预防保健网",基本消除了居民对卫生服务可及性的障碍;建立城乡医疗保障网,到改革开放前,公费医疗制度和劳保医疗制度以及农村合作医疗制度已经覆盖了全国绝大多数人口;来自政府和集体的公共资金,支付了绝大多数卫生总费用和其他卫生公共产品;控制了卫生服务的筹资和提供系统的费用,1978 年全国卫生总费用仅占 GDP 的 3.02%,其中患者自费部分占 20.4%;动员全民广泛开展爱国卫生运动,显著改善了公共卫生环境和个人卫生习惯等。

### (二) 医药卫生体制改革的历程

从 1978 年开始,我国的医药卫生体制改革主要经历了三个大的阶段。

1. **第一阶段**　改革开放后,随着经济发展、生活改善,人们对医疗卫生服务需求的迅速提高。当时改革要解决计划经济体制下的如下问题:国家包揽太多,医疗机构活力不足、效率低下,卫生服务供给远远不能满足广大人民群众的需求。扩大卫生服务供给,搞活卫生机构内部运行机制就成为主要任务。1979 年国家层面提出"运用经济手段管理卫生事业""卫生部门也要按经济规律办事"的主张。1985 年国务院批转了卫生部《关于卫生工作改革若干政策问题的报告》,明确指出:必须进行改革,放宽政策,简政放权,多方集资,开阔发展卫生事业的路子,把卫生工作搞好。医疗机构向市场化转型的序幕由此拉开,因此这一年被称为"医改元年"。

2. **第二阶段**　随着市场经济体制的逐渐建立,卫生事业的外部环境发生了很大变化,社会其他行业的市场化改革不断加速,带来了医疗卫生领域的危机感。1992 年 9 月,国务院下发了《关于深化卫生改革的几点意见》,其中最主要的改革内容就是对医院补偿机制的改革。随着改革开放的推进,卫生领域中一些源于计划经济的深层次矛盾和体制、机制方面的问题进一步暴露,已经越来越不适应市场经济发展的要求。为此,中共中央、国务院于 1996 年底召开全国卫生工作大会,1997 年初发布《关于卫生改革与发展的决定》,全面展开适应市场经济体制的卫生改革,随后发布了一系列卫生改革的文件。

3. **第三阶段**　随着社会主义市场经济体制的进一步完善,出现了如下问题:医疗卫生事业的发展与经济建设和社会进步的要求还不适应;城乡和区域医疗卫生事业发展不平衡,资源配置不合理,公共卫生和农村、社区医疗卫生工作比较薄弱,医疗保障制度不健全,药品生产流通秩序不规范,政府卫生投入不足,医药费用上涨过快,个人负担过重。对此,人民群众反映强烈。

2009 年,中共中央、国务院《关于深化医药卫生体制改革的意见》发布,其最大亮点是:强化政府责任,公立医院回归公益性;提出完善四大医药卫生体系,以建立覆盖城乡居民的基本医疗卫生制度;完善八大体制机制,以保障医药卫生体系有效规范运转。随后国务院下发《医药卫生体制改革近期重点实施方案(2009—2011 年)》,新医改启动。2016 年 8 月全国卫生与健康大会召开,提出没有全民健康,就没有全面小康。同年,中共中央、国务院印发了《"健康中国 2030"规划纲要》,提出了"三步走"计划。2022年4月国务院办公厅印发《"十四五"国民健康规划》,提出到2035年,建立与基本实现社会主义现代化相适应的卫生健康体系,中国特色基本医疗卫生制度更加完善,人均预期寿命在2020年基础上继续提高1岁左右,人均健康预期寿命同比例提高。2022年,党的二十大报告提出,要深化医药卫生体制改革,促进医保、医疗、医药协同发展和治理;深化以公益性为导向的公立医院改革,规范民营医院发展等,为今后的医药卫生体制改革指明了方向。

## 二、医药卫生体制改革的主要内容

### (一)全面加强公共卫生服务体系

建立健全疾病预防控制、健康教育、妇幼保健、精神卫生、应急救治、采供血、卫生监督和计划生育等专业公共卫生服务网络,完善以基层医疗卫生服务网络为基础的医疗服务体系的公共卫生服务功能,建立分工明确、信息互通、资源共享、协调互动的公共卫生服务体系,提高公共卫生服务和突发公共卫生事件应急处置能力,促进城乡居民逐步享有均等化的基本公共卫生服务。

具体措施包括:确定公共卫生服务范围。明确国家基本公共卫生服务项目,逐步增加服务内容。完善公共卫生服务体系。明确公共卫生服务体系的职能、目标和任务,优化人员和设备配置,探索整合公共卫生服务资源的有效形式。加强专业公共卫生机构和医院、基层医疗卫生机构的公共卫生科室标准化建设。完善重大疾病防控体系和突发公共卫生事件应急机制,加强对严重威胁人民健康的传染病、慢性病、地方病、职业病和出生缺陷等疾病的监测与预防控制。构建资源联动、统一质控、信息共享的公共卫生实验室检测网络,提升检验检测能力。加强城乡急救体系建设,加强重大疫情防控救治体系和应急能力建设,建立健全分级、分层、分流的重大疫情救治机制。加强健康促进与教育。深入开展爱国卫生运动。加强卫生监督服务。

### (二)进一步完善医疗服务体系

坚持非营利性医疗机构为主体、营利性医疗机构为补充,公立医疗机构为主导、非公立医疗机构共同发展的办医原则,建设结构合理、覆盖城乡的医疗服务体系。优化资源配置,加强人才队伍建设,推进能力现代化。加强分工合作,促进分级诊疗,推进体系整合化。提高服务质量,改善服务体验,推进服务优质化。加强科学管理,压实责任,推进管理精细化。深化体制机制改革,提升动力,推进治理科学化。

具体措施包括:大力发展农村医疗卫生服务体系。健全以县级医院为龙头、乡镇卫生院和村卫生室为基础的农村医疗卫生服务网络。优化乡村医疗卫生机构布局,强化和拓展县域医疗卫生体系服务功能。推进县域医共体建设。在农村地区以县域为单位发展医共体,由县级医院牵头,其他若干家县级医疗卫生机构及乡镇卫生院、社区卫生服务中心等为成员单位。完善以社区卫生服务为基础的新型城市医疗卫生服务体系,在城市地区网格化布局由市级医院、区级医院、社区卫生服务机构、护理院、专业康复机构、安宁疗护机构等组成的医疗联合体。健全各类医院的功能和职责。构建公立医院高质量发展新体系,打造国家级和省级高水平医院。发挥公立医院在城市医疗集团中的牵头作用。

### (三)加快建设医疗保障体系

国家建立以基本医疗保险为主体,商业健康保险、医疗救助、职工互助医疗和医疗慈善服务等为补充的、多层次的医疗保障体系。鼓励发展商业健康保险,满足人民群众多样化的健康保障需求。完善医疗救助制度,保障符合条件的困难群众获得基本医疗服务。基本医疗保险包括职工基本医疗保险和城乡居民基本医疗保险。充分发挥全民基本医疗保险的基础性作用,重点由扩大范围转向提升质量。

具体措施包括:巩固扩大基本医疗保险覆盖面,提高基本医疗保障水平,完善基本医疗保险管理体制,提高基本医疗保险管理服务水平,通过支付制度改革,加大医疗保险经办机构和医疗机构控制医药费用过快增长的责任。在继续提高基本医疗保险参保率基础上,稳步提高基本医疗保障水平,着力加强管理服务能力,切实解决重特大疾病患者的医疗费用保障问题。

### （四）建立健全药品供应保障体系

加快建立以国家基本药物制度为基础的药品供应保障体系,保障人民群众安全用药。完善药品供应保障制度,建立工作协调机制,保障药品的安全、有效、可及。实施基本药物制度,遴选适当数量的基本药物品种,满足疾病防治基本用药需求。

具体措施包括:公布基本药物目录,根据药品临床应用实践、药品标准变化、药品新上市情况等,对基本药物目录进行动态调整。基本药物按照规定优先纳入基本医疗保险药品目录。提高基本药物的供给能力,强化基本药物质量监管。建立健全以临床需求为导向的药品审评审批制度,支持临床急需药品、儿童用药品和防治罕见病、重大疾病等药品的研制、生产,满足疾病防治需求。

### （五）完善医药卫生领域体制机制

完善医药卫生的管理、运行、投入、价格、监管体制机制,加强科技与人才、信息、法治建设,保障医药卫生体系有效规范运转。

具体措施包括:建立协调统一的医药卫生管理体制,实施属地化和全行业管理,强化区域卫生规划,推进公立医院管理体制改革,进一步完善基本医疗保险管理体制。建立高效规范的医药卫生机构运行机制,公共卫生机构收支全部纳入预算管理,转变基层医疗卫生机构运行机制,建立规范的公立医院运行机制,健全医疗保险经办机构运行机制。建立政府主导的多元卫生投入机制,明确政府、社会与个人的卫生投入责任。建立科学合理的医药价格形成机制。建立严格有效的医药卫生监管体制。建立可持续发展的医药卫生科技创新机制和人才保障机制。建立实用共享的医药卫生信息系统。建立健全医药卫生法律制度。

### （六）建立强有力的实施保障机制

把解决群众看病就医问题作为改善民生、扩大内需的重点摆上重要议事日程,明确任务分工,落实政府的公共医疗卫生责任。形成政府主要领导负总责,分管常务工作和卫生工作的领导具体抓,各有关部门分工协作、密切配合、合力推进的工作机制。

国家负责制定试点原则和政策框架,统筹协调、指导各地试点工作。各省区市制定具体试点方案并组织实施。鼓励地方在中央确定的医改原则下,结合当地实际,开展多种形式的试点,积极探索有效的实现途径,并及时总结经验,逐步推进。

坚持正确的舆论导向,做好医改政策的宣传解读,及时解答和回应社会各界关注的热点问题,大力宣传医改典型经验和进展成效,合理引导社会预期,在全社会形成尊医重卫、关爱患者的风气,营造改革的良好氛围。

## 三、医药卫生体制改革中的政府责任

保障公民的健康权是一种重要的国家责任,《关于深化医药卫生体制改革的意见》明确提出如下原则:坚持公平与效率统一,政府主导与发挥市场机制作用相结合。可以说,政府主导是政府在医药卫生体制改革中的责任,具体来说包括以下四个方面的责任。

### （一）领导责任

1. 引领医改价值目标　健康是人类社会经济发展的需要。对于一个国家来说,保护和促进国民健康,既是保护和开发劳动生产力的需要,也是维持生产力要素再生产的需要,同时也是国防安全的基础。追求健康和长寿,是人的本能之一。在现代社会,影响人类健康的因素主要有五类,即收入水平、生活方式、遗传、环境污染和职业风险、可获得的医疗服务及其质量,后四类因素都与医疗卫生服务和干预有密切关系。世界各国的医改,都是其政治、经济制度变革和社会发展进程的组成部分。因此,各国医改目标的确定,同本国的政治、经济、社会变革与发展现状及长远目标相联系。

纵观世界各国的医改,可以看到具有共性的、核心的目标是:在预算允许的范围内,最大限度地改善公民的健康状况,包括提高平均预期寿命,降低疾病负担,提高生产效率,改善生活质量。健康是基本人权,是人全面发展的基础,医药卫生事业关系千家万户幸福,是重大民生问题,因此医疗卫生更应强调公平,而要实现医疗卫生公平,仅仅依靠市场机制的基础性作用显然是不可能的。因此,需要发挥政府在实现医疗卫生服务公平价值中的主导作用。

政府首先需要确立医疗卫生的公平价值理念,并将这种价值理念贯彻到政府的医改政策之中。医疗卫生事业是政府实行一定福利政策的社会公益事业,我国深化医改要坚持"人民至上"和"生命至上",把维护人民健康权益放在第一位。坚持医药卫生事业为人民健康服务的宗旨,以保障人民健康为中心,以人人享有基本医疗卫生服务为根本出发点和落脚点,从改革方案设计、卫生制度建立到服务体系建设都要遵循公益性的原则。

**2. 制定卫生发展战略**　卫生发展战略(health development strategy)是根据卫生事业发展和改善人民健康的需要,对关乎卫生事业全局的、长远的、重大的问题进行全局性、规律性、层次性和决定性的谋划。卫生发展战略是国家经济社会发展战略的重要领域,并与国家经济社会发展战略保持协调。它从大健康、大卫生、大医学的角度出发,将健康战略融入社会经济发展之中,从而创造有利于人民健康的社会、经济和生活环境,并通过人民健康水平的提高来推动经济发展和社会进步。

中华人民共和国成立以来,在不同时期制定的卫生工作方针均能立足于中国的国情,促进了中国卫生发展战略的形成,推进了中国卫生发展战略目标的实施。从20世纪70年代末开始,中国和联合国的世界卫生组织及开发计划署合作,在中国建立了5个初级卫生保健合作中心和6个农村卫生示范县。20世纪80年代,中国政府明确对"2000年人人享有卫生保健"全球战略目标作出承诺。1997年,中共中央、国务院颁布《关于卫生改革与发展的决定》,确定了中国卫生事业发展的战略重点是农村卫生、预防保健、中西医并重。2016年,中共中央、国务院印发《"健康中国2030"规划纲要》,明确以提高人民健康水平为核心,以体制机制改革创新为动力,以普及健康生活、优化健康服务、完善健康保障、建设健康环境、发展健康产业为重点,把健康融入所有政策,加快转变健康领域发展方式,全方位、全周期维护和保障人民健康,大幅提高健康水平,显著改善健康公平。这为新时代中国的医改进一步明确了方向和重点。

### (二) 管理责任

**1. 构建卫生管理体制**　卫生管理体制(health management system)是指一个国家或地区各级政府及相关卫生组织体系构架、机构设置、隶属关系、权限职责划分及其相互关系运作制度化的总称。它是国家管理卫生事务的主体,将直接关系到医改目标是否实现,关系到公众及社会健康保障。

卫生管理体制构建的目标是:按照精简、统一、协调、高效的原则,以卫生行政决策权、执行权、监督权既相互制约又相互协调为要求,构建行为规范、运转协调、公正透明、廉洁高效的卫生组织结构;建立符合社会经济规律和公众健康需求的卫生服务体系;建立权责明晰、富有生机和活力的医疗机构管理体制,使医疗机构真正成为自主管理、自我发展、自我约束的法人实体;完善卫生监督管理体制,明确卫生监督的主体、内容及方式,使卫生行政、管理和服务在阳光下运行。

《关于深化医药卫生体制改革的意见》对建立协调统一的医药卫生管理体制提出了明确规定,就是要实施属地化和全行业管理。所有医疗卫生机构,不论所有制、投资主体、隶属关系和经营性质,均由所在地卫生行政部门实行统一规划、统一准入、统一监管。

**2. 理顺卫生管理机制**　卫生管理机制(health management mechanism)是指卫生事业有机体的内部相关要素或活动之间相互影响、相互作用、相互协调的运行方式、手段和具体制度的总和。可以说,只有探索建立和遵循卫生管理机制,卫生事业这个有机体才可能得以有效运转和持续发展。

卫生事业有机体的整体运行也包含着它的相关构成要素的局部运行。各构成要素都自成体系,各自也有其特定的运行机制。卫生管理机制按其内容可分为卫生机构、卫生人员、卫生经费、卫生物资与设备、卫生技术、卫生监督等管理机制;按其作用方式可分为政府主导的卫生行政管理机制、卫生服务市场管理机制等;按照医院举办方的不同又可分为公立医院管理机制和私立医院管理机制。

医改就是要建立高效规范的医药卫生机构运行机制。公共卫生机构收支全部纳入预算管理。按照承担的职责任务,由政府合理确定人员编制、工资水平和经费标准,明确各类人员岗位职责,严格人员准入,加强绩效考核,建立能进能出的用人制度,提高工作效率和服务质量。转变基层医疗卫生机构运行机制。建立和完善医院法人治理结构,明确所有者和管理者的责权,形成决策、执行、监督相互制衡,有责任、有激励、有约束、有竞争、有活力的公立医院运行机制。

**3. 管理医疗服务市场**　我国的医改坚持政府主导与发挥市场机制作用相结合,引入市场竞争机制是医改的一个重要思路。但医疗卫生服务作为一种特殊服务,具有明显的垄断性、信息不对称性等特点,医疗卫生服务机构很容易利用其优势,产生垄断行为,损害患者利益,这就要求政府应规范医疗服务行为,通过制定法规、政策使医疗服务行为得到有效规范,保障医患双方的合法利益。又由于医疗卫生服务行为需求的特点并非人们所能完全控制和计划的,导致医疗卫生服务供给的不确定性,政府又不能完全放任不管,让市场对医疗卫生资源进行自行调节,所以必须加强政府宏观调控。

当前,政府对医疗服务竞争的管理中,存在着下面一些问题,需要通过深化医改予以消除。一是尚缺乏政府管理市场竞争的成熟制度安排,医疗保障体系和保障水平还有待完善提高;缺乏完整的初级医疗服务体系以及守门人制度;尤其是提供医疗服务的公平竞争局面尚未形成,公立医院的竞争格局难以打破等。二是市场竞争管理制度安排给医疗保障体系设立了过高比例的自付额度以致部分丧失了保障功能;大多数医疗服务提供机构因公私不分而治理结构不清。三是对于一些市场可以发挥较大作用的领域,如医疗服务的提供和药品价格的确定等,政府施加了过多不必要的管制,对自身有较强生存能力的医疗机构仍给予了大量的投入,医疗服务方面的市场垄断在一些地区也比较严重等。这些问题需要引起重视,也是深化医改的重要任务。

**(三) 保障责任**

**1. 资金保障**　主要涉及卫生筹资问题。卫生筹资(health financing)是卫生资金筹集的简称。通常使用卫生总费用、人均卫生费用以及卫生总费用占国内生产总值(GDP)的比重这三个指标评价一个国家或一个地区的卫生筹资水平。

卫生总费用是一个国家或地区在一定时期内(通常为一年)为了接受卫生服务而支付的卫生资金。卫生总费用的筹资渠道主要分为三类,即政府卫生支出、社会卫生支出和个人现金卫生支出。政府卫生支出是指各级政府用于医疗卫生服务、医疗保障补助、卫生和医疗保险行政管理事务等各项事业的经费;社会卫生支出是指政府支出外的社会各界对卫生事业的资金投入,包括社会医疗保障支出、商业健康保险费、社会办医支出、社会捐赠援助、行政事业性收费收入等;个人现金卫生支出是指城乡居民在接受各类医疗卫生服务时的现金支付,包括享受多种医疗保险制度的居民就医时自付的费用。世界卫生组织要求卫生总费用占国内生产总值的比重不低于5%,以监测和评价全民覆盖政策目标的实现程度;政府卫生支出比重一般为40%~60%,个人现金卫生支出占卫生总费用的比重不应超过30%~40%。

在我国的医药卫生体制改革进程中,政府卫生支出和社会卫生支出两类筹资渠道构成了中国卫生筹资体系的主体,近年来,居民个人现金卫生支出占卫生总费用的比重逐年降低,卫生筹资公平性逐渐趋好,卫生筹资体系整体逐渐趋向合理化。但与国际水平相比较,我国仍然需要进一步完善卫生筹资结构,提高政府卫生支出占卫生总费用的比重,降低个人现金卫生支出占卫生总费用的比重,加强卫生筹资的公平性和风险保护能力。

**2. 人员保障**　医药卫生体制改革目标最终要靠人去落实和实现,这就涉及卫生人力资源问题。所谓卫生人力资源(health human resource),也称卫生人力(health workforce),是指在各类卫生机构中从事和提供卫生服务相关的一切人员,主要指各类卫生技术人员,也包括卫生行政管理人员及后勤支持人员。政府需要从一个国家或地区的角度,通过协调卫生人力规划、培训和使用三个关键环节,采用政策、法规、经济等手段,促进卫生人力和卫生服务的协调发展,使卫生人力在数量、质量、结构和分布四方面适应居民对卫生服务的需求。

### （四）监督责任

**1. 监督范围**　对卫生事业的监督既是政府的法定责任，也事关医改的目标实现。从监督的内容来看，一般包括卫生资金监管、医疗服务质量监管、卫生监督、药品监督检验等。

卫生资金监管（health fund supervision）是指政府及相关部门对卫生系统资金的运行进行事前、事中、事后全过程的监督、管理活动。医疗服务质量监管（quality supervision and management of medical service）是为了保证服务质量而对各项医疗服务的准入、生产、提供等全过程进行的监督与管理。公共卫生监督管理是国家卫生行政机构或行政性组织，依据法律法规对社会公共卫生事务进行监督管理的一种行政行为，是国家行政权力的重要组成部分。药品监督检验是根据法律规定，对研制、生产、经营、使用的药品质量进行的检验，根据目的和处理方法不同，药品监督检验可以分为抽查性检验、评价性检验、仲裁性检验和国家检定四种类型。

**2. 卫生系统绩效评价**　医改是有目的的行为，目标是否实现以及实现程度如何需要作出评价并反馈至医改决策者，这就涉及卫生系统绩效的评价问题。

卫生系统绩效的实质是卫生系统总体目标的实现程度。卫生系统绩效评价是通过建立一套指标体系，采用统计学方法对一个国家或地区基于其卫生系统目标的实现程度进行监督、评估、反馈和预测的过程，从而保证系统的有效性、公平性、效率和质量。卫生系统绩效评价的目的就是通过提供有关政策及卫生系统发展的可靠信息来增强决策者的能力；通过提供健康改善情况信息来提高公众的能力。WHO 一直致力于发展系统化的、具有横向和纵向可比性的方法来监控各国的卫生系统绩效。2000 年，WHO 决定将"加强和改进卫生系统绩效"作为《世界卫生报告》的主题，并将其作为四个战略方向之一，从而引起世界各会员国的注意，并将改进绩效纳入各国医改的核心任务。

**思考题**

1. 简述医院管理存在的伦理问题。
2. 简述医院管理中的伦理要求。
3. 简述卫生保健制度的核心价值。
4. 简述政府在我国医药卫生体制改革中的责任。

（陈士福）

# 第十六章 | 医学伦理决策

卫生健康管理、诊疗、护理等行为既是管理、专业技术行为,又是医学伦理行为。卫生健康管理人员在开展管理决策时,医务人员在进行诊疗护理决策时,医学伦理和医学道德是不可缺少的考虑因素。因此,卫生健康管理人员的行政管理决策和医务人员的诊疗护理技术决策又是医学伦理决策。管理人员和医务人员应该为自己的医学伦理决策创造条件,从容进行医学伦理决策。面对一般的医学伦理问题,管理人员和医务人员应该认清影响因素,择善祛恶,完善德行,正确进行普通医学伦理决策。在遭遇医学伦理两难问题时,管理人员和医务人员更应学会识别伦理难题,剖析难题产生的原因,破解伦理难题,顺利进行伦理难题决策。

## 第一节 | 医学伦理决策概述

医学伦理决策是对医学伦理问题的识别和评估,并在此基础上形成和实施最优化目标和行为方案的过程,医学伦理决策就是医学伦理行为决策,医学伦理行为包含"动机与效果""目的与手段"以及"过程与结果"三种不同结构,医学伦理决策是一个过程且可以模式化,医师应该积极为伦理决策创造条件。

### 一、医学伦理决策的概念

#### (一)医学伦理决策的含义

决策是指人们在改造世界过程中,寻求并决定某种最优化目标和行为方案。医学伦理决策(decision-making of medical ethics)是指决策主体识别医学伦理问题、评估医学伦理行为方案、形成伦理行为意图和实施伦理行为方案的过程。医学伦理决策主体既包括医务人员个人,又包括卫生健康行政主管部门、医疗卫生单位等非自然人。狭义的医学伦理决策主体专指医师。医学伦理决策的四个阶段为:①伦理认知,即决策主体意识到医学伦理问题的存在;②伦理判断,即决策主体对可选择的行为方案做道德评价;③伦理意图,即决策主体主观上选择什么样的行为;④伦理行为,即决策主体实施伦理意图,表现出外在的道德或不道德行为。本章主要从狭义角度阐释医学伦理决策。

医学伦理决策实际上是医学伦理行为的决策,因此首先需要理清"医学伦理行为"这个基本概念。

从伦理道德的角度,人们的行为可以分为伦理行为和非伦理行为:前者是指在一定的道德意识支配下发生的,有利于或有害于社会和他人的行为;后者是指不受一定道德意识支配或不具有利害效用的行为,即无道德意义、不能进行道德评价、无所谓道德不道德的行为,如严重精神病患者的行为。伦理行为又可以进一步分为道德行为和不道德行为:前者是指具有有利效用的行为;后者是指具有有害效用的行为,也称"败德行为"。

所谓医学伦理行为是指医师在一定的道德意识支配下发生的有利于患者、社会和科学的行为。这里的道德意识是指支配医师诊疗行为的具有利害效用的思想。伦理行为是客观的,而道德意识是主观的。可见,一方面,医学伦理行为包括主观因素和客观因素:主观因素是驱使医师进行某种伦理行为的思想意识,即所谓的伦理行为动机;客观因素是医师实际进行的某种伦理行为,即所谓的伦理行为效果。另一方面,医学伦理行为包括伦理行为目的和伦理行为手段:目的是医师自觉、主动设定和追求的伦理行为结果;手段则是医师为达到伦理行为结果而在伦理行为过程中所采取的方式和方法。因此,"伦理行为动机与效果""伦理行为目的与手段"以及"伦理行为过程与结果"是医学伦理行为的三种不同的结构。

首先,"伦理行为过程与结果"是医学伦理行为客体性的行为结构,是医学伦理行为的自然结构,也是最简单的结构。其次,"伦理行为目的与手段"是基于医学伦理行为主体性的行为结构,是医学伦理行为的主体性结构,是基于医师"伦理行为过程与结果"的更为复杂的结构:目的是达到伦理行为结果,手段则是在伦理行为过程中所采取的方式和方法。最后,"伦理行为动机与效果"则是医学伦理行为的主客观结构,是基于医师"伦理行为目的与手段"的最为复杂的结构:伦理行为动机是对伦理行为目的和手段的思想和意识;伦理行为效果则是伦理行为动机所引发的实际呈现的伦理行为目的与手段。

这样看来,一方面,"伦理行为效果"与"伦理行为结果"不同:伦理行为效果是伦理行为动机的实际结果,不仅包括实际存在的伦理行为结果,还包括实际发生的整个行为过程。另一方面,"伦理行为动机"与"伦理行为目的"不同:伦理行为动机是对伦理行为目的和手段的思想和意识,因而不仅包括预想的伦理行为目的,还包括预想的在伦理行为过程中将采取的方式和方法。

### (二)临床诊疗决策与医学伦理决策之间的关系

医学伦理行为是医师在具有利害效用的意识支配下而采取的行为,临床诊疗行为也必然是对患者具有利害效用的行为,因此,医师的诊治行为自然蕴含着丰富的伦理因素和成分,诊疗行为同时也是伦理行为,但医师也可能进行独立的伦理行为,例如保守医疗秘密、尊重隐私、人文关怀等并非具体的诊疗行为。

临床诊疗决策(clinical decision-making)是指医师根据临床医学的专业理论、方法和经验,经过反复研究和运用科学思维而提出疾病诊治的方案。医师在决策的过程中,要根据确定的诊疗目标,拟订不同诊疗方案,然后从中选出达到诊疗效果的最佳方案。医师临床诊疗决策会涉及诸多因素,其中诊疗技术和医学伦理是不可分割的两个方面。医师做临床技术决策,即回答解决是与非、有没有能力做、可行不可行等问题的同时,还必然进行伦理决策,即回答解决善与恶、应当不应当做、值得不值得做等问题。也就是说,医师进行临床诊疗决策,要建立在其道德思考的基础之上,识别其中的医学伦理问题,从道德上评估不同诊疗方案,还会涉及患者及其家属的价值观,同时受到不同社会文化、风俗习惯、法律规范、宗教信仰等的影响。

### (三)医学伦理决策的类型

按照不同的标准,可以对医学伦理决策进行不同分类。其中从决策主体的角度可分为个人决策和团体决策。医师在医学伦理决策的过程中,应特别注意个人决策和团体决策。个人决策是指由医师自己作出医学伦理决策。在通常情况或紧急情况下,大多需要医师通过个人决策来决定诊疗方案,当然,医师也应该能够为自己形成的诊疗行为决策进行伦理辩护。团体决策是指医疗机构组成一个团体,例如医学伦理委员会,经过团体讨论之后才作出决定。对于非常复杂的诊疗情况,或涉及群体利益的时候,需要多背景的专家以及利益相关者代表集思广益,通过大家的智慧进行决策。

## 二、医学伦理决策的具体过程

### (一)识别有关伦理问题

医学伦理决策源于医师对诊疗中伦理问题的认知,医师应该根据诊疗问题的特征来判断伦理问题的存在与否。临床诊疗过程中的伦理问题是有关"应该做什么"和"应该如何做",即医师是否"应该"如此诊疗? 根本来说,医师的诊疗行为是否能够获得好的效果? 是否符合某些道义? 是否会影响到医师的品德? 具体来说,医师的诊疗行为是否符合已有的医学伦理原则和规则? 例如,医师如何诊疗最有利于患者? 如何尊重患者的自主? 如何贯彻知情同意? 家属要求对癌症患者的患病信息保密,医师应该如何对待? 医师应该如何让患者及其家属参与到临床决策之中? 某种诊疗行为是否是一个好医师应该做的? 诸如此类。

### (二) 确定医学伦理行为目标

医学伦理行为是医师有意识地"为了什么"而进行的临床诊疗活动,因此,医师进行医学伦理行为决策,首要的就是确定医学伦理行为目标。任何决策都是为了达到一定的目标,或者说是为了解决某一问题。确定目标是进行决策的第一步,而决策所要解决的问题必须十分具体,所要达到的目标必须十分明确。如果问题不具体,目标不明确,决策将是盲目的。医师在确定合乎伦理的诊疗行为目标时,需要注意如下两个方面。

1. **确定目标要基于患者的病情、医院及医师的实际情况**　这是诊疗决策合乎伦理的前提。不以患者的病情为基础的诊疗决策和脱离医院设备设施实际条件及医师技术能力的诊疗行为决策,不可能是准确的诊断和有效的治疗,必然是不符合伦理的。

2. **确定的诊疗行为目标应该是适宜的**　如果医师确定的诊疗目标过低,实际上是一种医疗失职;如果确定的诊疗目标过高,则是不切合实际的,要么让患者承担不必要的诊疗风险,要么引发过度医疗,增加患者的经济负担,都是不合乎伦理的。

### (三) 拟定医学伦理行为备选方案

医师进行医学伦理行为决策需要有两个及以上备选方案,拟定不同的诊疗手段。如果仅有一个备选方案,就不存在决策问题。因而,医学伦理决策要有两个或两个以上诊疗行为方案,医师才能从中进行比较和选择,最后选中那个令人满意的诊疗行为方案。

尤其需要注意的是,医师在拟定诊疗行为备选方案时,应该列出所有可能的诊疗方案。有的医师往往只列出最简单的两个:"做"或者"不做",不愿意考虑更多的可能。实际上,解决问题的方法往往不止两个,即使有时乍看起来认为不可行的诊疗方案也应全部列出。因为有时初看起来不行的办法,经过进一步考虑会发现是可取的或不得不采取的。

### (四) 确定医学伦理行为方案

医学伦理决策过程实质上是选择诊疗行为方案的过程。因此,医学伦理行为决策的关键环节是确定诊疗行为方案。确定诊疗行为方案尤其需要注意以下两个方面。

1. **确定诊疗行为方案需要经过患者的知情同意,尊重其自主性**　医师在确定诊疗目标,拟定诊疗方案时已经充分考虑了患者的风险、获益,以及患者的意愿、偏好等伦理因素。但在确定最终诊疗方案时,更需要尊重其自主性。具体思路是医师要加强与患者的沟通,告知患者医师提出的最佳方案,即选中的令人满意的诊疗行为方案,取得患者的知情同意。

近年来,医患共享决策理念引起人们的重视。共享决策(shared decision-making)强调医患双方信息共享、患者充分参与到临床决策中。一方面,医师要在评估患者参与决策意愿和能力基础上,恰如其分地鼓励、支持患者平等参与到诊疗方案的讨论和选择之中;另一方面,要求来自医患双方的信息要顺畅流动、充分共享,医师要充分告知备选诊疗方案、各自利弊,而患者要及时向医师表达看法和疑虑,包括价值观、选择偏好等。

2. **应该选择使患者受益与代价比例适宜的诊疗方案**　经过伦理决策的临床诊疗方案应该是最优的。所谓的"受益",是指需要综合考虑患者所患疾病的性质、患者的意愿和偏好、医院和医师的设施设备技术条件、患者的支付能力等因素,作出对患者有益的选择;所谓的"受益与代价比例适宜",是指需要进一步综合考虑痛苦、损伤、副作用、费用支出等因素,选择最优方案。

### (五) 实施医学伦理行为方案

选定诊疗方案必须付诸实施,采取医学伦理行为,即通过一定的临床诊疗手段,将诊疗行为动机和意图实现为诊疗行为效果,达到一定的诊疗结果。如果选择后的诊疗方案不付诸实施,就等于没有决策。因此,诊疗伦理决策不仅是一个认识过程,更是一个行动过程。

## 三、医学伦理决策的模式化

将医学伦理决策纳入一个既定的框架,即确立医学伦理决策模式(decision-making model of medical ethics),可以使医师按照一定固定程序进行医学伦理决策,无疑有利于提高决策的效率。20世纪后期以来,诸多学者提出了不同的伦理决策模式,如柯廷(Curtin)、阿洛斯卡(Aroskar)、海因斯(Hynes)、汤普森(Thompson)、德沃尔夫(DeWolf)等伦理决策模式。

借鉴上述不同决策模式,结合我国实际,医师可以按照如下模式(图16-1)进行伦理决策。

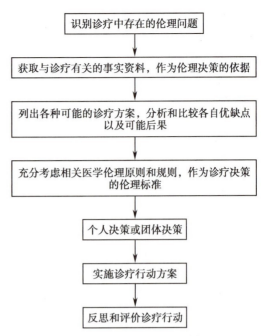

图 16-1　我国医学伦理决策参考模式

## 四、医学伦理决策的条件准备

### (一)熟悉有关医学和医学伦理知识与技能

一方面,正确进行临床诊疗决策需要丰富的医学知识和良好的专业技能。医师的临床诊疗行为是建立良好医患关系的专业基础,正是诊疗行为将医院及医师与患者及其家属联系在一起,医师的伦理决策与技术决策是不能截然分开的。因此,医师只有掌握丰富的医学知识,掌握高超的专业技能,才能及时、准确、有效、最优地进行诊断和治疗,才能从多个诊疗方案中确定出最佳的方案,进行包括伦理因素在内的诊疗决策。

另一方面,掌握有关医学伦理知识,具有一定医学伦理意识,具备基本伦理决策能力,更是进行医学伦理决策的前提和基础。医师应该通过医学伦理教育和继续教育,学习并掌握有关医学伦理知识和基本技能。通过学习与训练,把握医学伦理学的理论和原则,尤其国际国内公认的医学伦理原则和有关医学伦理规范文件提出的基本道德要求;掌握关注医学伦理问题的诸多方法。在此基础上,形成自己的职业伦理价值观,提升自己的医学职业精神。同时应该把握医学伦理决策的方法和技巧,提高自己的医学伦理决策能力。

### (二)了解患者及其家属的价值观

随着患者权利意识的不断增强,医师在进行医学伦理决策时,应该注意了解患者及其家属的价值观,以及对于自己疾病的诊治是否已经作出了某些决定。在强调尊重患者自主性和知情同意权的今天,做到这一点是非常重要的。医师应善于与患者及其家属进行沟通和交流,了解他们的想法,尤其是某些价值偏好,并帮助他们尽量摆脱某些不合时宜的价值观所造成的不利影响。只有如此,最终的临床诊疗决策才是合乎伦理的。

### (三)掌握有关法律规定、规章制度与技术规范

目前,这些规定包括:《中华人民共和国宪法》和《中华人民共和国基本医疗卫生与健康促进法》对健康权的规定,《中华人民共和国民法典》关于人格权和医疗侵权方面的规定,《中华人民共和国医师法》对于医师执业规则的规定,《中华人民共和国传染病防治法》对于传染病防治规则的规定,还有大量的医疗卫生法律法规的有关规定,另外还有健康中国、深化医药卫生改革等医疗卫生政策的有关规定。

现代化医疗机构工作信息量大,随机性强,工作繁杂,分工精细,协作紧密,这就需要建立一整套严格的规章制度,例如卫生部颁布的《全国医院工作条例》《全国医院工作制度与人员工作职责》《病历书写基本规范》和国家卫生健康委员会颁布的《医疗技术临床应用管理办法》等部门规章、制度规定乃至技术常规、医德医风和行政管理规定等。这些规章制度与技术规范也是医师诊疗行为的标准。

因此,医师应当熟悉掌握有关法律法规和政策以及规章制度与技术规范,在此基础上正确进行医学伦理决策。

### (四)参考伦理委员会的建议

医学伦理委员会是建立在医院等基层卫生单位中,由多学科人员组成,为发生在医疗实践和医学科研中的医德问题和伦理难题提供教育、咨询等职能的机构。医学伦理委员会具有教育培训、建议咨询、审查评价等多种功能,医师可以将比较棘手的医学伦理问题个案,提交到医学伦理委员会,使个人决策变为团体决策。伦理委员会的成员专业背景不同,经过集体讨论,发挥团体尤其是医学伦理专业人员的智慧,就能够使伦理决策更为可靠和科学。

医师还可以积极创造条件,争取作为委员参与医学伦理委员会,这无疑会大大提高医师医学伦理决策的能力和水平。

## 第二节 ｜ 普通医学伦理问题的决策

善恶决策是最为普通、最为常见的医学伦理决策,医务人员应该择善祛恶、力避"败德行为"。影响普通医学伦理问题决策的因素很多,需要厘清这些因素,从而有针对性地寻求正确进行普通医学伦理决策的策略。

### 一、普通医学伦理问题决策的概念

普通医学伦理问题决策(decision-making of general medical ethics issue)是指医师面对善与恶的行为选择而进行的医学伦理决策。不言而喻,此时医师应该遵循社会医德要求,择善祛恶,完善德行,养成美德。然而,个别医师经不住某些不当利益的诱惑,可能为了一己私利,而置患者利益和社会公益于不顾,选择不符合甚至违背医学道德的行为。

从医学道德终极标准来看,不道德的诊疗行为是指有损他人利益尤其是患者利益的行为。主要包括以下几种情形:第一,在医患双方利益发生冲突不能两全时,不惜牺牲患者的利益而损人利己;第二,在处理不同患者之间利益关系时,不能公平合理地予以对待,实现最大多数患者的最大利益;第三,在人们利益并不冲突而可以两全时,并没有做到无害一人地增加利益总量。

从医学道德规范体系来看,不道德行为主要包括有违医德基本原则、医学伦理原则和具体医学道德基本规范等的诊疗行为。

### 二、普通医学伦理决策的影响因素

#### (一)个体因素

个体因素是指医师个人的伦理价值观、道德信仰以及人格特征,即医师个人的医德素养。医师个人的医德素养如何,往往决定着该医师作出的临床诊疗决策是否符合伦理,其诊疗行为是道德的还是不道德的。持这种观点的理论被称为"烂苹果"理论。持这种观点的人认为,不道德的诊疗决策大多是由医德素质较低的医师个人作出的。这些医师的医德认知水平较低,或道德人格存在一定缺陷,例如,有着强烈的金钱、权力、利益欲望,这些人格特征容易使他们作出不道德的诊疗决策。相反,道德的诊疗决策往往是由道德素质较高的医师个人作出的,他们的医德水平较高,对自身的诊疗行为具有很好的道德调控能力,并且能够抑制不良欲望,能够保证自己的诊疗行为合乎伦理。

#### (二)社会组织环境因素

这里的社会组织环境因素主要是指卫生健康行业和医疗卫生机构的道德氛围。医师的医德素养能够稳定地影响个人的态度和行为,但它是在一定的社会组织环境中形成的,并且受到社会组织环境因素的影响,处于不断变化的过程之中。持这种观点的理论被称为"烂筐"或"染缸"理论。持这种观点的人认为,医师不道德的诊疗行为决策主要是由社会组织环境因素决定的,不能单纯从医师个体身上找原因。卫生健康行业和医疗卫生机构等社会组织环境应该对其成员的不道德行为负责,不是"烂苹果"带坏了组织,而是组织如同一个"大烂筐"或"大染缸",使其成员习得了某些不道德的行为。医师能够作出不道德行为决策,是因为医疗行业和医疗机构等社会组织提供了实施不道德行为的机会和资源,或者某种不道德的诊疗决策得到了同事、管理层乃至整个行业从业人员的默许。

### (三) 个体和组织环境因素的互动

单纯从医师个体本身或者单纯从个体所处的社会组织环境来解释医师的医学伦理行为是不完整的,应将两个方面结合起来对医师的医学伦理行为进行阐释。医师不道德的临床诊疗决策,会受到个体和情境两个方面因素的相互作用。持这种观点的理论被称为"互动"理论。持这种观点的人认为,一个医德素养不太高的医师,如果处在抵制不道德行为的社会组织环境中,就会作出较少的不道德决策;相反,一个非常有正义感的医师,在默许甚至鼓励不道德行为的组织和环境中,也会受到某些负面影响。医德素养不同的医师受到社会组织环境因素影响的程度是不同的,医德素养较高的医师能够较少地受到外界环境的影响和制约,医德素养较低的医师个体则会更大程度地受到组织环境因素的影响。同时,医师个体又会影响组织与环境,如果组织中有许多医德素养较高的医师个体,组织的整体氛围便会逐渐改变,这些个体医师会引导组织建立一种积极向上的氛围,但是如果大多数成员医德素养低下,一般而言,他们也会将组织向坏的方向引导。

### (四) 医学伦理问题本身因素

医学伦理决策源于医师对医学伦理问题的识别和认知,医师根据医学伦理问题本身的特征来判断伦理问题的存在与否,而且医学伦理问题的特征会影响其进行医学伦理判断,形成决策意图和实施决策行为。这些特征被称为道德强度(moral intensity),即道德上的压力或紧迫性。这些道德强度包括诊疗行为导致的各种结果总量、结果发生的可能性、各种结果发生的时间间隔、是否符合有关医学道德规范等等。持这种观点的理论被称为问题权变理论。持这种观点的人认为,不能离开具体的医学伦理问题本身来探究医师个体的医学伦理决策。医师进行医学伦理决策应该关注医学伦理问题本身。

## 三、正确进行普通医学伦理决策

### (一) 培育医师个体的优良道德人格

既然医师个人的医德素养是影响其普通医学伦理决策的重要因素,就应该尽可能消除不道德决策的个体因素源头。因此,一方面,医院应该通过医学伦理教育和继续教育,加强对医师的医德培育,培养更多具有更高医德修养的医务人员。另一方面,广大医师应该善于学习有关医学伦理知识,加强自我医德修养,形成正确的医学伦理价值观,提升自己的医学职业道德素养。

### (二) 营造良好的医学道德生态

这里的"医学道德生态"是指每个医师所处的卫生健康组织尤其是医疗机构的道德大环境。医师的道德标准都是从这些卫生健康组织中习得的,例如,在医学院校接受的医学伦理教育,工作后有关卫生健康机构、行业组织乃至医院开展的医德医风教育和建设等。医师的行为也受到医院及其成员的影响和制约,并受到社会的监督。医师个人作出某些不道德行为,是由于医院存在实施这些行为的机会和资源,或者某些不道德行为得到了管理者、同事甚至整个行业从业人员的默许。既然医疗卫生组织和社会因素是医师进行普通医学伦理问题决策的重要因素,就应该建立健全医师的医德规范、培育鼓励道德行为的伦理氛围,尤其是医疗机构管理者应该为医师树立道德楷模和行为榜样。

### (三) 构建个体与组织互动的平台和机制

既然医师个体与卫生健康组织之间在医学伦理方面的互动也是影响医师进行普通医学伦理决策的重要因素,就应该努力构建医师个人优良医德与良好的医学道德生态之间的平台和机制,并通过这些平台和机制促使医师正确进行普通医学伦理决策。这些平台和机制包括卫生健康行业和组织的道德自律机制、医疗机构的医德医风测评机制、医学伦理委员会的伦理审查机制等。

### （四）关注具体的医学伦理问题

既然医师对医学伦理问题本身的识别和认知是影响其进行普通医学伦理决策的重要因素，伦理决策不能离开医学伦理问题本身，这就决定着伦理决策应该关注具体医学伦理问题的特征。医师应从道德直觉上，考虑对该医学伦理问题的决策是否符合有关医学伦理规范，其后果会影响到哪些人，这些人跟自己关系的远近，采取的诊疗行为会对这些人产生什么样的后果等。当然，这里的道德直觉并不是一种处于感性状态的直觉，而是一种具有理性特征的直觉。这种直觉是医师对于医学伦理问题的较为稳定的价值判断方式和经验，可以直接地断定"对与错"。

## 第三节 ｜ 医学伦理难题的决策

不同于善恶决策的普通医学伦理问题决策，医学伦理难题决策是在两种甚至两种以上善的方案中进行选择，而这些善的方案又存在不同程度的矛盾和冲突，从而使医师陷入进退两难境地。伦理难题的产生存在根本原因以及某些具体原因。医师剖析这些原因有利于顺利进行医学伦理难题的决策。

### 一、医学伦理难题决策的概念

#### （一）医学伦理难题决策的含义

医师根据不同的医学伦理价值观，可以合乎逻辑地提出两种甚至两种以上不同程度矛盾和冲突的伦理行为方案，医师面对这种两难伦理行为问题的决策，称为医学伦理难题决策（dilemma decision-making of medical ethics）。医学伦理难题决策，又被称为医学道德难题决策或医德难题决策。

医学伦理难题的决策不同于普通医学伦理问题的决策，普通的医学伦理问题决策是医师在"善与恶"的行为方案中进行伦理决策，医师当然应该择善祛恶，而医学伦理难题决策，则是医师在合乎伦理而又相互矛盾和冲突的方案中进行选择，即在"善与善"的行为方案中进行选择，而这些方案又不同程度地相互矛盾和冲突，这就大大增加了决策的难度。要正确理解"医学伦理难题决策"这个概念，需要注意以下两点：

1. **医学伦理难题决策不仅仅是"两难"选择，有时可能是"多难"选择**　一般认为，医学伦理难题决策是两难选择（dilemma）。但在诊疗实践中，它可能不仅仅是两难选择，有时可能是多难选择。因为医学伦理难题决策之困难并不是指在"善与恶"的诊疗行为方案中进行选择，而是指在人们认为的"善与善"的诊疗行为方案中选择。当然，这些善的行为方案不一定仅仅只有两种，而且分别不同程度地相互矛盾和冲突。

2. **医学伦理难题决策不同于一般难题决策，也不同于一般伦理难题决策**　一方面，伦理难题决策不同于一般难题决策。这是因为伦理行为是具有利害效用的行为，人们对于伦理行为的选择，就比一般无关利害效用的行为选择显得更加困难。另一方面，医学伦理难题决策不同于一般伦理难题决策。这是因为医学伦理难题决策涉及的是对患者的救治行为，医师是为受到伤病折磨的人的生命和健康提供服务，与一般的伦理难题决策相比，医学伦理难题决策就需更加重视和谨慎。

3. **医学伦理难题决策尽管是具体的，但也具有抽象性**　医学伦理难题一般是医师在具体的诊疗行为过程中遭遇的决策难题，具体的医学伦理难题需要具体的医师个人的努力。在此基础上，还应概括、总结普遍的医学伦理难题情况，这种脱离了具体的医师和具体的行为情境，从而具有一般意义和普遍意义的伦理难题被称为抽象的医学伦理难题，抽象的医学伦理难题需要医师探讨破解的伦理原则、规范、方法和途径等。

#### （二）医学伦理难题决策的有关情形

1. **当代高新医学技术开发及其临床运用引发的伦理难题决策**　这些伦理决策难题主要集中在人类辅助生殖技术、死亡诊断标准和安乐死、基因诊断、基因治疗、基因编辑、基因增强、克隆技术、器官移植、优生与生育控制、医学大数据运用、医用人工智能等诸多高新医学技术领域。生命医学科技的迅猛发展引发大量前所未有的医学伦理难题,并对人类传统的伦理观念提出挑战。面对这些问题,人们需要重新思考"我们应该不应该做""我们到底应该怎样做""怎样做才符合医学伦理"等一系列伦理决策难题。

2. **在医疗卫生实践中形成的伦理难题决策**　这些伦理决策难题主要集中在临床诊疗、预防与公共卫生、药品研发、涉及人的生命科学与医学研究、卫生健康管理等不同领域。①临床诊疗工作中的伦理决策难题,例如尊重患者知情权(讲真话)与对患者保密(保护性医疗)如何把握的难题;诊断上的过度与不足确定的难题(怎样才是适度);维持生命与放弃治疗的难题;确定医疗措施的有效与无效的难题。②预防与公共卫生工作中的伦理决策难题,例如采取强制(隔离、留观)措施与个人自由、公共利益与个人利益、个人利益与他人利益、健康利益与其他利益之间、眼前利益与长远利益如何把握的难题。③药品研发、涉及生命科学与医学研究中的伦理决策难题,例如受试者获益与社会利益、科学利益如何平衡、受试者获益与风险如何把握、受试者自愿同意中存在着无奈等。④卫生健康管理中如何平衡社会公益与公众个体健康利益之间的关系、如何把握公平与效率之间的关系、如何发挥政府主导与市场机制的作用等。

## 二、医学伦理难题的形成原因

### (一) 医学伦理难题形成的根本原因

1. **医学伦理关系的复杂化**　现代社会的医师不仅要处理医患关系、医医关系和医社关系,有时还要面对如何处理不同服务对象之间的社会关系的问题,即如何公平分配医药卫生资源。伦理行为主体不仅包括医师个体或群体,还包括其他医务人员个体或群体以及医疗卫生机构;服务对象不仅包括个体患者,还包括患者群体乃至整个社会。医学伦理关系的复杂化使其调整难度增大,从而极易引发伦理难题。

2. **利益的多样化**　所谓利益,即好处。一个人获得某种利益,意味着其某种需要、欲望和目的的满足和达成。人的需要是多种多样的,因此,其利益也是多种多样的,而且人们对于利益的偏好也有所差异。传统医学伦理调整的利益,主要是患者疾病得到救治,尽管医师也有自己的利益,但他们信守"始终把患者利益放在首位"的职业戒条。然而,现代医师面对的利益复杂多样:患者的利益不但包括疾病得到救治,而且包括健康得以维护、生命质量得以提高、痛苦得以减轻和消除、诊疗费用得以降低等诸多方面,甚至还包括群体乃至社会有所获益。而且医师不仅应该考虑患方利益,医方的合理利益也应该予以适当考虑。这需要医师兼顾各方利益及其偏好,兼顾利益及其偏好非常困难,极易引发伦理难题。

### (二) 医学伦理难题形成的某些具体原因

1. **高新医学技术的临床运用**　现代医学的快速发展,使高新技术层出不穷并很快运用于临床。这些技术大大增强了医师的能力,过去不能做的事情现在能够做了,例如,生命恢复和生命维持技术能够大大延长患者的生命,生殖技术能够辅助生育,产前诊断能够鉴别胎儿的缺陷,基因技术能够运用于诊断、治疗甚至"增强"领域等。然而,这些技术同时也带来了诸多医学伦理难题:是否应该延长人的死亡过程? 是否应该把家庭的神圣殿堂变成生殖生物学实验室? 有缺陷的胎儿是否应该出生? 应该如何控制人的基因信息? 面对这些高新医学技术,医师到底应该不应该运用? 应该怎样运用才符合伦理? 如此等等。

2. **不同伦理学理论的指导和多个伦理原则的运用**　一方面,人们往往运用有关伦理学的理论,如后果论、道义论、美德论、自然律理论、女性主义理论、儒家伦理等理论来分析和解决某些医学伦理难题。然而,在医学伦理学领域,似乎任何理论都是不完美的,我们不可能单靠一种伦理学理论来解决我们面临的所有伦理难题,人们对于这些理论不可能达成一致,争论永无休止。另一方面,人们在分析和解决医学伦理问题时,有时会适用比较公认的伦理原则,如尊重原则、不伤害原则、有利原则、公正原则,以及团结互助原则、允许原则等,可是在运用这些公认的伦理原则时往往会发生冲突,如何平衡不同原则之间的关系,人们仍然存在争议。

例如,当医师诊断出一个患者患有恶性肿瘤时,是否应该对他讲真话,基于不同的伦理学理论和伦理原则会有不同的行为方案:道义论强调行为本身的正当性,认为对人诚实是绝对的义务,是无条件的,说谎本身是不道德的,故应如实相告,不能隐瞒病情,这也是尊重原则的要求;而后果论认为应该具体情况具体分析,如果如实相告,可能对患者造成沉重打击,使其失去生活下去的信心,导致其轻生等不良后果,则要求对其保密,这也是保护性医疗制度的应有之义;如果患者因此反而积极配合医师的治疗,能够更加忍受治疗的痛苦与不适,取得好的诊治效果,则应如实相告,这也是有利和不伤害原则的要求。这样,根据不同的伦理学理论和伦理原则,甚至根据同一理论和伦理原则,既能得出应该讲真话的行为方案,又能得出不应该讲真话予以保密的行为方案,而这两种方案显然又是矛盾和冲突的。

**3. 医学伦理的传统和伦理文化的多元化**　中国传统儒家医德认为,医家应该重义轻利,甚至应该尚义排利。然而,在现代医药卫生体制下,任何回避、忽视医院及其医务人员利益的想法和做法,都是不现实的,也是不应该的。要使医药卫生事业健康发展,并不是要回避利益,而应该是正确处理和对待各种利益。因此,受到医学伦理传统的影响,人们在医疗卫生实践中很容易形成医学伦理难题。

第二次世界大战以来,诞生了许多国际性的医学伦理法规,这些伦理法规得到了诸多国家和地区的医学组织的普遍接受和认可,具有道义上的巨大影响力。尽管如此,由于不同国家和地区的政治、经济、思想、文化、宗教信仰等方面的差异,医学伦理文化又不同程度地呈现出多元化状况,一个国家、地区和民族认为合乎道德的医学行为,另一个国家、地区和民族的人们不一定认为是合乎道德的。这种医学伦理文化的多样化,也很容易引发有关医学伦理难题。

**4. 医药卫生体制和卫生法律制度的不完善**　迄今为止,全球尚没有完美的医药卫生体制,医药卫生改革是一个全球性现象。由于医药卫生体制的不够完善,在医疗卫生实践中就容易产生医学伦理难题。比如,面对意外伤害需要紧急救治的患者,医师必须履行救死扶伤的医学人道主义职责,绝不应见死不救,但个别患者获得救治又不辞而别,医院承担的大量医药费用无法得到补偿,又会使人们感到见死难救。所以,在医疗保障制度不够完善的情况下,容易发生"见死不救"和"见死难救"的伦理难题。

一般来说,一个国家的法律体现着其主导伦理价值观:合法的一定是合乎道德的,合乎道德的也一定会得到法律的保护。医学道德尽管具有保守的一面,是对传统的继承,但同时又具有超前的一面,即对于一些新问题,医学伦理首先确立应该怎么做,但尚未被法律认可。由此在医疗卫生实践中,就容易导致医学伦理矛盾和难题。

## 三、顺利进行医学伦理难题决策

### (一) 伦理推理

医师面对医学伦理难题需要决策时,应该运用理性思维方式,深思熟虑、系统思考,从医学伦理的价值前提合乎逻辑地推导出伦理难题的决策方案。

**1. 顺利进行医学伦理难题决策的伦理学理论**　后果论揭示了社会确立道德规范的目的是保障社会的存在和发展,最终是为了增进每个人的利益,从而确立了道德的终极标准,在此基础上,来确立社会的道德规范体系。因此,后果论是顺利进行医学伦理难题决策的根本伦理学理论,它既是判定某一诊疗行为是否符合医学道德的理论,又是确定某一医学道德规范的理论,还是评定某一医学道德规范是优是劣的理论。因此,不论是要进行具体的医学伦理难题决策,化解医师具体诊疗活动中的矛盾,还是要解决抽象的医学伦理难题,确定进行普遍医学伦理难题决策的医学道德规范,都须根据后果论。

道义论(义务论)认为,行为是否道德,其终极的标准只能看它对行为者的品德和道义的效用如何，只有出于义务心、为义务而义务、为道德而道德的行为，才能够使行为者实现人之所以为人，才是道德的和应该的。道义论所指的这些道义或义务，实际上就是医学道德规范，即医学道德原则和规则，它们是人类医学伦理文明的成果，是人类医学伦理文化的积淀，是确立医学道德规范的文化基础。但需要通过后果论对这些医学道德规范进行论证，当这些医学道德规范与现实道德实践发生矛盾时，需要运用后果论对这些医学道德规范进行完善；当这些医学道德规范之间发生冲突时，需要运用后果论进行协调。通过后果论论证、辩护医学道德规范，解决抽象的医学伦理难题，为正确进行医学伦理难题决策创造条件。

美德论以美德或德性为中心，关心的是道德判断者的内心。美德论认为，一个好人，即拥有美德的人应该具备某些优良的人格特征；相信一个人只要拥有适宜的美德，自然就会作出正确的道德判断，即作出合乎伦理的行为决策、评价和辩护；拥有美德和拥有更多美德的人比美德缺失和拥有较少美德的人更能作出正确的道德判断。因此，医师应该拥有美德，即应该具有良好的医德素养。而要拥有良好的医德素养，就要长期遵循社会的医学道德要求。可见，医师具有良好的医德素养显然有利于遵循医学道德规范（道义），有利于自觉地运用后果论顺利进行医学伦理难题决策。

**2. 化解医学道德规范冲突的具体策略**

（1）比较选择：医师基于不同的医学道德规范，会形成相互矛盾和冲突的医学伦理行为方案，面对这些医学伦理决策难题，医师可以从后果论出发，即基于社会确立道德目的和道德终极标准，对不同方案的道德价值进行比较，总的原则是：两害相权取其轻，两利相权取其重。选择对于道德目的效用更大的行为方案，即最符合道德终极标准的行为方案。

（2）接受"必要害"：医师在诊疗过程中为了取得某一好效果，有时需要付出一定的代价，但这种代价是必要的，我们称之为"必要害"。为了顺利破解医学伦理难题，有时需要我们接受"必要害"。例如，为了彻底治愈疾病，需要对患者手术，患者因此要承受手术创伤之"害"；为了治疗癌症，患者需要承受放疗、化疗副作用之"害"。手术创伤、放疗和化疗的副作用等，就是必要的损害。

（3）分级量化有关规范：医师可以把医学道德规范分成若干层次等级，在解决由于依据不同道德规范为标准而引发的医学伦理难题时，采取以次从主、以小见大、顾全大局的方式进行医学伦理难题决策，即终极医学道德优于其他医学道德；医学道德原则优于医学道德规则；特定医学道德优于共同医学道德。

（4）价值选择的先后：医师面对医学伦理难题决策，必须在相互矛盾和冲突的价值中选择其一，要选择那个或那些最值得的价值。选择策略是：内在价值优于外在价值、精神价值高于物质价值；永恒价值优于短暂价值、长期价值高于短期价值；生命价值高于健康价值；积极思考的价值优于被动接受的价值等。

**（二）道德直觉**

医师面对医学伦理难题，应该在已有道德实践和经验的基础上，通过跳跃式的瞬间内省，进行直接而迅速的诊疗决策。道德直觉具有非逻辑性、直接性和整体性特征。首先，道德直觉是无须进行一系列抽象概括的逻辑过程。当然，决策结果并不见得是反逻辑的或不合逻辑的，它能够以自己特有的方式达到与逻辑思维相同的结果，是逻辑思维长期沉积的瞬间爆发。其次，道德直觉以医学伦理难题的整体为出发点，完整地把握医学伦理难题，这种整体思维既不用概念分析，也不用语言表达，而是靠直觉顿悟。最后，道德直觉是在瞬间完成的，对医学伦理难题的决策是瞬间直接的把握，而不是中介过程的压缩和简化。

通过道德直觉进行医学伦理难题决策主要适用于如下情形：处于紧急状况下；具有一定道德经验的情况下；对于经过严密的逻辑推理依然无法解决的难题，也可以通过直觉进行伦理决策。

道德直觉是在职业伦理观念的长期影响下形成的对于医学伦理难题较为稳定的价值判断方式，可以直接地断定对与错。凭借道德直觉进行医学伦理难题决策并非处于感觉状态的直觉，而是一种具有理性特征的直觉。可见，医师的道德直觉能力依赖于医学伦理难题决策经验的积累。因此，尽管道德直觉是医师跨越分析与综合、归纳与演绎等中间环节的结果,但也是超越理性逻辑而进行自由、瞬间的道德思维的结果,但它却依赖于主体长期道德经验的积淀。

### (三) 伦理协商

医师应该善于与患者及其家属就伦理难题解决方案进行协商,经过充分沟通,达成共识。不可否认,患者及其家属会有不同的价值观,医师解决有关伦理难题,伦理沟通和协商是达成决策共识的重要方式,这也是医患共享决策的应有之义。伦理协商一般适用于如下情形:具有重大的伦理疑难,需要保证患者完整自主性的情况;医患之间、患者与其家属之间具有严重的价值观不一致的场合。具体需要医师做到以下要求。

1. **通过知情同意尊重患者的自主性**　医患双方技术信息的不对称性,决定着医师既要尊重患者的自主性,又不应该无所作为,这就要求医师通过知情同意为患者的自主选择提供充分条件,即:向患者详细解释病情;告诉患者治疗或不治疗会出现的情况;告诉患者各种可能的解决伦理难题方案;提出医务人员认为的最佳解决难题方案,争取患者及其家属的同意;告诉患者要实施的难题解决方案中的注意事项和如何配合诊疗。

2. **正确对待患者及其家属的拒绝**　一般情况下,医师通过患者的知情同意尊重其自主性,执行的是医师提出的又得到患方同意的最佳方案。但是,如果医师确定的最佳方案遭到患者拒绝时,如何进行医学伦理难题决策呢? 这就要求医师善于了解患方的价值观,与患方充分沟通不同方案的可能结果,经过反复讨论和沟通努力达成意见一致,最后依据确定的方案采取行动。

具体的策略是:首先,患者本人和家属的意见都应考虑,这里的家属应是与之关系最为密切的,如配偶、父母、成年子女等;其次,在患者具有民事行为能力时,患者和家属意见无法统一时,侧重患者的意见;再次,在患者不具有或丧失决策能力时,把决策权转移给其家属;最后,当医师的最佳方案遭到民事行为能力正常患者及其家属拒绝时,则应设法了解拒绝的真实理由,然后有针对性地反复做解释工作。如果这种尝试失败,则应尊重患者及其家属的选择,同时做好详细和完整的病案记录。

---

**?**

**思考题**

1. 分析临床诊疗决策与医学伦理决策之间的关系。
2. 比较普通医学伦理问题决策和医学伦理难题决策。
3. 分析影响普通医学伦理决策的因素和引起医学伦理难题的原因。
4. 如何进行医学伦理决策、普通医学伦理问题决策和医学伦理难题决策?

(曹永福)

# 第十七章 | 医学道德素质的养成

医学道德素质及其教育、修养与评价一直是医学界和全社会共同关注的问题。教育是提高医学道德素质的关键手段,核心在于揭示教育规律、探索教育路径、建立教育体系。修养是提高医学道德素质的内驱动力,是医德教育内化的关键路径,核心在于关注医务人员医德修养的过程与规律、内容与方法。评价是提高医学道德素质的重要机制,是促进医德修养的有效手段,核心在于依据科学的医德评价标准,使用恰当的医德评价方法。

## 第一节 | 医学道德素质

人的素质包括身体素质、思想道德素质和科学文化素质。道德素质一般是指人的道德观念素质和道德活动能力素质的总和。道德素质外化的表现形式为人们的道德行为。习近平总书记在纪念五四运动 100 周年大会上的讲话中指出,新时代中国青年要锤炼品德修为。青年要把正确的道德认知、自觉的道德养成、积极的道德实践紧密结合起来,不断修身立德,打牢道德根基。

### 一、医学道德素质的含义

医学道德素质是医务人员长期遵循医学道德而形成和表现出的一种稳定的、恒久的、整体的心理状态,包括医学道德认知、道德情感、道德意志等方面。通过修养过程,医务人员能够使行医行为始终符合医学职业精神的要求。

#### (一)医学道德认知

医学道德认知是指医学生、医务人员对医学道德关系以及调节这些关系的医学道德原则、规范的认识、理解和接受。认知是行为的先导。医务人员优良医德行为的前提,是必须准确掌握并根据实际情形提升对医德理论、原则、规范的认识与把握。只有准确理解相关伦理理论、原则和规范,才能以此为依据,对现实的医学道德问题与困境作出恰当的判断,做到从善如流,扬正抑邪,自觉履行医德义务,展现优良医德医风。

#### (二)医学道德情感

医学道德情感是指医学生、医务人员对医疗卫生保健事业及患者所产生的爱慕或憎恨、喜好或厌恶等态度的内心体验和自然流露,是医德要求在医疗实践过程中的心理反映,是医务人员对医学道德的情感体验,分正性、负性和无动于衷三类。正性的医学道德情感是对正确的医学道德要求觉得愉悦、舒适的感觉,促使体验者产生自觉向往、敬仰和仿效高尚的医德行为的情感;同时,对违背医德要求的行为有厌恶、憎恨的情感体验。负性的医学道德情感则是反感医学道德的规范与要求,否定医学的人性光辉。无动于衷则是对医学道德要求没有相应的情感体验,往往由于经验不足、对医学兴趣不高等原因导致。

一般而言,只有具备正性医学道德情感的从业者,才有可能不断实践并提升医学道德情感修养。其表现为对通过行医帮助患者能够收获快乐感、成就感和幸福感,真正认同医学职业和医学道德的理念,自觉践行医学道德行为规范。

#### (三)医学道德意志

医学道德意志是指医学生、医务人员在履行医学道德义务过程中,自觉克服困难和障碍的能力和毅力。面临患者疾病治疗时,医务人员从多种可行的处置方式中,经过意志的判断与选择,自觉克服困难、排除障碍,作出最有利于患者决策的心理过程及其结果。可见,医学道德意志既包括内在的意志活动,又包括意志活动推动的行为表现。医学道德意志体现在医务人员实施医疗行为时的内在动机及其支配的行为。其核心是把患者的利益放在决策控制因素的第一位,其修养境界水平的衡量标准是决策是否总对患者最有利。医务人员坚毅果敢的医学道德意志,是医学道德行为修养的终极追求。

实践中,医务人员的医德素质具体包括仁慈、诚挚、严谨、公正和节操等。其中,仁慈是指医务人员应具有仁爱慈善和人道主义精神的品德;诚挚,就是医务人员具有的坚持真理、忠诚于医学科学的品德和诚心诚意对待患者的品德;严谨,是医务人员具有的对待医学和医术严肃谨慎的品德;公正,就是医务人员具有的公平合理地协调医学伦理关系的品德;节操,就是医务人员扬善抑恶、坚定遵循医学道德规范的品德。医学道德意志是医学道德行为的杠杆,是转化为医学道德行为的关键环节。

## 二、医学道德素质的价值

医疗卫生行业的特殊性,决定了医德建设的独特性、实践性、继承性和时代性等特点。在医学实践中,不仅要强调对医务人员专业理论、技能的把握,更要强调对医务人员医学道德素质的培养。医学道德素质对医务人员自身的发展有显著的影响,对医疗卫生服务的具体实践也有重要的作用。

### (一)医学道德素质是建设健康中国的必然要求

习近平总书记指出"没有全民健康,就没有全面小康"。健康是促进人的全面发展的必然要求,是经济社会发展的基本条件,是国家兴旺发达的重要标志,是广大人民群众的共同追求。建设健康中国不仅要求我们强化覆盖全民的公共卫生服务体系,不断优化健康服务,更对医德建设提出了新的更高的要求。首先,加强医德建设是尊重生命健康权的必然要求。尊重生命健康权是建设健康中国的核心要点,加强医德建设可以为维护和保障人民的生命健康权提供精神动力和智力支持,确保人民生命健康权的实现。其次,加强医德建设有利于民生建设。医务人员的医德医风水平的高低,直接关系到人们的健康状况与生命质量,也影响着家家户户的幸福与安康。

### (二)医学道德素质是社会主义精神文明建设的题中之义

道德素质建设是社会主义精神文明建设的重要组成部分。国无德不兴,人无德不立。医德建设的水平在很大程度上展现着社会精神文明建设的水平。因此,医学道德素质是社会主义精神文明建设不可或缺的重要内容,同时也是做好医疗卫生系统政风行风建设的首要内涵。在医疗活动中,医务人员的高尚情操和良好作风不但可以直接使患者在情感上受到鼓舞,品德上受到熏陶,而且可以通过患者影响其家庭、单位和社会,有利于优化社会心理,形成良好的社会氛围,促进精神文明建设。在我国医疗卫生事业发展过程中,其战略规划中必不可少的一项就是医德建设,这是凝聚医疗卫生行业共识、提高医务人员工作积极性的重要手段。

### (三)医学道德素质是深化医改的重要举措

提高我国医疗服务质量,不断推动我国医学的进步,切实把医改推向纵深,让健康福祉惠及全民,这些工作都需要加强医德建设,提高医学人才的医德、医术水平。首先,医学道德素质有利于医疗服务质量的提升。目前,随着医疗服务的同质化,医疗服务水平与医务人员的道德状况息息相关。医学道德素质深刻影响着医疗服务质量、工作效率、服务态度、费用控制、对患者需要的反应性等方面。这就要求医务人员树立"一切以患者为中心"的道德观念,提升自身的医学道德素质。其次,医学道德素质有利于推动我国医学进步。医学道德素质对医学发展具有能动性。医务人员的钻研精神和探索精神推动着医学科技的飞速发展,只有在医学实践中精益求精、百折不挠,才能探索出新成果、掌握医学前沿技术、实现关键技术突破,为医学科学的进步和健康中国的建设提供科技支撑。

### (四)医学道德素质是个体实现人生价值的助力

医学道德素质为个人的道德品格发展提供了一个良好参照。医学道德素质提高过程中,医务人员会逐步建立以人为本的核心发展思想,爱岗敬业,忠于职守;诚实守信,真诚待人,以信义作为行医之本;与患者真诚沟通,以为患者排忧解难为己任。这些都有利于进一步坚定医务人员理想信念,有利于进一步完善医疗道德规范,有利于引导医疗卫生事业发展,实现医务人员个体的人生价值。

### 三、医学道德素质的养成途径

医学道德素质是主客观因素相结合形成的结果。其中医务人员是主观方面的因素;社会和医学院校、医疗机构为医德建设提供物质条件和发展环境,直接作用于医德建设,是影响医德建设的客观因素。因此,医学道德素质的养成需要从主客观两方面下功夫。

#### (一) 加强理论学习,改造主观世界

科学文化知识是医务人员陶冶自身情操的知识来源,医学伦理学知识体系是医务人员提升自身医德修养的理论指南。医务人员除了要认真学好医学专业理论知识,还应该增强自己的医学伦理学理论学习,用优秀的思想文化改造自身的主观世界,提高自身的医学道德素质。要适当拓宽自己的学习领域,广泛涉猎人文社会科学知识,如文学、哲学、心理学、社会学等。当医务人员掌握的各类学科知识越多越丰富时,其精神世界也就越丰富,同时,他们对医学道德素质的认识也就更为深入。总之,只有掌握了相应的医学伦理学知识体系,医务人员才能实现医学道德素质的提升。

#### (二) 提高思想认识,确立医德信念

在积累相应的医学伦理学知识之后,医务人员会在此基础上逐渐形成相应的医德信念。这种逐渐积累的医德信念,是医务人员对其岗位工作认可的体现,也是其对信仰进行追求的体现。只有使医务人员加深对医学道德的认知、加强对医德情感的培养,巩固对医德意志的锻炼,才能使其具有明确的目标、自觉的行为和持续的自制力,从而自觉遵循医学伦理原则及相应的规范。

#### (三) 养成良好习惯,注重行为实践

医学道德素质养成的过程,是医务人员将医学伦理原则与规范转化为自觉实践行动,从而使医德品质形成和完善的过程,是一个不断认识、不断实践、再认识、再实践的复杂的长期过程。在这个过程中,既要保持良好的医德行为,也要养成良好的医德习惯,这是对医务人员医学道德素质进行衡量最为客观的重要标志。良好习惯的养成要依靠法规、传统习惯及习俗等的他律,更要依靠医务人员的高度自觉性。医务人员要在从诊断到治疗,从用药到手术,从医疗到护理等医疗行为的全过程中,把医德规范内化为自觉行动和工作习惯,切实用理论的武器指导实践,为患者提供优质、高效、便捷、可及的医疗服务,推动医德建设不断向前发展。

## 第二节 ｜ 医学道德教育与修养

提高医学道德素质,教育与修养是两个重要抓手。医学道德教育向医学生传授医学道德规范,其起点是通过外界力量促使医学生接受和遵循相应行为规范,以达到塑造良好医德品质的目标。但医学道德教育不可能一蹴而就,教育目标的实现需要通过受教育者内化于心的过程后,才能外化于行。而内化于心主要依靠个人的修养。医学道德修养贯穿医务人员的一生。这要求医务人员能够随时更新医德认知、升华医德情感、坚定医德意志,这一修养的过程实际上是医务人员发挥内在道德控制与自我监督力量,化解医患双方医学知识和技术信息不对称性问题的内部路径。

### 一、医学道德教育与修养的含义

医学传承过程中,医学道德始终是不可或缺的重要内容,是医学教育的核心内容。

#### (一) 医学道德教育的含义

1. **医学道德教育的概念**　医学道德教育是指在医学教育和医疗卫生实践中,遵循道德教育的基本规律,对医学生和医务人员系统地开展医学伦理精神传承、医学伦理文化培育、医学道德规范灌

输以及如何转化为职业行为的教导和训练过程。其目的是围绕业已成熟并不断创新的医学道德的文化、知识和实践体系,提升职业道德境界、有效激发职业情感、严格规范职业行为、培养良好职业习惯。

**2. 医学道德教育的规律** 关于道德教育的一般规律是内外化机制。内外化机制是道德行为发生的最重要的心理机制,反映了道德心理形成和道德行为发生的基本规律。内外化机制具体分为内化(internalization)机制与外化(externalization)机制两个方面,即"内化于心,外化于行"。内化是指个体接受和遵循外在的各类道德规则,与个体既有的内在因素相融合,进而形成主体内在的道德观念、情感、判断能力等核心道德态度的过程与规律。外化则是个体将已形成的道德观念、情感、判断能力等核心道德态度,在具体的情境中,通过整合并表现出相应道德行为的过程与规律。内化外化虽然可以分为两个阶段,但由于心理过程的流动性特征,两者不是截然分开的,而是相互衔接与渗透,快速地相互转换与影响。

### (二)医学道德修养的含义

**1. 医学道德修养的概念** 在中国传统文化中,修养是指按照儒家、道家等思想要求培养完善的人格,使言行合乎规矩,达成理想的人格。现代汉语中,修养多指个体在道德层面,能在外界的指导影响下,自我培养出高尚的道德品质,有合乎社会主流价值观念的待人处世态度,恰当地处理与他人、与社会的关系,并不断求取学识品德之完美状态。

医学道德修养(medical moral cultivation)是医务人员自觉遵守医学道德规范,将医学道德规范的要求转化为自己内在的道德品质的活动。其含义有两个层面:一是医务人员自觉学习与践行医学道德规范,将医学道德规范内化为自己内在道德素养的有机组成部分,并在实践过程中自觉地表现为符合规范要求的行为。二是医务人员在医学实践活动过程中,能够自觉地反思和发现职业活动中道德修为的不足,通过自我反省、自我教育和自我训练,始终坚持提升医学道德理论和实践水准的过程。可见,医学道德修养是一个永无止境地不断追求高标准的过程。医学道德教育是灌输医学伦理理论、训练医学伦理技能与实践医学道德规范的过程。知识和能力的保持需要不断地复习与重复,才能持久地呈现。在医学实践过程中,医务人员总会面对不同的伦理原则和规范、需要平衡与患者及同行的利益关系,遇到教科书没有论及和覆盖的新的伦理困境。此时,根据已知的原则和方法,独立进行伦理判断与决策,要求医务人员自我成长,具备高水平的自省与自律能力,这需要医务人员医学道德修养作为强有力的道德能力支撑。

**2. 医学道德修养的意义** 医学道德教育向医学生传授医学道德规范,其起点是通过外界力量促使医学生接受和遵循相应的行为规范,进而达到塑造良好医德品质的目标。如果医学生在学习阶段及其走向工作岗位之后,能够自觉地通过主观努力,修正不足、培养德行,就可以表明道德行为主体有了根据医学实践的具体情况,以相应的规则为指导,进行伦理判断和伦理决策的实际能力,表现出了较高的医学道德修养能力和水平。高水准的医学道德修养,有利于医疗服务质量的提高、医患关系的改善。

然而,医学道德修养不是一蹴而就的,这也就决定了其过程需要久久为功,贯穿医务人员的职业生涯。不论是医学生还是医务人员,在执业过程中会不断地遭遇不同类型的医德难题,也会遇到各种各样的诱惑。对此,大学阶段的医学道德教育肯定不能确保受教育者总是保持高水平的医学道德境界。医学生及医务人员需要不断巩固其医学道德修养及能力,一直保证医德认识更新、医德情感升华、医德意志坚定、医德行为高尚。

## 二、医学道德修养的目标和境界

医务人员进行医学道德修养的目标是养成良好的医德素质,提升自己的医学道德境界。医学道德修养的境界是指一个医务人员经过医学道德修养所达到的不同层次的医德素质水平,也称医学道德境界。实践中,医德境界按从高到低可划分为四种。

## （一）最高境界

最高境界是大公无私的医德境界。其特点主要为：医务人员把有利于患者、集体和社会作为职业行为准则，自觉坚持，持之以恒；凡事先为患者、集体和社会着想，把维护患者、集体和社会的利益作为自己的天职；对患者、同事极端热忱，对工作极端负责，对技术精益求精，全心全意为人民的健康服务；时时、事事、处处体现毫不利己、专门利人的精神；把患者的康复、医疗卫生保健事业的发展作为自己的追求和幸福等。就实际状况而言，处在这一境界的医务人员是少数，但社会主义医德倡导和鼓励医务人员积极追求这种价值取向、职业理想和大医风范。

## （二）较高境界

较高境界是先公后私的医德境界。其特点主要为：在职业实践中，医务人员凡事首先考虑患者、集体和社会，然后考虑自己，虽然也考虑个人利益，但总是把患者、集体和社会的利益放在个人利益之上；关心患者的疾苦，严于律己而宽以待人；对工作认真负责，愿意多作贡献而不计较报酬；当个人利益与患者、集体和社会的利益发生冲突时，不惜牺牲个人的利益等。先公后私的医德境界是大多数医务人员应该追求和完全可以达到的境界。

## （三）较低境界

较低境界是先私后公的医德境界。其主要特点为：主观为自己、客观为患者，先为自己打算、后为患者打算。目前，少数医务人员处于先私后公的医德境界。他们信奉的是利己第一，兼而利人，在医疗卫生保健服务中主观上多少会考虑患者、集体和社会的利益，在满足个人私利的情况下，也会在一定程度上为患者、集体和社会的利益着想。但是，当个人利益与患者、集体和社会的利益发生冲突时，他们会变得犹豫不定，最终可能以牺牲患者、集体和社会的利益而满足个人的利益。这种医德境界滑向最低层次的可能性很大，所以必须严加防范。

## （四）最低境界

最低境界是损公肥私的医德境界。其主要特点为：处在这种境界中的医务人员把医疗卫生保健服务作为获得名利的资本和手段。他们或者"钱"字当头，设法从患者身上索取钱财；或者"名"字当头，不经过患者知情同意，通过随意获取生物、遗传材料进行研究而捞取荣誉等。实践中只有极个别医务人员处于这种医德境界之中，但这会严重损害患者健康权益，败坏医疗卫生保健行业的声誉，很容易引起患者和社会的高度关注和舆论谴责，影响医患关系的和谐与医患之间的信任，后果极其恶劣并产生放大效应，必须坚决抵制。

在以上四个层次的医德境界中，最高和较高境界属于社会主义医德境界的范畴，其中大公无私的医德境界属于社会主义医德的最高层次，是共产主义道德的体现，而较低和最低境界都不属于社会主义医德境界的范畴，不符合社会主义医德的基本要求。

## 三、医学道德教育与修养的过程

医学道德教育的目标，是将医学道德的理念内化到受教育者的价值体系之中，使得其在行医过程中自然而然地表现出规范的职业道德行为。同时，医务人员进行医学道德修养必须坚持实践。这就要求医务人员一方面要在医学发展和临床实践中进行医学道德修养，另一方面要在有关医学道德实践中进行医学道德修养。

### （一）医学道德教育的过程

道德教育产生作用的基本过程是由他律向自律的发展过程。他律是指受个体以外的价值标准所支配，表现为对外在道德准则的服从或抗拒，控制力量是外部的奖惩机制，个体关注的重点是行为后果，缺少主观的动机。自律是指自觉地遵循内心认同的道德规范进行自我指导，并以此进行自我反省、自我提升的过程，表现出对内心道德准则的服从，控制力量是内部的自我肯定或批评，个体关注的重点是行为的动机。

在医疗卫生活动中，医学职业行为受到相对完整的行为规范体系的约束。这也就是说，规制医务人员行医行为的,不是单个规则、单个规范,而是由技术规范、道德规范、法律规范等多重规则构成的、成系统的规范体系。只有同时遵守医学道德规范、医学技术规范和相应的法律规范,行医行为才合乎医学活动的根本要求。在三种规范中,尽管医务人员的行医行为是否合乎技术规范对于疾病的诊断治疗更有指导意义,但实践中患者和公众最敏感的行医规范往往是道德规范。如在看病的过程中,患者与家属更多地关注医务人员在行医过程中的态度表现,并以此确立对医务人员喜爱或反感的态度。对道德规范行为敏感是人际交往过程中情感先导效应的表现。从内容上看,医学道德规范要求医务人员在行医过程中表现出人格的高尚与伟大,在面对求医者时表现出关心、耐心、同理心,全心全意为患者着想与服务。

### (二)医学道德修养的过程

坚持实践是医学道德修养的根本途径,例如发现、分析、探讨和解决医学伦理问题甚至难题,开展医学道德评价,践行医学道德,接受医学道德教育等。

首先,医学发展和临床实践是产生医学道德问题的源泉。医务人员只有在医学发展和临床实践中,在处理医学伦理关系时,才能认识到哪些行为是符合医学道德的,哪些行为是违反医学道德的;才能运用医学道德规范调整和指导自己的行为,使自己的行为符合医学道德要求,从而使自己的医学道德境界不断提高。那些脱离医学发展和临床实践的"闭门思过""修身养性"等,无法实现医学道德修养的目标。

其次,医学发展和临床实践是医学道德修养的目的。医务人员通过医学道德修养提高医学道德水平,更好地进行医学发展和临床实践,以达到医学维护和促进人类健康的根本目标。

再次,医学发展和临床实践是推动医学道德修养的动力。医学发展和临床实践会带来和引发大量医学伦理问题。这些问题需要一一进行研究和应对。医学发展和临床实践不断地推动医学道德的发展和变化,从而也要求医务人员及时地了解、掌握,并指导自己的医学道德修养,调整自己的医学道德观念和行为,以适应医学道德发展和变化提出的医学道德要求。

最后,医学发展和临床实践是检验医学道德修养效果的标准。医务人员通过医学发展和临床实践,并对照医学道德要求,肯定医学道德修养的成效,并找出不足或差距,从而不断地加强医学道德修养。

## 四、医学道德教育与修养的方法

道德教育从来没有单一的路径或方法,总是在生活的方方面面不知不觉地发挥作用。但是,基于医学生的年龄结构特征及道德发展水平,医学道德教育具有相对稳定的路径和方法。同时,道德修养意味着自我监督、自我批评、自我限制、自我改正、自我提升。

### (一)医学道德教育的方法

1. **课堂教学**　医学道德教育的首选方法是课堂教学。通过精心设计的教材和课堂教学,让受教育者获得系统理论与行为指导,并以考核的方式来验证教学效果。医学道德学习与社会公德、家庭道德教育学习的方式有较明显的区别,一般不是从道德行为的训练养成着眼,而是从基本的医学伦理理论学习入手。其中突出的问题是,青年已基本形成其人生观与价值观,在接受新的、关于职业准则知识与规范的过程中,存在着认知选择与整合过程。只有那些被真正接受并整合进人生观和价值观的道德规则与理论,才能实际发挥作用。换言之,课堂讲授的医学伦理理论知识、行医行为准则,即使学习者能够通过相关的知识考核,但并不一定能够成功内化于心、外化于行。学习者的人格特征、兴趣爱好、同理心等因素,都会对医学道德的内化产生关键性影响。因此,通过特定形式,挑选出适合医学职业的青年人进入医疗卫生行业,是培养综合素质优秀的医学人才的关键因素之一。相关研究及实践表明,采取理论结合实际、案例讨论与分析、伦理查房、撰写相关论文等具体方式,有利于强化学习效果。

2. **模仿学习**(imitation learning)　又称为社会学习,是指人类学习某种新行为模式,只需要通过观察另一个人的行为及其结果,而且并不需要外界的强化,就能够表现出完全相同的行为。模仿学习的前提是模仿者内心认同该行为及其结果是正确的、合理的和有价值的,对该类行为的情绪体验是正面的,就会通过自我肯定的促进机制再现他人的行为。

模仿是人的天性,模仿学习是医学道德教育的无形育人方式,是社会环境育人的核心路径。授课的老师、带教的前辈、社会塑造的榜样典型、其他医务人员的行为表现,都会不知不觉地成为模仿对象。在现实生活中,医务人员的从业环境与社会文化也存在着相互作用。从这个角度看,有效的医学道德教育还需要构建规范的医疗卫生行业文化。

**3. 角色扮演**(role playing) 是医学道德教育的虚拟实践学习方式,是一种情景模拟活动。在医学道德教育过程中,要求学习者在模拟的医疗活动情景中,扮演指定的医务人员或患者角色,进行模拟的诊疗活动。在扮演指定角色的过程中,能够唤起相对真实的内心活动,体验人与人交往的实际过程,从而唤醒医学生的同情心与同理心,间接检验课堂学习的有效性,强化其良好的职业道德行为模式。

**4. 志愿服务** 是医学道德教育的一种实践活动。其具体方式是要求医学生到医院为患者提供特定时长的特定服务。志愿服务的过程,是医学生通过体验实际的医疗卫生活动,尤其是在与患者的接触与沟通中,检验自己学医的初心是不是符合医学实践的要求。志愿服务可以有效增强医学生对医师职业的认同感。那些真心认同医学职业精神的从业者,对医学道德具有较高的认可度与接受度,在职业活动中更能亲身践行医学道德要求。

### (二)医学道德修养方法

一个人能够真正做到"慎独"不是一件容易的事情,医学道德修养也不例外。医务人员医学道德修养的精进,必须有适宜的内外条件与环境,才能获得良好的效果。在医学发展的历史上,有医学道德修养成功的诸多案例,为医学生积累了可资借鉴的方法。

**1. 内省法**(introspective method) 我国传统文化对于内省法有着丰富的论述。内省法是指通过反省自己的所思所行是不是符合相关的道德要求和行为准则,通过自我检查以发现和找出自己思想和行为中的不良倾向、念头、行为、习惯,并加以克服和整改,从而提升道德水平的方法。

内省的方法之所以能行得通,是因为人的自我意识都有主我与客我之分。"主我"是指真实的那个自己,"客我"是指自己评价中或者别人评价中的那个自己。医学道德修养的内省方法是指医务人员根据医德理论、原则和规范,对自己医学伦理学习和执业行为过程,主动或被动地进行自我评价、判断、批评、改造,并以此为起点,自我促进医学道德水平进步的方法。

具体而言,医学道德修养的内省包括两个方面:一是理论学习过程中的内省,是指在学习相关医学伦理理论时,省察自己对相关知识的真实认识、情感,觉察自己认识的正确性,及时修正自己错误的观点及情感体验。只有通过这样的内省过程,才能将医学伦理的基本准则有效整合成为人生观、价值观的有机内容,才能够内化为职业态度,从而真正发挥作用。二是实践过程中的内省,是指在进行医学实践活动的过程中,省察自己的行为及其背后的观点、态度,是不是与规范相一致,及时发现自己的错误行为及其支配观念,并加以辩驳、纠正,从而在下一次的实践过程中表现出恰当的行为。

**2. 学习法** 《论语·里仁》有"见贤思齐焉,见不贤而内自省也"的论述,就是指道德修养的学习法。医学道德修养的学习法是指在医学职业活动中主动见贤思齐,见到比自己表现好的就要学习追赶,见到那些不合乎道德要求的行为,要及时省察自己是不是也有类似的不当行为的方法。

医学道德修养学习的主要对象有两类:一是公认的医德典范,二是身边的医务人员。公认的医德典范,古有"杏林春暖"的董奉,现有"共和国勋章"获得者钟南山、屠呦呦等,他们是医学道德的坚定践行者,全方位地表现出崇高的医德境界。医务人员通过学习这类典范的事迹,向医德典范看齐,逐步提高自己的医德修养。身边的医务人员也是每一个医务工作者学习的对象。尺有所短,寸有所长。在日常的工作中,一种道德修养的方式就是时刻留心周围人的优点与长处而主动学习,将同行的不当之处作为前车之鉴加以避免。

3. **慎独**　慎独是中国传统文化倡导的道德修养方法。慎独一词出自《礼记·大学》:"此谓诚于中,形于外,故君子必慎其独也",它始终是富有特色的道德修养方法。慎独强调有修为的君子,应该人前人后行为一致,有人知无人知行为一致。在医学道德修养中,慎独是相对于共处而言,是指医务人员在无人知晓与评价的独处时,自觉按照医学道德要求践行医德的境界。

综上所述,内省法、学习法、慎独等作为医学道德修养方法,都需要修行者具有高度自觉性、坚韧性、自制力,属于道德自律范畴。

## 第三节 │ 医学道德评价

医学道德评价是医学道德发挥作用的核心环节和主要路径。人们总是借助医学道德评价,影响甚至干预医学伦理行为,以激发更多合乎道德的医学伦理行为,从而使医学人际关系和谐。

### 一、医学道德评价的概念

医学道德评价(medical moral evaluation)是人们对医务人员的医学行为和活动进行的道德价值判断。医学道德评价分为抽象医学道德评价和具体医学道德评价,前者的功能或价值是确定医学道德规范;后者的功能或价值在于使医务人员遵守医学道德规范。通常所说的医学道德评价,一般是指具体医学道德评价。

#### (一) 医学道德评价的主体、客体和结果

医学道德评价的主体是医学道德评价者,既可以是医务人员,又可以是其服务对象;既可以是患者及其家属,又可以是其他社会成员或组织;既可以是医务人员自己,又可以是医疗卫生管理者和其他医务人员。医学道德评价的客体即评价对象,包括医务人员的医学伦理行为及其品德。其中的医务人员,不仅是一线的医务工作者,还包括更广泛意义上的医学从业人员;医学道德评价的具体对象是医学伦理行为,评价者一般会依据医务人员具体的外在的医学伦理行为表现,进一步得出其内在品德的评价结论。医学道德评价的结果是对被评价对象的"善与恶"及其程度作出评判。

#### (二) 医学道德评价的意义

1. **培养医学道德修养**　在医学道德评价过程中,医务人员明确了社会的医学道德标准和人们对医务人员特定行为的好恶,规劝有不良行为的医务人员。医学道德评价总是会触动被评价者的内在良心,启动其反省机制,促使其自觉地遵循医学道德原则和规范,达到扬善抑恶、从善拒恶的目的。

2. **调节医学职业的道德生活**　道德的调节行为作用包括内外两个方面,即内在的良心和外部的舆论。通过广泛深入的医学道德评价,肯定和赞扬符合医学道德的行为,否定和批评不道德的行为,既使得医德良好的医务人员内心愉悦及产生良好的自我评价,医德不良的医务人员内心感受到压力从而形成自我否定,又使得良好的行为广泛传播,并得到更多医务人员的效仿。

医学道德评价的他律,与医务人员内在良心的自律产生共鸣,内外力量合二为一,自律他律相互支持与印证,共同创造出良好的医学道德氛围和社会风气。

3. **推动技术与人文的和谐统一**　现代医学被诟病的一个表现是在技术高速发展的同时,渐渐忽视了对人的关怀,人文温度不断下降。全社会的医学道德评价促使医务人员从仅仅关注疾病诊治技术回归到关注、关心和关爱人,提升医学的人文温度,实现医学技术与人文的和谐统一,从而能够促进全社会对医学的理解和支持,推动医学的发展和进步。

### 二、医学道德评价的标准与依据

医学道德评价的具体标准是根据社会进步和医学发展等条件确定的相应医学道德规范体系。这些具体标准是客观的、历史的和现实的。随着条件的发展变化,需要调整与完善医学道德评价标准。在对医务人员的品行进行评价时,究竟是看行为的动机还是看行为的效果,是看行为的目的还是看行

为的手段,这就是医学道德评价的依据问题。

### (一) 医学道德评价标准

医学道德评价的标准包括终极标准和具体标准两类。医学道德评价的终极标准是医学的目的。医学的目的是判断医学道德行为善恶、医务人员品德优劣的终极价值尺度。凡是符合这个目标的行为属于善行,凡是偏离这一目标的行为或者是恶行,或者没有实际的医学价值和意义。

医学目的的确定,需要诸多条件。特定历史阶段的医学科学技术发展水平、社会投入医学领域资源的多少、社会特殊的文化背景与价值观、自然环境条件等,都是确定医学目的需要考虑的因素。综合考虑上述因素,医学的目的包括:①预防疾病和损伤,促进和维护健康;②解除由疾病引起的疼痛和痛苦;③对疾病进行照料和治疗,对不治之症患者进行照料;④避免过早死亡,追求安详死亡。

### (二) 医学道德评价的依据

**1. 动机与效果相统一**　动机是指实施某种行为之前,启动该行为的内在因素,即思想中的行为。医务人员在实施诊疗疾病、维护和促进健康的行为之前,一般是基于帮助他人战胜疾病、提高健康水平的内心愿望,这是动机。动机论重视和强调动机的重要性,认为对行医行为正当性的评价应考察其动机,以动机为依据,医学道德评价主要看行为动机的良好与否。

效果是指实际实施的某种行为,以及行为直接导致的结局,即实际中的行为。医务人员实施行医行为,对行为对象产生或好或坏的影响,就是效果。效果论看重实际的行为,认为对行医行为正当性的评价应考察其后果,以后果为依据,后果直接影响个体或社会受益,医学道德评价主要看行为效果的良好与否。

在实际的医学道德评价过程中,应该坚持动机与效果的辩证统一。

首先,动机评价与效果评价存在着区别。动机是内在的主观因素,是行为的支配力量;效果是外在的客观因素,是行为的实际影响。由于受复杂因素的影响,行为的动机与效果在很多情况下并不一定完全一致。良好的动机未必有良好的效果,不好的动机有时候也能导致好的结果。从另一个角度看,同一行为后果,动机未必相同;同一动机驱动,结局可以相异。如实施治疗之前,取得患者的知情同意是基本伦理要求,也就是说不能欺骗患者。可是,为了避免对患者造成不良影响,对某些不良病情和预后需要对患者保密甚至说"善意"的谎言。所以,单独评价动机或效果,有可能导致评价结论的偏差。

其次,动机评价与效果评价存在着关联性。动机与效果具有密切的关联性,动机与效果共同构成完整的医学道德行为,并且在一定条件下相互影响与转化。一般而言,良好的主观意愿,能够引发良好的行为,并反过来促进形成更好的主观意愿。

值得注意的问题是,动机的良好,不能仅依据当事人的主观报告,而是需要考察其实施促进健康行为时的具体行为过程,例如是否努力学习和掌握医学知识与技术、是否严格执行医学技术规范、是否认真遵循医学道德要求等。如果在这些方面都表现良好,但还是出现因某些因素导致的不良结果,就应该以动机为准。反过来看,执业态度不认真、业务不熟练,即便是歪打正着有好的结果,该行为也不值得肯定和赞扬。

在具体评价时,还需要注意如下两点:①对具体医学伦理行为进行道德评价时侧重效果,即不能仅仅依据医学行为动机,而要同时考虑医学行为效果。②对医务人员的医德品质进行评价侧重动机,不能仅看行为之实际如何,还要看行为之观念如何。也就是说,医学行为动机最能体现医务人员的医德品质如何。

可见,医学道德评价是从每一个具体医学伦理行为开始的,此时侧重依据行为效果;在明确医学效果如何的基础上,考察医学行为动机的善恶;当医学动机和效果好坏明确之后,侧重医学行为动机。同时在对医务人员的医德品质进行公正评价时应坚持长期的观点。

**2. 目的与手段相统一**　目的是指人们行为想要达到的目标。例如,给角膜受损的患者移植角膜使其复明,让失明患者复明就是目的。目的论认为,评价行为善恶,只需依据行为目的,即只需看行为的目的是否合乎道德,至于达到这个目的而采取何种手段并不重要,手段并不具有道德评价意义。

手段是指人们在达到行为目标的过程中所采用的方式、方法等。例如,要给角膜受损患者移植角膜,有人采取如下手段:从一位刚去世、没有表达组织捐献意愿的患者身上获取角膜。手段论认为,道德评价只需看行为手段的道德与否,行为目的并不重要,目的不具有道德评价意义。

在实际的评价过程中,应该坚持目的与手段的辩证统一。

首先,目的评价与手段评价存在着明显区别。目的评价与手段评价的着眼点不同。在具体的执业行为中,行为目的与手段都相对明确,手段是实施过程中采取的方式方法,目的是达到的行为结果,不可混淆。

其次,目的评价与手段评价也存在着密切联系。目的和手段存在相互联系、相互依存的关系。医务人员要实现促进健康的目的,都需要依赖具体的手段;采取任何手段,也都是为了实现具体的目的。

在具体评价时,还需要注意如下几点。

(1)行为的目的合乎道德是整个行为合乎道德的必要条件:要使整个医学行为合乎道德,首先要求医学行为目的合乎道德,否则,医学行为将背离其宗旨,失去其应有的道德价值。

(2)正确认识医学行为手段的道德性:一方面,道德的医学行为有时需要"必要害"的手段。医学的复杂性决定着某些医学行为手段在很多时候对患者及其家属是一种"伤害"。另一方面,道德的医学行为还要注意以下两点:首先,医务人员选择的医学手段应该是经过医学实践证明是最佳的。其次,医务人员选择医学手段应该实事求是,至少应该考虑当时的医学发展水平、医院的设备和医务人员的技术水平以及疾病的性质等要素,进行综合考虑、慎重选择。

## 三、医学道德评价的方式与方法

医学道德评价需要通过一定的方式与方法来进行。实践中,常用的医德评价方式与方法主要包括以下三种。

### (一)社会舆论

社会舆论是医学道德评价的常见方式。在调节医学道德行为方面,社会舆论总是发挥着重要的影响。无论是整个医疗卫生行业,还是医务人员个体,其职业道德行为经常受到社会舆论的褒贬评价。一方面,社会舆论对医务人员和医疗卫生行业的表扬、肯定或谴责、否定,都是一种强烈的精神力量,对职业行为起着调整、引导作用;另一方面,医务人员也会主动关心与医学道德相关的社会舆论,有则改之,无则加勉,使得自己的职业行为不断地趋向社会的期待。

### (二)传统习俗

传统习俗是历史进程中逐渐形成的、习以为常的行为倾向、行为规范和道德风尚,也称传统习惯。传统习俗对医学道德行为具有很大的约束作用和评价作用,是医学道德评价作出价值判断和医德准则得以巩固和流传的外在形式,是医学道德价值最原始、最起码的标准。

### (三)内心信念

内心信念是指医学道德信念,即医务人员发自内心的对医学道德义务的信仰和责任感,也是对自己行为进行善恶评价的精神力量。在医学道德评价中,首先,内心信念作为一种强烈的责任感,是推动医务人员对自己行为善恶评价最直接的内在动力;其次,内心信念作为深入内心的医学道德意识和准则,也是医务人员医学道德评价的直接标准;再次,内心信念包含着医学道德情感和意志等因素,可以作为一种"强制力"促使医务人员接受善恶判断的赞许或谴责;最后,它可以使医学道德评价的成果变为个体内在的稳定因素。

社会舆论、传统习俗和内心信念三种医德评价方法各有自己的特点,社会舆论是现实的力量,具有广泛性;传统习俗是历史的力量,具有持久性;内心信念是自我的力量,具有深刻性。社会舆论、传统习俗能否真正发挥作用,还要依靠内心信念。所以,医务人员应该成为医学道德信念强的人,无论有没有人监督,都要做仁心医者。

**思考题**

1. 医学道德素质的价值体现在哪些方面?
2. 试述医德教育的内涵及其规律。
3. 试述医学道德修养的过程与方法。
4. 试述医学道德评价的标准与依据。

（吴雪松）

# 推荐阅读

［1］李本富. 医学伦理学. 北京：北京医科大学出版社，2000.

［2］陈元方，邱仁宗. 生物医学研究伦理学. 北京：中国协和医科大学出版社，2003.

［3］陈晓阳，曹永福. 医学伦理学. 2 版. 济南：山东大学出版社，2006.

［4］恩格尔哈特. 生命伦理学基础. 2 版. 范瑞平，译. 北京：北京大学出版社，2006.

［5］孙慕义. 后现代生命伦理学. 北京：中国社会科学出版社，2015.

［6］李禄峰，何昆蓉. 中国传统医德文化. 成都：四川大学出版社，2021.

［7］麦金太尔. 追寻美德：道德理论研究. 3 版. 宋继杰，译. 南京：译林出版社，2024.

［8］沃林斯基. 健康社会学. 孙牧虹，等译. 北京：社会科学文献出版社，1999.

［9］杨念群. 再造"病人"：中西医冲突下的空间政治（1832—1985）. 北京：中国人民大学出版社，2006.

［10］刘俊荣. 医患冲突的沟通与解决. 广州：广东高等教育出版社，2004.

［11］李义庭. 中国机构伦理委员会建设. 北京：中国协和医科大学出版社，2013.

［12］熊宁宁，李昱，王思成，等. 伦理委员会制度与操作规程. 3 版. 北京：科学出版社，2013.

［13］张雪，尹梅. 伦理审查委员会：理论研究及实践探索. 北京：高等教育出版社，2014.

［14］陈旻，李红英. 临床研究伦理审查案例解析. 北京：人民卫生出版社，2016.

［15］翟晓梅，邱仁宗. 公共卫生伦理学. 北京：中国社会科学出版社，2016.

［16］王文科. 公共卫生健康的伦理研究. 上海：上海三联书店，2023.

［17］戎彧，陆伟，鲍倡俊. 世界卫生组织有关公共卫生的伦理指南. 巴璐，译. 南京：东南大学出版社，2020.

［18］胡庆澧，陈仁彪，张春美. 基因伦理学. 上海：上海科学技术出版社，2009.

［19］李，戈德伯格，科恩. 超越想象的 GPT 医疗. 芦义，译. 杭州：浙江科学技术出版社，2023.

［20］李伦. 人工智能与大数据伦理. 北京：科学出版社，2018.

［21］王明旭，赵明杰. 医学伦理学. 5 版. 北京：人民卫生出版社，2018.

［22］陈化. 知情同意的伦理阐释与法制建构. 北京：人民出版社，2019.

［23］翟晓梅，邱仁宗. 生命伦理学导论. 2 版. 北京：清华大学出版社，2020.

［24］杨小丽. 医学伦理学. 5 版. 北京：科学出版社，2020.

［25］孙慕义，边林. 医学伦理学. 4 版. 北京：高等教育出版社，2022.

［26］张新庆，刘奇. 护理伦理学. 5 版. 北京：中国协和医科大学出版社，2022.

［27］刘俊荣，严金海. 医学伦理学. 武汉：华中科技大学出版社，2019.

［28］医师资格考试指导用书专家编写组. 2023 国家医师资格考试医学综合指导用书：医学人文概要. 北京：人民卫生出版社，2023.

［29］杜治政. 中华医学百科全书：医学伦理学. 北京：中国协和医科大学出版社，2020.

［30］中共中央办公厅，国务院办公厅. 关于进一步完善医疗卫生服务体系的意见.（2023-03-23）［2024-04-20］.https://www.gov.cn/gongbao/content/2023/content_5750620.htm.

［31］中共中央办公厅，国务院办公厅. 关于加强科技伦理治理的意见.（2023-03-20）［2024-04-20］.https://www.gov.cn/gongbao/content/2022/content_5683838.htm.

［32］国家卫生健康委员会，教育部，科技部，等. 关于印发涉及人的生命科学和医学研究伦理审查办法的通知.（2023-02-27）［2024-04-20］.https://www.gov.cn/zhengce/zhengceku/2023-02/28/content_5743658.htm.

［33］科技部，教育部，工业和信息化部，等. 关于印发《科技伦理审查办法（试行）》的通知.（2023-09-07）［2024-04-20］.https://www.gov.cn/gongbao/2023/issue_10826/202311/content_6915814.html.

# 中英文名词对照索引